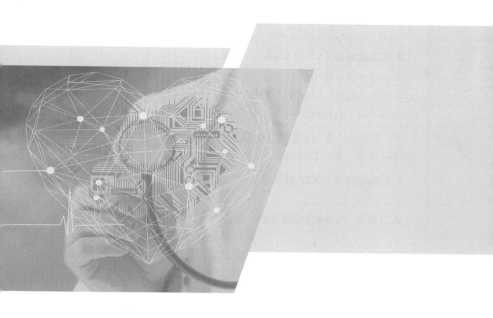

老年综合评估技术

主　编　陈旭娇　齐海梅
副主编　乔　薇　陈　琼　冯　辉

U0376241

人民卫生出版社
·北　京·

图书在版编目（CIP）数据

老年综合评估技术 / 陈旭娇，齐海梅主编 . —北京：人民卫生出版社，2024.7 （2025.3重印）

ISBN 978-7-117-36306-8

Ⅰ. ①老…　Ⅱ. ①陈…②齐…　Ⅲ. ①老年人 – 健康状况 – 评估　Ⅳ. ①R161.7

中国国家版本馆 CIP 数据核字（2024）第 093769 号

| 人卫智网 | www.ipmph.com | 医学教育、学术、考试、健康，购书智慧智能综合服务平台 |
| 人卫官网 | www.pmph.com | 人卫官方资讯发布平台 |

老年综合评估技术
Laonian Zonghe Pinggu Jishu

主　　编：	陈旭娇　齐海梅
出版发行：	人民卫生出版社（中继线 010-59780011）
地　　址：	北京市朝阳区潘家园南里 19 号
邮　　编：	100021
E - mail：	pmph @ pmph.com
购书热线：	010-59787592　010-59787584　010-65264830
印　　刷：	中煤（北京）印务有限公司
经　　销：	新华书店
开　　本：	889 × 1194　1/32　　印张：10
字　　数：	268 千字
版　　次：	2024 年 7 月第 1 版
印　　次：	2025 年 3 月第 2 次印刷
标准书号：	ISBN 978-7-117-36306-8
定　　价：	90.00 元

打击盗版举报电话：010-59787491	E-mail：WQ @ pmph.com
质量问题联系电话：010-59787234	E-mail：zhiliang @ pmph.com
数字融合服务电话：4001118166	E-mail：zengzhi @ pmph.com

编　　者（按姓氏笔画排序）

马丽娜　首都医科大学宣武医院

王冰鸿　浙江大学医学院附属邵逸夫医院

王春雪　首都医科大学附属北京天坛医院

王晓明　空军军医大学第一附属医院

冯　辉　中南大学

吕　洋　重庆医科大学附属第一医院

朱明炜　北京医院

乔　薇　中日友好医院

齐海梅　北京医院

孙　超　北京医院

李　静　首都医科大学宣武医院

沈　杰　上海中医药大学附属曙光医院

张　勤　浙江大学医学院附属第一医院

张　滢　浙江省立同德医院

陈　琼　中南大学湘雅医院

陈旭娇　浙江省中医院

郑松柏　复旦大学附属华东医院

姜　昕　深圳市人民医院

盛迎涛　杭州市萧山区第一人民医院

康　琳　北京协和医院

葛　宁　四川大学华西医院

编写秘书

吕丹梅　浙江医院

李方舟　浙江省中医院

序　言

　　老年综合评估技术作为现代老年医学的核心技术之一,已成为老年医学科规范化建设的重要内容,但国内尚缺少相对统一的标准操作流程。因此,出版《老年综合评估技术》指导如何高效规范开展老年综合评估技术非常重要。

　　《老年综合评估技术》是一本实用性的工具手册,旨在为各级医疗机构、医养结合机构等规范实施老年综合评估技术提供指导。本手册从躯体功能、感官功能、精神和心理问题、常见老年综合征、其他老年问题、社会支持和环境等方面系统介绍老年综合征的筛查和评估标准操作流程。手册内容精简、实用、重点突出,非常适合成为专职老年综合评估技术人员的工具书籍,也适用于老年医学相关领域人员学习老年综合评估技术的参考书籍。

　　本手册的编写由浙江省中医院、北京医院、中日友好医院、中南大学、中南大学湘雅医院的知名老年医学专家牵头,国内众多老年医学及相关领域专家参与,聚焦国内老年综合评估过程中的常见问题及难点问题,利用相关图片、表格、流程图等来阐明老年综合评估技术的标准操作流程。编写过程中参考了近年来国内外的权威指南、相关书籍,引用公认证据,做到准确、完整、规范、严谨、易懂、可操作。希望本书的出版可以促进国内老年综合评估技术的推广及规范实施,助力国内老年医学的发展。

张存泰

2024 年 1 月

老年医学（geriatrics）是研究老年人疾病相关的临床医学、康复治疗学、社会心理学和预防医学，是老年学和医学的分支。现代老年医学核心内容和技术是老年综合评估技术、老年综合征管理、老年病多学科团队诊疗。老年医学研究的目的之一是防治老年疾病和老年综合征，最大程度地维持或改善老年人的功能状态，提高老年人的生活质量。

2017 年，我国首部《老年综合评估技术应用中国专家共识》发表，指导了医疗机构规范开展老年综合评估技术和老年综合征联合诊治，得到了全国各级医疗机构的广泛应用。但针对专家共识推荐的 17 大项内容，如何规范开展切实有效的评估，临床医务人员在应用时还存在一些问题。本书的编写，正是在撰写专家团队文献和经验总结的基础上，内容深化、总结归纳、质量提升，形成了老年综合评估技术的标准操作手册。本书主要是面向老年医学专业的医学院校学生及相关医务人员，旨在普及老年医学核心知识，规范老年医学核心技术，为从事老年医学及相关专业工作的医务人员提供重要的参考。

本书体现了老年医学的核心内涵，囊括了老年综合评估关键技术。全书共八章。综合介绍了老年疾病和老年综合评估技术的概况、躯体功能评估、感官功能评估和精神心理评估；详细介绍了包括肌少症、衰弱、营养不良、疼痛、压力性损伤等常见老年综合征评估；其他老年问题的评估；社会支持和环境评估以及老年综合评估技术应用实例。

相比于其他老年医学专著，本书侧重于介绍老年综合征的概述、老年综合评估技术的筛查和评估的标准操作流程、老年综合征的综合管理原则。本书的特点是临床操作规范与实践经验并重,深入浅出,简明扼要,条理清晰,除作为老年医学科和中医老年病科老年综合评估技术专职人员的培训用书之外,也适用于作为从事医养结合和养老服务专业人员的规范化参考书,还可供老年医学、老年护理及相关专业院校学生和进修生阅读。

　　本书以浙江省中医院、北京医院、中日友好医院、中南大学湘雅医院、中南大学为共同牵头单位,汇聚了国内老年医学及相关领域的知名专家为编者,全部章节均由相关领域具有深厚造诣并具有代表性的专家撰写。编写过程中得到中华医学会老年医学分会候任主任委员张存泰教授的亲自指导和审校,以及各参编单位、人民卫生出版社的领导和编辑的大力支持和帮助,编写人员听取了各方意见,不辞辛劳,多次修改,付出诸多心血,在此谨致以崇高的敬意和诚挚感谢。

　　由于时间仓促、经验不足,疏漏和谬误之处在所难免。其次,由于老年人是共病的高发群体,老年综合评估过程中会存在个体特性,希望广大老年医学教育、科研和医疗保健工作者、读者不吝赐教,以便再版时改进。

陈旭娇

2024 年 5 月 1 日于杭州

目　录

第一章

概论

第一节　老年疾病概述

为应对人口老龄化进程加快和老年人群对健康需求的不断提高,我国《"十四五"国家老龄事业发展和养老服务体系规划》提出,要构建"预防、治疗、照护"三位一体的老年健康服务新模式。现代老年医学所关注的老年疾病不仅指传统意义上的以老年人器官功能下降或生理储备功能不足所致的各种老年期疾病,还包括增龄所致的视听觉下降、营养代谢紊乱、认知功能障碍、跌倒等,这种由多种因素累加所造成的非特异性临床表现或症候群统称为老年综合征。老年综合征渗透在老年人罹患各种急慢性疾病的发生发展过程中,影响了老年人正常功能的发挥和生活质量,耗费了巨大的医疗资源,缩短了预期寿命,促使现代老年医学医疗服务从以"疾病为中心"的治疗模式转变为以老年人躯体、认知、心理、社会功能为一体的"全人"健康管理模式,最大程度地改善老年人生活质量和健康水平。

一、老年期疾病

(一)定义

从传统的器官或系统疾病的角度看,老年期疾病是指在老年时期罹患的各种疾病,包括各种老年急慢性疾病、老年危重症等。老年急性疾病是指需要急性住院医疗服务且对生命造成一定威胁的疾病,常见的有心脑血管疾病急性发作、骨折、急性感染、消化道出血等。而老年危重症指在老年期发生的各种危及生命的临床情况，如肺栓塞、多脏器功能衰竭以及其他临床危重情况等。有时老年急性疾病和老年危重症会叠加存在。老年慢性疾病主要指病程1年以上且需要持续医疗的疾病，包括非老年期所患慢病延续至老年期，也包括随着器官系统的老化和生理功能下降所并发的各种新的非急性发作老年病，比如冠心病、高血压。老年慢性疾病通常根据靶器官系统的不同，分为呼吸系统、心血管系统、消化系统、脑血管系统、泌尿生殖系统、内分泌与代谢系统、骨骼肌肉系统、血液系统、神经与精神系统疾病等，还包括累及多器官的慢性感染、肿瘤、多器官功能障碍等。

（二）老年期疾病的特点

老年期疾病的发生发展可共存、相互影响、互相转化，如高血压、糖尿病、高脂血症可共存且相互影响，导致动脉粥样硬化，引起多个靶器官损害，出现急性心脑血管疾病，因此老年期疾病具有以下特征：

1. 多病因与多病同因 许多老年病的发生与器官系统病理生理机制和功能密切相关，如衰老、免疫功能低下、炎症状态、氧化应激等因素。增龄所致组织器官的退行性改变，人体内环境稳态储备能力下降，衰老的细胞及分子水平均发生显著变化。增龄相关的免疫衰老可减弱老年机体对感染性疾病的防御性，还可能促发肿瘤的发生发展。全身的慢性炎症状态可引起血管内皮破坏，加速血管老化，促进已有的慢性病恶化，增加死亡风险。不良生活方式也是老年病发生的共同病因，如缺少运动、吸烟、高脂饮食、肥胖等与多种老年心血管、脑血管、骨关节疾病的发生发展密切相关。同时许多老年病的发生也与环境、社会经济及家族基因遗传密切相关。

2. 慢性疾病患病率高 流行病学调查数据显示老年人慢性疾病患病率达76%~89%，明显高于非老年人，我国常见的五种老年慢性疾病为心血管疾病、神经系统疾病、内分泌疾病、感染性疾病和风湿/肌肉骨骼疾病。

3. 起病隐匿、症状和体征不典型，易合并多系统功能损害　老年人反应性和敏感性降低，症状体征易被忽视。一种疾病症状容易被另一种疾病症状所掩盖，如老年人肺炎常无典型呼吸系统症状，可表现为食欲差、乏力或突然的意识改变。病程进展迅速，早期病程可无明显临床症状，但疾病恶化至一定阶段，器官功能快速进展到多系统功能不全或衰竭状态。

4. 常多病共存　多病共存是指老年人同时存在 2 种或 2 种以上慢性健康问题。国外研究报道超过 50% 的 65 岁及以上老年人存在多病共存，国内一项在北京多中心的研究显示，65 岁及以上老年人中患有 ≥2 种慢性疾病的比例为 57.0%，≥3 种慢性病比例为 29.1%。但目前我国对多病共存患病率的统计仅纳入了常见的慢性疾病，尚未包括老年综合征的统计，如纳入老年综合征，我国老年人的多病共存患病率将更高。老年人的多病共存驱动现代医学更加关注以"人"为中心的诊疗模式，强调关注老年人的功能状态和生活质量，构建全面、多维度、多学科的老年疾病防治体系。

（三）老年期疾病的临床诊疗建议

老年期疾病的诊疗需围绕病因、病理和临床特点，提出有效的诊疗和防治方法。目前世界范围内的临床诊疗大多参考相关专科的临床研究，遗憾的是缺乏有效的证据支持高龄及共病老人的诊疗方案。国内专家共识建议老年期疾病的诊治需参考国内外临床专科的指南和共识，更强调必要的综合评估和治疗，可以以多学科合作的团队模式开展诊治，组建由老年医学科医师主导，各专科医师、护士、康复师、营养师、临床药师、精神卫生科医师、中医科医生等参与的多学科团队，对老年患者实施医疗诊治及康复护理，从而为患者制订最优化的诊疗目标。老年期疾病的诊疗需要提供连续性医疗服务，通过分层分级的全面管理，最大限度地构建疾病防治、功能康复和提高生活质量为一体的健康促进新模式。

二、老年综合征

（一）定义

老年综合征（geriatric syndrome，GS）是现代老年医学的重要组成部分，是指发生在老年期，由躯体疾病、心理、社会以及环境等多种因素累加造成的一种临床表现（老年问题）或一组症候群，如抑郁、睡眠障碍、尿失禁、认知功能下降、跌倒、营养不良、肌少症和衰弱等。老年综合征广泛存在于老年人中，是影响老年人生活质量的重要因素，严重者可影响老年人的躯体功能、精神状态，增加致残、致死风险。

（二）老年综合征的特点

老年综合征的发生发展与性别、年龄、基础患病情况、患慢病数量等密切相关。我国社区老年人调查结果显示，老年综合征的发生率为 66.5%。女性患有 2 种及以上老年综合征风险较男性高，这可能与老年女性激素水平的变化有关。住院老年患者中有营养不良风险的占 49.7%，65 岁以上老年人跌倒发生率达 30%，超过 50% 的老年人有睡眠障碍。国外有研究显示，不同疾病对老年综合征的发生有不同影响，如高血糖会损伤植物神经及造成代谢紊乱，引起胃肠功能减弱导致便秘，高血糖损伤周围神经、增加跌倒风险等。对于老年患者来说，一种疾病可伴有几种老年综合征的表现，或不同疾病可能会出现同一种老年综合征，系统掌握老年综合征管理迫在眉睫。

老年综合征管理主要依托老年综合评估技术、老年共病管理，尤其是老年多学科团队管理。国外最早由英国米德尔塞克斯医院的 Marjory Warren 在 20 世纪 40 年代提出对虚弱的老年人进行评估和相应的干预，改善他们的躯体功能状态及生活质量。2010 年我国部分医疗机构开始开展老年综合评估和老年综合征管理，并由北京老年医院组织相关专家编写出版《老年综合征管理指南》。迄今，老年综合评估技术和老年综合征管理方面发表了诸多专家共识，如《老年综合评估技术应用中国专家共识》《老年综合评估室设置推荐标准》《老年人跌倒干预技术指南》等。如何早期、快速、高效筛查出老年综合征,从而启动相应的干预管理,已成为老年医学相关行业共同关注的热点。

(三)综合管理

老年综合征的综合管理应贯穿各级医院、社区卫生服务中心、中长期照料机构、居家照护的医养护康一体化服务中。早期筛查、诊治老年综合征,能促进老年患者功能改善,尽可能减少患者的不良结局,让更多老年人群受益。

1. 各级医院中老年综合征的管理 国外老年综合征的诊治已成为老年医学科门诊的常规医疗服务内容。国内也已逐渐开设老年医学科门诊,肌少症、跌倒、认知功能障碍等老年专病门诊,依托老年综合评估技术,实现老年患者门诊、住院和出院后的连续管理。国家卫生健康委办公厅 2019 年印发的《老年医学科建设与管理指南》中明确指出,老年医学科应当以老年患者为中心,采用老年综合评估常规模式、共病处理模式和多学科团队工作模式,对老年患者进行医疗救治,最大程度维持和恢复老年患者的功能状态。研究报道针对 75 岁以上的老年急诊患者进行老年综合征管理,发现干预组得到了更合理、安全有效的救治。恶性肿瘤患者进行老年综合征管理,显著改善肿瘤治疗效果。老年围手术期患者联合开展老年综合征管理,可减少不良事件的发生率,改善手术预后指标。因此在临床各级医院规范开展老年综合征管理,满足老年人多层次的健康服务需求,有助于进一步促进健康老龄化。

2. 社区卫生服务中心的老年综合征管理 社区卫生服务中心主要承担老年人健康管理、慢病防控和居家医疗服务。在社区卫生服务中心常规开展老年综合征的管理,从老年人躯体疾病、认知、情感和社会关系等多个方面,定期开展健康教育,提高社区老年人的健康素养,树立积极的老龄观。国外研究发现对社区老年人进行老年综合征干预管理,结果显示干预组的功能减退、入住照护机构及病死率均较非干预组下降。早期在社区卫生服务中心开展老年综合征管理,及时发现和治疗社区老年人的潜在功能下降,使用科学有效的诊治方案,最大限度提高老年人的生活质量和治疗效果,减轻医疗支出和家庭的负担。

3. 中长期照料机构中老年综合征的管理　居住在护理院、养老院等中长期照料机构的老年人群,不仅需评估他们的疾病状况,更要关注他们的功能状态、心理认知、社会支持、生活环境和质量。有研究证实对长期照护机构老年人定期进行老年综合征评估管理,可明显改善躯体功能,减少失能的发生。对衰弱老人进行干预管理,能改善功能状态,节约医疗支出,减少入住医疗机构的次数和住院时间。

国外经济富裕国家的医疗照护体系相对完善且层次分明,老年综合征的管理广泛有效实施。我国照护体系目前处于发展阶段,传统疾病诊疗过程之外,需强调老年人营养、躯体功能等评估和干预,以改善或维持老年人的功能状态,尽可能减少住院、提高老年群体的健康水平。

4. 居家照护环境中的老年综合征的管理　针对居家照护场景中的老人也需要延续老年综合征的管理,对居住城市、社区和居家环境进行适老化改造,营造老年友好环境。评估社会支持情况,针对性提升老年健康支撑能力等,对居家照料者进行老年综合征管理的健康素养提升,将有助于推进老年人"全人、全周期"管理理念的落地。

探索以老年综合评估为核心的分层老年综合征管理体系,适应老年人多样化、多层次的健康服务需求,进一步提升老年共病的防控疗效,优化资源配置,节约医疗成本,定能有助于推进老年健康服务体系建设,促进健康老龄化。

（陈旭娇　曾幸坤）

第二节　老年综合评估技术

"健康老龄化"是全球应对人口老龄化达成的共识。老龄化相关健康问题和慢性病已成为全球中老年人健康的主要负担。如何有效应对老龄化相关健康问题和疾病的前提是通过老年综合评估（comprehensive geriatric assessment，CGA）全面、充分地了解已有的功能储备情况和所存在的问题。CGA 是指采用多学科诊断和治疗的过程确定老年人的躯体健康、功能状态、心理健康和社会环境状况方面所具备的能力和存在的问题，并据此制订和启动以保护老年人健康和功能状态为目的的综合治疗和照护计划。CGA 作为目前老年医学科建设和老年友善医疗机构建设必需的核心技术之一，有别于以器官疾病为核心的一般医学评估，CGA 聚焦以"人"为中心的诊疗模式，更关注老年人的功能状态和生活质量。

一、发展历史

CGA 的概念在 20 世纪 30 年代末期由英国 Warren 教授首次提出，1987 年，美国国家健康研究院组织相关学科专家共同制订了 CGA 的相关内容，并作为老年医学的一种新技术推广应用至今。经过数十年的发展，CGA 的各项评估内容和量表被不断地修订完善，并延伸出适用于不同临床场景、评估受众人群和疾病状态等特征的 CGA 版本。CGA 在西方国家和我国一些医疗机构已得到广泛应用，不仅成为现代老年医学的精髓所在，还成为助推"健康老龄化"的一个重要实现路径。

近年来，中共中央、国务院高度重视"健康老龄化"工作，在《"健康中国 2030"规划纲要》中提出"重视老年综合征和老年综合评估，加强老年常见病、慢性病的健康指导和综合干预，强化老年人健康管理"。2020 年，国家卫生健康委在《关于开展建设老年友善医疗机构工作的通知》中亦明确提出"二级以上综合性医院要在老年医学科或内科门诊开展老年综合评估服务，对老年患者高风险因素给予早期识别与干预，保障医疗安全"。2023 年，国家中医药管理局发文加强中医医院老年病科建设。从政策层面上，国家鼓励并支持开展 CGA。2017 年中华医学会老年医学分会发布的《老年综合评估技术应用中国专家共识》，为 CGA 的规范实施提供了切实有效的技术指导。然而,CGA 的具体实施仍然面临着评估内容繁杂、耗时长以及收费等实际问题,从而影响其在各级医疗机构的大规模应用。2022 年,华西医院等团队发布了《老年健康综合评估与管理系统应用指南》,为基层医务工作者提供了老年人健康管理技术,进一步提高了老年人群健康综合评估效率。随着 CGA 应用研究的深入,目前 CGA 应用已贯穿于老年人连续医疗的各个环节和医养结合服务的各环节中。开展 CGA 能够对老年人的健康状态进行全面、综合、有效的评估和干预,这对优化提高老年医学科和中医老年病科专科建设水平和提高老年人生活质量有着重要的现实意义。

二、CGA 的内涵

CGA 涉及比较广泛,主要包括一般医学评估、躯体功能评估、感官功能评估、精神心理评估、社会和环境评估、生活质量评估等,以及影响老年人功能的其他老年综合征或老年问题等,具体而言一般医学评估包括基本信息采集(姓名、性别、年龄、婚姻状况、居住状况、文化程度、职业、运动习惯、烟酒史等);共病评估包含通过病史采集、体格检查和各种辅助检查等评估疾病严重程度;多重用药评估包括不恰当用药等;躯体功能评估包含日常生活活动能力、运动功能、平衡与步态功能等;感官功能评估包括视觉、听觉、口腔和吞咽等功能的评估;精神心理评估包括谵妄、认知功能、焦虑抑郁情绪、睡眠质量等项目的评估;社会和环境评估包括社会支持、老年人虐待、照顾者负担和生活环境等项目的评估。其他老年综合征和老年问题评估包括肌少症、衰弱、营养不良、疼痛、压力性损伤评估等。CGA 筛查和常见评估工具推荐见表 1-2-1。

CGA 可根据老人疾病状态、接受诊疗地点、医生评估目的的不同,选用相应的评估工具,如根据诊疗地点不同(各级医院、社区卫生服务中心、医养结合机构、居家)推荐实行分级分层评估,评估内容侧重也应有所不同。

表 1-2-1　CGA 筛查和常见评估工具推荐

评估维度		筛查工具	评估工具
一般医学评估	基本信息	包括姓名、性别、年龄、婚姻状况、居住状况、文化程度、职业、运动习惯、烟酒史等	
	共病	询问罹患慢性病数量	Charlson 共病指数（Charlson comorbidity index，CCI） 老年共病指数（geriatric index of comorbidity，GIC） 老年累积疾病评估量表（Cumulative Illness Rating Scale，CIRS-G）
	用药	询问常规服用药物种类和数量	Beers 标准 STOPP/START 准则 Narenjo 评分法 Morisky 依从性量表
躯体功能评估	日常生活活动能力	询问能否在正确的时间正确服用药物，能否独立完成购物、家务活动、洗澡、理财等	Barthel 指数（Barthel Index，BI） Lawton 日常生活活动能力评定量表（Instrumental Activities of Daily Living，IADL）
	运动功能	能否在 12 秒内完成 5 次起坐试验	徒手肌力评定（Manual Muscle Test，MMT） 肌张力评定 关节活动范围（range of motion，ROM）测量
	平衡与步态功能	计时起立 - 行走试验（Timed Get-Up-and-Go Test，TGUT）	Tinetti 平衡与步态量表（Tinetti Performance Oriented Mobility Assessment，TPOM） 简易躯体能力测试量表（Short Physical Performance Battery，SPPB） Berg 平衡量表（Berg Balance Scale，BBS）

续表

评估维度		筛查工具	评估工具
感官功能评估	视觉功能	询问是否看远处或阅读有困难、有无视力障碍病史，评估视力障碍对生活的影响及配镜史	国际标准远视力表
	听觉功能	询问接听电话是否困难、有无听力障碍病史，评估听力障碍对生活的影响及佩戴助听器史	耳语测试 音叉试验 手机 App 和数字测听 汉化版 HHIE-S 量表
	口腔功能	询问有无牙体缺损、口腔疼痛、刷牙时出血或疼痛、口腔干燥等情况	老年口腔健康评价指数（Geriatric Oral Health Assessment Index, GOHAI）量表
	吞咽功能	询问是否有吞咽问题影响进食，以及是否存在饮水或进食呛咳情况	进食评估调查工具（Eating Assessment Test-10, EAT-10） 容积 - 黏度测试（Volume-Viscosity Swallow Test, V-VST）
精神心理评估	谵妄	询问知情者是否有急性短暂出现以下症状：高度警觉、烦躁不安、易激惹、幻觉和妄想、攻击性精神行为异常，或睡眠增多、表情淡漠、语速及动作缓慢等	谵妄评定方法（Confusion Assessment Method, CAM） 4A 测试（4A Test, 4AT）
	认知功能	记住并且能够正确回忆3 个词语（如花朵、门、米饭），通过询问今天的日期以及现在身在何处判断时间和地点定向力	简易认知量表（Mini-Cog） 简易精神状态检查（Mini-Mental State Examination, MMSE） 蒙特利尔认知评价量表（Montreal Cognitive Assessment, MoCA）
	焦虑情绪	90 秒 4 问题询问法	焦虑自评量表（Self-Rating Anxiety Scale, SAS） 汉密尔顿焦虑量表（Hamilton Anxiety Scale, HAMA）

续表

评估维度		筛查工具	评估工具
精神心理评估	抑郁情绪	患者健康问卷抑郁量表（Patient Health Questionnaire-2，PHQ-2）90秒4问题询问法	老年抑郁量表（Geriatric Depression Scale，GDS-15）汉密尔顿抑郁量表（Hamilton Depression Rating Scale，HAMD）
	睡眠质量	询问过去1个月内是否存在入睡困难、睡眠维持困难和早醒情况	阿森斯失眠量表（Athens Insomnia Scale，AIS）匹兹堡睡眠质量指数量表（Pittsburgh Sleep Quality Index，PSQI）
社会和环境评估	社会支持	询问突发事件时能否得到支持与帮助	社会支持评定量表（Social Support Rating Scale，SSRS）
	虐待	—	老年人虐待怀疑指数（Elder Abuse Suspicion Index，EASI）
	照护者负担	询问照护者在照护过程中是否感到身体、心理、经济及社交等方面的压力	照顾者负担问卷（Caregiver Burden Inventory，CBI）
	生活环境	询问是否有适老化改造	居家危险因素评估工具（Home Fall Hazards Assessments，HFHA）
生活质量评估		—	12项简明健康调查表（Short Form 36 Health Survey Questionnaire，SF-12）EQ-5D健康指数量表（EQ-5D）
常见老年综合征和老年问题评估	肌少症	肌少症自我筛查量表（SARC-F）SARC-CalF量表小腿围测量	肌肉量测定：四肢骨骼肌量（appendicular skeletal muscle，ASM）肌肉力量测定：握力评估、膝关节屈伸力量躯体功能测定：6米步速、SPPB、5次起坐试验

续表

评估维度		筛查工具	评估工具
常见老年综合征和老年问题评估	衰弱	FRAIL 量表（Frailty Scale，FS） 临床衰弱量表（Clinical Frailty Scale，CFS）	Fried 衰弱表型（frailty phenotype，FP） Rockwood 衰弱指数（frailty index，FI）
	营养不良	询问过去 3 个月内是否在非刻意减重的情况下体质量下降大于 3kg，以及是否有过食欲减退	营养风险筛查量表 -2002（Nutritional Risk Screening，NRS 2002） 微型营养评估简表（Mini Nutritional Assessment Short Form，MNA-SF）
	膀胱过度活动	询问过去 1 周内是否有尿急、尿频、夜尿和不自主漏尿情况	膀胱过度活动症评分问卷表（Overactive Bladder Symptom Score，OABSS）
	尿失禁	询问过去 1 年内是否有不自主漏尿而弄湿裤子的情况	国际尿失禁咨询委员会尿失禁问卷表简表（International Consultation on Incontinence Questionnaire-Short Form，ICIQ-SF）
	便秘	询问过去 6 个月排便次数减少、粪便干结、排便困难情况	便秘评估量表（Constipation Assessment Scale，CAS） Wexner 便秘评分表 便秘患者症状自评量表（Patient Assessment of Constipation-Symptoms，PAC-SYM）
	大便失禁	询问过去 4 周内大便失禁情况	Wexner 评分量表
	跌倒	询问过去 1 年内是否发生过跌倒、是否在走路或站立时感到不稳、是否害怕跌倒	Morse 跌倒评估量表（Morse Fall Scale，MFS） 老年人跌倒风险评估量表（Fall Risk Assessment，FRQ）

续表

评估维度		筛查工具	评估工具
常见老年综合征和老年问题评估	疼痛	询问过去1年内是否经历超过1个月的反复发作性疼痛	视觉模拟量表（Visual Analogue Scale，VAS） 数字评定量表（Numerical Ratings Scale，NRS）
	压力性损伤	查看皮肤或皮下组织有无局限性损伤	Braden 量表 Norton 量表
	预立医疗计划	—	了解对死亡的态度、高级生命支持治疗的意愿以及终末期临床决策代理人选择等

注：上述 CGA 筛查和评估工具参考《老年综合评估技术应用中国专家共识》《老年综合评估》（宋岳涛主编）等资料。

三、评估的目标人群

CGA 目标人群包括：60 岁以上，已出现生活或活动功能不全（尤其是最近情况恶化者）、已伴有老年综合征、老年共病、多重用药、合并有精神方面问题、合并有社会支持问题（独居、缺乏社会支持、疏于照顾）及多次住院者。基于有限的临床获益，对于合并有严重疾病（如疾病终末期、重症患者）、严重痴呆、完全失能的老年人及健康老年人不宜进行全面的 CGA。

四、评估的实施

CGA 实施是一个"多学科评估 - 诊断 - 干预"的整合过程。

1. 实施形式

（1）老年多学科团队会议形式：由多学科团队成员（如老年医学科医师、临床营养师、康复医师或康复治疗师、临床药师、护师、精神卫生科或心理门诊医师、中医科医师志愿者等）在老年患者诊疗地点完成，并通过团队会议的形式来共同制订治疗干预计划。老年医学科医师是主导者，全面协调其他团队成员的评估结果和临床诊疗决策。该形式的优势在于团队成员可以实时沟通,易于形成有效且合理的临床决策;其缺点是容易受时间和空间限制影响其实施。

(2)老年医学相关从业者主导分步进行的老年评估:在患者初次就诊时老年医学相关接诊人员应首先处理关键问题并给予及时的临床决策,在随后的就诊中再完善其他筛查评估内容,必要时其他团队成员参与评估和诊治工作。该形式的优势在于实施灵活,可操作性强;其缺点是缺乏有效实时的沟通,可能由于信息偏差和干预目标不一致导致干预效果降低。

在实际的临床情境中,可结合患者的具体情况,灵活运用上述两种实施形式,以便提高团队工作效率和患者满意度。

2. 实施过程 CGA 具体实施过程可分为:①数据收集;②组内讨论;③共同制订治疗方案;④实施治疗方案;⑤监测治疗方案的效果;⑥修正治疗方案。上述每一个步骤的实施均对老年患者后续获得健康和功能获益最大化产生至关重要的影响。

3. CGA 常见的模式 CGA 常见的模式包括:①家庭老年相关评估;②老年急性期护理;③出院后评估;④门诊 CGA 咨询;⑤住院 CGA 咨询。CGA 实施改善患者结局的能力取决于具体的模式和实施的环境。既往多项 RCT 的荟萃分析结果表明,家庭老年相关评估和老年急性期护理评估均被证实能够改善老年患者的健康结局,而其他 3 种模式的研究证据不一致。近来,CGA 模式也越来越多地被应用到某些特定的专科诊疗过程中,如肿瘤科、心血管内科、骨科围手术期等。

4. CGA 具体操作流程见图 1-2-1。

五、CGA 开展的意义

1. 对社会保障部门来说 通过 CGA 识别和判断老年人的功能状态,有助于相关部门制定老年共病规范诊疗服务内容和医疗服务费用;有助于合理使用医疗保险。

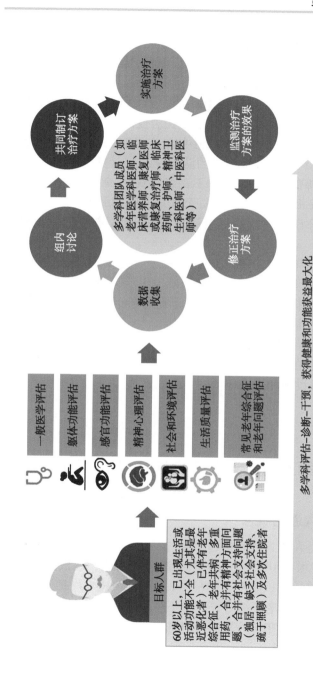

图 1-2-1 CGA 实施流程图

2. **对医疗机构来说** CGA 有助于提升医疗机构的服务质量和效率,减少过度占用医院资源,有助于老年患者及时出院回家或转到中长期照护机构。

3. **对医护人员来说** CGA 有助于兼顾老年疾病和老年功能(内在能力、外在社会支持水平和居住环境等)诊治,一站式解决就诊需求,减少疾病诊疗中的潜在风险,提高临床疗效,依托老年病单科会诊或多学科团队诊疗,制订可行的综合干预和照护方案,降低住院并发症和不良事件发生,全面提高老年医疗服务质量及相关满意度;有助于适宜环境和服务设施的选择,促进分级诊疗与连续性健康管理,提升老年群体的健康管理水平。

4. **对老年患者来说** CGA 有助于早期发现潜在的健康问题,及时预防和干预能及早康复,减少失能,降低再住院或住养老机构风险,提高生活质量;有助于提升老年人的主动健康管理意识,提高健康期望寿命。

5. **对家庭成员的来说** CGA 有助于家庭成员提高照护意识,为被照护的亲属提供合适的生活场所和最佳的生活帮助,提供适老服务设施和适老环境。

(陈旭娇 沈珊珊)

第三节 老年综合评估沟通技巧

一、沟通的概念

沟通是人与人之间传递信息、交换信息、交流思想、说明观点、表达需求、阐明意愿、增进理解、融合情感、达成共识的过程。通过给予或接收对方的信号,互相指导、学习,是一个双向的过程。沟通是老年综合评估必不可少的环节。老年人由于生理、心理的特点,在与外界进行信息交流和情感传递时会出现不愿表达、不能表达或词不达意。得到一个好的综合评估结果最为重要的前提是具备与老年人交流沟通的良好技巧。

二、语言沟通的技巧

语言沟通是指通过语言、文字、表格、数字等形式进行信息沟通,也是老年综合评估进行沟通时的常见形式。建立良好的沟通有以下适宜的技巧:

1. 要有同感 评估前通过事先打听或评估过程中的相互接触,了解老人的性格脾气和兴趣爱好,评估过程中设身处地地站在老年人的立场去看待和感受事物,正确地向其传达自己的切身感受,使老人觉得自己被了解和接纳。

2. 感情真挚 与老年人交往时,要态度坦诚、和蔼可亲、平易近人,让老年人感受到真挚的关心和亲切感。

3. 接纳老年人 老年人大部分缺乏安全感,迫切希望得到别人的关怀和接纳,要以爱心及体谅去接纳他们。

4. 尊重老年人 老年人常会感觉自己无用,容易产生自卑感。沟通过程中需表露出尊重和支持。语言沟通时不要远距离和老年人说话,一方面听力下降的老年人会听不清楚说话内容,另一方面会让老年人觉得你高高在上难以亲近,我们可以拉近空间距离如弯下腰与老年人进行交谈,让老年人感觉受重视。在老年人视线内,不应与他人耳语,以免其猜疑。以适当的称谓称呼老年人,未经允许不可直呼其名。

5. 积极主动 老年人大多是被动的,缺乏信心,因此要积极主动地去接触他们,使他们感受到关心;沟通语言应简明扼要,避免使用专业术语和抽象语句。

6. 耐心细致 老年人一般会比较唠叨,需要耐心地聆听,沟通过程中不要表现出任何的不耐烦;要用心交流,要注视对方的眼睛,视线不要游走不定。

7. 因人而异 每一位老年人都是独立的个体,有其不同的特点与需要,沟通时说话的速度要相对慢些,语调适中,语音清晰,对于重听老年人,讲话时可贴近其耳部,切勿大声讲话。看对方的表情和反应,去判断对方的需要;交流时,用非语言方式或实物配合,使老年人更易理解;与认知下降的老年人沟通时保持面对老年人,以利于读唇及用眼睛交流,当表达不清或有障碍时可及时求助于家属或照护者。

8. 随机应变 当与老年人出现沟通不顺畅时,尽量不要勉强,可以先用手轻拍对方的手或肩膀做安慰,稳定情绪,然后尽快转移或拉开话题;要选择从老年人喜爱的话题开始,如家乡、身边的亲人、年轻时的事、电视节目、兴趣爱好等,尽量避开老年人不喜欢的话题。

9. 奖赏赞美 老年人喜欢被肯定、表扬、夸奖。所以,要真诚、慷慨地多赞美老年人,营造良好的谈话气氛;当老年人表达不正确时,不可辩解、嘲笑,认真倾听,多加引导。

三、非言语沟通的艺术

非言语沟通是指通过我们的眼神、表情、手势、动作等言语之外的形式进行沟通。在老年综合评估过程中,非言语沟通非常重要。评估者微小的动作变化,都会对老年人的心理和情绪产生微妙的影响。比如温暖自信的笑容、眼睛投射出的光芒等都在自觉或不自觉中向对方传递着特定的信息,即使是沉默也在传递着一定的信息(如不赞成、感觉乏味或者值得思考)。

1. 面部表情 是指通过眼部、颜面和口部肌肉的变化来表现各种情绪状态。面部表情是交流中重要的非言语表达,微笑和目光是其中重要的部分。在交流的过程当中,评估者可以坐在老人的身旁,投以关注的目光、真诚而自然的微笑,和老年人的眼睛保持在同一水平,目光柔和,以减轻老年人的不安和焦虑,神情专注地表达对老年人的尊重,传递真挚的情感,增加信赖感。老年人在患病期间,生理和心理都在非常脆弱的时刻,此时评估者要给予其更多的人文关怀。

2. 手势 当老年人需要引导时,评估者可以掌心向上,摊开双手,指尖朝着引导方向,展示"请"的意味的手势,表示真诚、坦率。当老年人迷茫无助、意志消沉时,给予其鼓励性的手势,如紧握双手掌心,可以给老人带去温暖和爱意,使其感受到评估者的亲近感,增进感情。

3. 倾听 与老年人沟通时,掌握倾听的技巧,以获得全面的评估结果,并建立和谐的关系。

美国巴尔的摩的 COMSORT 机构列出了 10 条倾听技巧:①不要轻易把患者的话打断,让他把话说完;②注意跟踪并探索患者在谈话中流露出的一些可能很有意义的线索;③在患者说话时给予支持性的反馈信号,如"嗯""请讲下去"等;④以开放式的方式对患者发问;⑤运用反应式回答;⑥检查自己理解得准确与否;⑦确定患者的治疗期望;⑧对于患者的感受给予肯定;⑨善用目光与患者沟通;⑩在谈话结束时,问患者还有没有别的事要说。

4. 提问 评估过程中评估者的提问应通俗易懂,简洁明了,便于理解。例如问"您最近有没有便秘呀?"可以换成"您最近有没有大便拉不出呀?"更容易让老年人理解。

5. 反馈 评估过程中,积极而有建设性的反馈,可以使评估者判断老年人是否清楚地理解了自己的目的。如在评估老年人身体状况时,评估者及时倾听老年人对身体健康的反馈,以掌握老年人全面的健康信息。

6. 共情 也称为同理心。共情应该在尊重的基础上,从老年人的角度出发,设身处地去理解老年人,耐心倾听其想法,体会老人的情感,从而更准确地收集老年人身体健康状况信息。当老年人因为家庭琐事而伤心难过时,评估者应该先放下自己的工作,耐心倾听,理解老年人并给予安慰,做好隐私保护。良好的共情会让老年人感到自己被理解、悦纳,从而会感到愉快、满足,促进其进行自我表达、自我思索,帮助医患双方更全面地进行交流。

四、促进有效沟通的方法

1. 熟悉老年人生理特点 如老年人会出现听力、视力、记忆力、反应能力、语言表达能力的下降等。因此进行评估时,对待老年人要热情、真诚、有爱心,关爱老年人,缩小与老人的心理距离,取得信任。必要时配备助听器、老花镜、放大镜、扩音器等辅助设备。

2. 评估环境　应该安静、明亮、温室度适宜,减少外界对谈话的干扰。

3. 和谐的双方关系　面对老人时,应该采取谦和、友善和真诚的态度,平等的沟通评估方式,声音要柔和,语速要慢,尊重和倾听老年人内心的真实想法。应根据老年人不同的文化背景、工作经历和生活阅历有选择性、针对性地使用通俗易懂的语言,减少沟通的障碍。评估过程中应对老人反馈的健康问题及时进行专业的分析和指导,对于一些健康知识缺乏的患者,做好有效的宣教。要善于"察言观色",改变其被动的处境,给予充足的时间,让老年人充分表达。

(陈旭娇　张靖梅　李方舟)

第四节　老年综合评估管理制度

老年综合评估的有效开展,依赖于规范的老年综合评估室的设置、认真负责的评估专职人员、老年综合评估流程以及相关制度的落实等。

一、老年综合评估室设置

老年综合评估室指由各级医疗机构、医养结合机构等设立的用于实施老年综合评估的专门场所。

(一)老年综合评估室的基本要求

1. 实施老年综合评估的场所,建议独立设置。

2. 按评估工作分区,可设有等候接待区、日常活动能力/躯体功能状态评估区、体位性血压测试区、精神和心理状态及社会功能评估区、其他功能评估区、评估报告区。

3. 医疗场所基本设备参照《医疗机构基本标准（试行）》的相关条款执行。

4. 消毒与感染控制按照医院的相关规定执行。

（二）老年综合评估室的特定设施

1. 所有仪器设备要求定位放置，定期维修检查。

2. 建议配备的设施　①基本设施：老年综合评估软件或调查问卷，配备至少1套办公系统、电脑、打印机、纸、笔、橡皮等；②评估设施：体温计、听诊器、血压计、手电筒、体重计、身高标尺、软尺、诊疗床、测试椅（无扶手、高度46cm）、握力计、秒表、手表、视力表、音叉、大字体阅读材料、人体成分分析仪、吞咽评估工具（量杯、一次性水杯、小勺、水壶等）、评估专用电脑等；③辅助设施：拐杖、助行器、弹力带（保护带）、老花镜、放大镜、助听器等；④安全设施：抢救车等必备的急救用品及设施（如除颤仪、中心供氧等）；⑤标识：主要包括6米步行标识、平衡试验脚印标识等；⑥宣传资料：标准化上墙资料、宣传科普手册。

（三）评估环境要求

安静整洁、光线充足、空气清新、温度适宜、隔音效果良好，室内装饰色调柔和，评估室独立、不受干扰，采用无障碍设计及避免锐利尖角设计。①位置：老年综合评估室位置需安静，环境无污染，院内线路较便捷，采光通风良好，设有卫生间及无障碍通道；②面积：总面积不小于40m²，长不少于8米（满足6米步行试验要求）；③灯光：柔和暖色灯光，避免强光刺激；④墙面：宜采用浅色涂料；⑤地面：防滑、平整。

（四）文件管理

评估报告区设立专门存放评估资料的区域，建立老年综合评估数据库，有专人负责管理维护。评估信息未经患者本人或其授权人同意，不得对外传播或泄露。各种记录档案的时间和范围应按照《医药卫生档案管理暂行办法》第四章的有关条款执行。

（五）评估室质量管理

建立老年综合评估质量管理体系，及时对老年综合评估的各种数据进行分析，不定时与评估对象进行沟通和交流，定期进行评估员培训及评估质量考核，并持续质量改进。

二、老年综合评估人员的职责

明确人员职责，有利于明确工作目标、工作内容。

（一）评估员资质要求

具有医学、护理学等专业背景，完成国家或省级老年综合评估技能专门培训并考试合格获得老年综合评估技能证书；或为获得相应资质的老年多学科团队成员（包括老年科医师、护师、营养师、康复师、临床药师、精神卫生科医师等），至少配置1名专职人员。

（二）老年综合评估人员的素质要求

1. 评估员由取得老年综合评估资质的人员担任。

2. 评估员要具有良好的医患沟通技巧，了解评估设施的适应证和禁忌证，熟练运用老年综合评估技术。

3. 评估员熟悉老年综合评估相关的管理及规范，能对评估室的运行及质量控制负责。

4. 评估员负责建立并维护老年综合评估数据库。

（三）评估员的行为规范

1. 评估员应遵守职业道德，保证评估资料的真实、有效和可靠。

2. 规范着装，态度和蔼，用词礼貌，使用老年人可以理解的语言。

3. 评估前应表明身份，向患方说明评估的目的和流程，并征求对方同意。

4. 评估结束后及时告知对方评估结果，并解释该结果将作为近期诊疗照护计划的参考依据。

三、老年综合评估制度

（一）评估时机

适合 60 周岁及以上,已出现生活或活动功能不全、伴有老年综合征、老年共病、多重用药、合并有精神方面问题、合并有社会支持问题及多次住院者。对于合并有严重疾病、严重痴呆、完全失能的老年人酌情开展部分评估工作。可选择出入院评估、门诊评估、医养结合机构评估、居家评估等不同形式开展。

（二）评估流程

评估流程详见第一章第二节,评估中需要注意以下要点。

1. 知情同意　签署老年综合评估知情同意书,由评估员完成老年综合评估。

2. 建议完成评估后,形成评估结果,提出干预建议。对于老年综合征高危人群,启动多学科团队管理模式。

3. 随访　住院患者须完善随访制度,落实复评工作和出院后老年医学专科门诊随诊。

四、老年多学科团队管理制度

老年多学科团队管理模式是在传统医学诊治基础上,以老年医学科医生、营养师、精神卫生科医生、护师、康复医师或治疗师、中医科医师、某些专科医生等组成的多学科团队为支撑,以老年综合评估工具为手段,不定期地对老年患者疾病、功能状态做全面评定,制定出贯穿住院和出院后,全面又个体化的老年病治疗模式。操作流程,见图 1-4-1。

注意的是:①由医生完成病史采集,初步筛选老年综合征可能患病老人;②老人被知情告知开展老年综合评估,并完成签署知情同意书,由评估员完成老年综合评估,并与主管医师沟通评估结果,是否进入老年多学科团队管理;③主管医师组织由老年医学科医师医生、临床营养、临床药师、精神卫生科或心理治疗科医师、护师、康复医师或康复治疗师、中医科医师或某些专

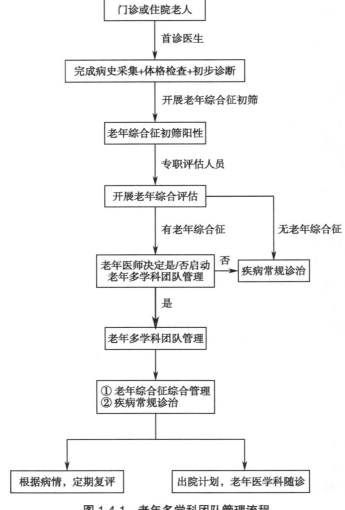

图 1-4-1　老年多学科团队管理流程

科医生等组成的多学科团队讨论,制订详细诊疗方案;④保持良好医患沟通,了解患者的依从性,详细指导患者对于多学科团队管理方案的落实和执行,并实施指导督察;⑤老人病情变化时、围手术期、出院前等,需要开展老年综合评估复评,再次请多学科团队成员讨论调整诊疗策略;⑥出院时做好患者和家属宣教,以及后续治疗计划。

(卢佩颖　吕丹梅　李方舟)

第二章

躯体功能评估

老年人躯体功能受损是指由于增龄和／或慢性疾病等因素的影响，身体各项功能减退，出现肌力下降、移动协调能力下降、平衡能力减退、步态损害等状态。躯体功能受损可增加老年人住院、跌倒、失能及死亡等不良事件的风险。因此，对老年人躯体功能的评估与及时干预对延缓失能和改善生活质量具有重要意义。

老年躯体功能评估包括日常生活活动能力、运动功能、平衡与协调功能、步态功能等项目的评估。日常生活活动能力反映了人们最基本的能力，是反映躯体功能状况的常用评估指标。运动功能包括肌力、肌张力和关节活动度等，是老年人生活质量的重要保证。老年人躯体功能受损易发生跌倒、外伤，产生抑郁等心理问题，严重影响老年人的生活质量和社会功能。

第一节　日常生活活动能力的评估

日常生活活动能力（activities of daily living，ADL）是指老年人维持生活自理所需的活动能力。独立生活所需要完成的日常活动通常会被划分为三个层次：基本日常生活活动能力、工具性日常生活活动能力和高级日常生活活动能力。第四次中国城乡老年人生活状况抽样调查结果显示，我国失能老年人已达到4 063 万，占老年人口总数的18.3%。据预测，截至 2030 年，我国失能老年人口将超过 7 765 万。老年人生活自理能力受损不仅会对个人身心健康造成危害,同时也给家庭照料、医疗卫生保健资源等带来一系列的挑战。

一、评估内容及定义

(一)基本日常生活活动能力

基本日常生活活动能力(basic activities of daily living,BADL)指穿衣、洗澡、吃饭、如厕、室内移动等旨在维持生命持续条件的基本日常活动。如果这部分能力受损,老年人独立生存的状态将无法维系,需要外界提供持续的、及时的服务支持。BADL评估不仅是评估老年人的功能状态指标,也是评估老年人是否需要补偿服务的指标。

(二)工具性日常生活活动能力

工具性日常生活活动能力(instrumental activities of daily living,IADL)指老年人能够完成基本的社会性活动所需的能力,包括家务劳动(诸如洗衣、做饭)、购物、管理财物、打电话、乘坐交通工具、服药等活动,老年人完成该类活动的能力受损不会直接危及生命,但是其对周围环境的参与和控制能力会降低,从而导致生活质量的下降。

(三)高级日常生活活动能力

高级日常生活活动能力(advanced activities of daily living,AADL)指与生活质量相关的一些活动,反映老年人的智能能动性和社会角色功能,包括主动参加社交、娱乐、职业活动等。AADL的丧失比BADL和IADL的缺失出现得早,一旦出现,将预示着更严重的功能下降,需要做进一步的功能性评估。

二、评估目的

评估的主要目的包括:①判断老年人在日常生活活动方面能否独立及独立程度和功能预后。②评估老年人日常生活活动需要协助的具体项目及程度,拟定合适的康复目标,制定适合老年人实际情况的康复训练计划、照护措施、环境改造方案等。

③在训练过程中进行动态评估,不断调整与修订训练方案。
④对不同治疗方案进行治疗效果比较等。

三、评估方法

(一)直接观察法

通过由评估者直接观察老年人日常生活活动能力的实际完成情况而实现对活动能力评估的一种方法。评估地点可以在老年人实际生活环境中,也可以在老年综合评估室或 ADL 评估训练室内进行。直接观察法得到的结果较为可靠、准确,但所需评估时间较长,且有些项目不方便直接观察,如排尿、排便和沐浴等。

(二)间接评估法

通过向被评估者或者其家属、朋友、护理人员等了解情况,用来评估其功能状态的一种方法。该方法可以在较短时间内获得评估结果,且有利于评估一些不便直接观察的较私密的活动,但其准确性不如直接观察法,可与直接观察法结合使用。

四、评估工具

在各级医院、社区卫生服务中心、医养结合机构、居家等场景开展日常生活活动能力评估时,有多种标准化评估量表可供评估人员使用。针对基本日常生活活动能力的评估,最常用的是 Barthel 指数(Barthel index,BI)评分量表,工具性日常生活活动能力的评定,Lawton 日常生活活动能力评定量表最为常用。

(一)Barthel 指数

Barthel 指数于 1965 年由美国物理治疗师 Barthel 等研制,是目前常用的基础日常活动能力量表。它对老年人进行 10 个项目的综合评估,包括进食、洗澡、修饰、穿衣、小便控制、大便控制、如厕、床椅转移、平地行走、上下楼梯等项目,用以了解老年人日常生活独立能力,见表 2-1-1。

表 2-1-1 Barthel 指数评分量表

进食:指用餐具将食物由容器送至口中、咀嚼、吞咽等过程	10分,全面自理
	5分,需要部分帮助(夹菜、盛饭等)
	0分,依赖他人,或有留置营养管
洗澡	5分,准备好洗澡水后,可独立完成洗澡过程
	0分,在洗澡过程需要他人帮助
修饰:指洗脸、刷牙、梳头、刮脸等	5分,可自己独立完成
	0分,需要他人帮助
穿脱衣服:指穿脱衣、系扣、拉拉链、穿脱鞋袜、系鞋带等	10分,全面自理(也包括系扣/鞋带、拉拉链等)
	5分,需要部分帮助
	0分,依赖他人
大便控制	10分,可控制大便
	5分,偶尔失控(每周<1次),或需要他人提示
	0分,完全失控
小便控制	10分,可控制小便
	5分,偶尔失控(每天<1次,但每周>1次),或需要他人提示
	0分,完全失控,或留置导尿管
如厕包括去厕所、解开衣裤、擦净、整理衣裤、冲水	10分,自理,能自己到厕所及离开
	5分,需要部分帮助(需他人搀扶去厕所、需他人帮忙冲水或整理衣裤等)
	0分,依赖他人
床椅转移	15分,自理(从床到椅子,然后回来)
	10分,需少量帮助(1人)或指导
	5分,需大量帮助,需2人或1个熟练/强壮的人帮助
	0分,完全依赖他人

续表

平地行走（45米）	15分,可独立在平地上行走45米（可用辅助工具:如拐杖）
	10分,需1人帮助步行
	5分,在轮椅上独立活动
	0分,完全不能完成
上下楼梯	10分,可独立上下楼梯（可用辅助工具）
	5分,需要他人部分帮助
	0分,不能完成

注:BI每个项目分为0、5、10、15四个等级,总分100分,得分越高,独立性越好,依赖性越小。①100分表明老年人可以完全自理。②60分以上者为良,生活基本自理。③60~41分者为中度功能障碍,生活需要帮助。④40~20分为重度功能障碍,生活需要极大帮助,很需要照顾。⑤20分以下者:老年人完全残疾,生活完全需要照顾,为极严重功能缺陷。

（二）Lawton 日常生活活动能力评定量表

Lawton 日常生活活动能力评定量表于1969年由 Lawton 等制订,用于评估社区独立生活所需的较高级技能。该量表包括上街购物、使用交通工具、食物烹调、家务维持、洗衣服、使用电话、服用药物、处理财务8项内容,见表2-1-2。

表 2-1-2 Lawton 日常生活活动能力评定量表

项目内容	评分标准	评分
上街购物	独立完成所有购物需求	1
	独立购买日常生活用品	0
	每次上街购物都需要人陪伴	0
	完全不上街购物	0
使用交通工具	能够独立乘坐公共交通工具或独自驾车	1
	能够独立乘坐出租车并安排自己的行车路线,但不能乘坐公交车	1

续表

项目内容	评分标准	评分
使用交通工具	在他人帮助或陪伴下能乘坐公共交通工具	1
	仅能在他人陪伴下乘坐出租车或汽车	0
	不能外出	0
食物烹调	能独立计划、烹煮和摆设一顿适当的饭菜	1
	如果准备好一切的佐料,会做一顿适当的饭菜	0
	会将已做好的饭菜加热	0
	需要别人把饭菜做好、摆好	0
家务维持	能做比较繁重的家务或需偶尔协助(如搬动沙发、擦地板、擦窗户)	1
	能做比较简单的家务,如洗碗、擦桌子、铺床、叠被	1
	能做比较简单的家务,但不能达到可被接受的整洁程度	1
	所有家务活动均需要在别人帮助下完成	1
	完全不能做家务	0
洗衣服	自己清洗所有衣物	1
	只清洗小件衣物或部分衣物需协助	1
	所有衣物必须由别人洗及晾晒	0
使用电话	能独立使用电话,会查电话簿、拨号等	1
	仅可拨熟悉的电话号码	1
	仅会接电话,不会拨电话	1
	完全不会使用电话或不适用	0
服用药物	能自己负责在正确的时间服用正确的药物	1
	需要提醒或少许协助	0
	药品事先按照时间和剂量摆好,可以自行服用	0
	不能自己服药	0

续表

项目内容	评分标准	评分
处理财务	可独立处理财务	1
	可以处理日常的购买,但需要别人的协助与银行的往来或大宗买卖	1
	完全不能处理财务	0

注:每个项目分为 0 分和 1 分,总分在 0~8 之间。某项目上只有最高水平的功能状态可以获得 1 分。在其他项目中,2 个或者更多的功能状态水平可以得 1 分,因为每个项目描述的是某些最低功能状态水平的能力。得分越高,独立性越好,依赖性越小。

五、Barthel 指数评估的标准操作流程

Barthel 指数评估的标准操作流程,见表 2-1-3。

表 2-1-3 Barthel 指数评估标准操作流程

评估流程		具体内容
工作准备		1. 环境准备 评估空间宽敞明亮,房间无异味,温湿度适宜 2. 评估员准备 穿戴整齐,修剪指甲,七步洗手法洗净双手,核对老年人信息,向老年人讲述本次评估的目的、所需时间 3. 老年人准备 老年人意识清楚,能随评估要求变换体位,身穿宽松衣物,注意保暖 4. 物品准备 评估记录单、准备好衣服、洗漱用具、就餐用具
评估实施	1. 评估老年人进食能力	老年人能否自行用勺或持筷进食,取碗盛饭,取汤夹菜入口,评估进食能力时注意观察老年人有无吞咽困难、呛咳、误吸等现象
	2. 评估老年人活动能力	老年人是否能够在床上自主活动、翻身、坐起、床边站立等,评估活动能力时注意周围环境的安全、防止跌倒,并注意观察老年人生命体征,有无心慌、气促、疼痛等不适症状

续表

评估流程		具体内容
评估实施	3. 评估老年人行走能力	老年人能否保持平衡:能否拄杖平地或轮椅行走40~50米;能够独立或搀扶上下楼梯
	4. 评估老年人穿脱衣裤能力	老年人能否自行穿脱衣、裤、鞋、袜并整理妥当,能够自行扣衣、裤、鞋扣、拉链等
	5. 评估老年人个人卫生能力	老年人能否自行修饰(如洗脸刷牙、梳头、化妆等);能否入浴洗澡,借助辅助器擦背等;如厕便后能够清洁整理衣裤等;有无大小便失禁
整理记录		1. 整理物品　相关物品整理归位,整理床铺,协助老年人上床休息 2. 洗手、记录、报告　洗净双手,在评估记录单上清晰记录老年人的日常生活活动能力评估结果,发现异常情况向康复医师、康复治疗师等报告
注意事项		1. 评估应以最近1个月的日常生活活动表现为准 2. 评估时环境应尽可能安静、无干扰,注意保护老年人的隐私 3. 评估从简单容易的项目开始,逐渐过渡到较复杂困难的项目 4. 评估时间不宜太长,确保老年人安全,老年人有疲劳、不适感应停止检查 5. 评估人员应选用通俗易懂的语言,注意沟通技巧 6. 评估前应与评估对象充分交谈,强调评估目的 7. 评估时按表格逐项询问,如老年人因故不能回答或者不能正确回答(如痴呆或失语),可根据家属、护理人员等知情人的观察确定。评估认知障碍的老人时,询问要简洁得体,必要时可由家属或照顾者协助提供资料 8. 量表以直接观察法为主,在评估一些不便完成或较难控制的动作时,可询问老年人或家属 9. 以老年人日常实际表现作为评价依据,而不以老年人可能具有的能力为准

续表

评估流程	具体内容
注意事项	10. 如果无从了解，或从未做过的项目，另外详细记录 11. 只要老年人无需他人帮助，虽用辅助工具也可评定为自理 12. 由于日常生活活动能力受多种因素影响，如：年龄、视、听或运动功能障碍、躯体疾病、情绪低落等，因此对结果的解释应谨慎

（冯　辉）

第二节　运动功能评估

运动功能是参加运动和训练所具备的能力。运动功能评估是运动治疗的基础，有助于开展针对性的锻炼，以保持良好的健康状态。评估内容包括肌力、肌张力以及关节活动度。

一、肌力评估

肌力是指肌肉收缩产生的力量。肌力评定是测定受试者在主动运动时肌肉或肌群产生的最大收缩力。肌力评定是对神经、肌肉功能状态的一种检查方法，是运动功能评价的最基本方法之一，目的是评定肌肉损害的范围和程度，间接判断神经功能损害的程度，评价康复效果。肌力评定的方法有徒手肌力评定、简单器械肌力测定及等速肌力检查。

（一）徒手肌力评定

1. 徒手肌力评定（manual muscle test，MMT）　根据受检肌肉或肌群的功能，让受试者在减重力、抗重力和抗阻力的条件下做一定的动作，并使动作达到最大的活动范围，根据肌肉的活动能力、抗重力或抗阻力的情况将肌力进行不同的分级。

2. 判定标准　国际上普遍应用的徒手肌力评定方法是

1916 年美国哈佛大学 Lovett 医生的 6 级分级法，见表 2-2-1。1983 年，美国医学研究委员会（Medical Research Council，MRC）在 Lovett 的基础上根据运动强度和施加的阻力进一步分级，见表 2-2-2。

表 2-2-1 Lovett 徒手肌力评定分级法

分级	评级标准	正常肌力 /%
0	无肌肉收缩	0
1	肌肉有收缩，但无关节运动	10
2	关节在减重力状态下关节全范围运动	25
3	在抗重力状态下全范围运动	50
4	关节在抗部分阻力下全范围运动	75
5	关节在抗充分阻力下全范围运动	100

表 2-2-2 MRC 分级法评定标准

分级	评级标准
5	肌肉抗最大阻力时活动关节达到全范围
5–	肌肉抗最大阻力时活动关节未达到全范围，但 >50% 活动范围
4+	肌肉抗中等强度时活动关节达到全范围，抗最大阻力时 <50% 活动范围
4	肌肉抗中等阻力时活动关节达到全范围
4–	肌肉抗中等阻力时活动关节未达到全范围，但 ≥50% 活动范围
3+	肌肉抗重力时活动关节达到全范围，但抗中等阻力时活动关节 <50% 活动范围
3	肌肉抗重力时活动关节达到全范围
3–	肌肉抗重力时活动关节未达到全范围，但 ≥50% 活动范围
2+	肌肉去除重力后活动关节达到全范围，肌肉抗重力活动时 <50% 范围
2	肌肉去除重力后活动关节达到全范围

分级	评级标准
2–	肌肉去除重力后活动关节未达到全范围,但 >50% 范围
1+	肌肉去除重力后活动关节在全范围的 50% 以内
1	可触及肌肉收缩,但无关节运动
0	没有可以测到的肌肉收缩

3. 人体主要肌群的徒手肌力检查　实施徒手肌力检查时,根据老年人肌肉或肌群功能,使其采取不同的受检体位,在减重、抗重力或抗阻力的状态下使受检肌肉做标准检测动作,观察该肌肉完成受试动作的能力,判断该肌肉的收缩力量。人体不同肌群的评估方法见表 2-2-3。

4. 徒手肌力评定的注意事项　①先向受试者说明检查的目的、步骤和方法等,消除其紧张心理,取得充分理解和合作。②采取正确的测试姿势,近端肢体固定于适当体位,防止肌肉出现替代动作。③每次测试都要做左右对比,检查时应先测试健侧同名肌,一般认为两侧差异大于 10% 才有临床意义。④肌力在 3 级以上时,检查所加阻力必须连续施加,并保持与运动方向相反,同时阻力应施加于被测关节肢体的远端,必须保持同一强度。给予阻力的大小要根据受试者的个体情况来决定。⑤肌力检查不适用于中枢神经系统疾病和痉挛性瘫痪的老人。

(二)器械肌力测定

当肌力达到能抗阻运动时,可采用器械进行肌力测定。常用的检查方法有握力测试、捏力测试、背肌力测试、四肢肌群肌力测试和等速肌力测试。

1. 握力测试　用握力计测定,用握力指数评定。测试者取坐位,上臂置于体侧,屈肘 90°,前臂和腕部取中立位,手握住握力计的手柄,用最大力量握,测试 3 次,取最大值。握力指数 = 握力(kg)/ 体重(kg)×100,大于 50kg 为正常。握力主要反映手内肌和屈指肌群的肌力。

表 2-2-3　上下肢主要肌肉的徒手肌力检查

肌群	检查方法				
	1 级	2 级	3 级	4 级	5 级
肩前屈肌群(三角肌前部、喙肱肌)	仰卧,试图屈肩时可触及三角肌前部收缩	向对侧侧卧,上侧上肢放在滑板上,肩可主动屈曲	坐位,肩内旋,掌心向下,可克服重力屈肩	坐位,肩内旋,掌心向下,阻力加于上臂远端,能抗中等阻力屈肩	坐位,肩内旋,掌心向下,阻力加于上臂远端,能抗较大阻力屈肩
肩外展肌群(三角肌中部、冈上肌)	仰卧,试图肩外展时可触及三角肌收缩	同左,上肢放在滑板上,肩可主动外展	坐位,屈肘,肩外展 90°,可克服重力外展	坐位,屈肘,肩外展 90°,阻力加于上臂远端,能抗中等阻力	坐位,屈肘,肩外展 90°,阻力加于上臂远端,能抗较大阻力
屈肘肌群(肱二头肌、肱肌、肱桡肌)	坐位,肩外展,上肢放在滑板上;试图屈肘时可触及相应肌肉收缩	同左,肘可主动屈曲	坐位,上肢下垂;前臂旋后(检查肱二头肌)或旋前(检查肱肌)或中立位(检查肱桡肌),可克服重力屈肘	坐位,上肢下垂;前臂旋后(检查肱二头肌)或旋前(检查肱肌)或中立位(检查肱桡肌),肘屈曲,阻力加于前臂远端,能抗中等阻力	坐位,上肢下垂;前臂旋后(检查肱二头肌)或中立位(检查肱桡肌),肘屈曲,阻力加于前臂远端,能抗较大阻力

续表

肌群	检查方法				
	1级	2级	3级	4级	5级
屈髋肌群（腰大肌，髂肌）	仰卧，试图屈髋时可摸及股沟上缘可触及肌活动	向同侧侧卧，托住对侧下肢，可主动屈髋	仰卧，小腿悬于床缘外，屈髋，可充分完成该动作	仰卧，小腿悬于床缘外，屈髋，阻力加于股骨远端前面，能抗中等阻力	仰卧，小腿悬于床缘外，屈髋，阻力加于股骨远端前面，能抗较大阻力
伸髋肌群（臀大肌，半腱肌，半膜肌）	仰卧，试图伸髋时于臀部及坐骨结节可触及肌活动	向同侧侧卧，托住对侧下肢，可主动伸髋	俯卧，屈膝（测臀大肌）或伸膝（测臀大肌和股后肌群），可克服重力伸髋10~15°	俯卧，屈膝（测臀大肌）或伸膝（测臀大肌和股后肌群），伸髋10~15°，阻力加于股骨远端后面，能抗中等阻力	俯卧，屈膝（测臀大肌）或伸膝（测臀大肌和股后肌群），伸髋10~15°，阻力加于股骨远端后面，能抗较大阻力
伸膝肌群（股四头肌）	仰卧，试图伸膝时可触及髌韧带活动	向同侧侧卧，托住对侧下肢，可主动伸膝	仰卧，小腿在床缘外下垂，可克服重力伸膝	仰卧，小腿在床缘外下垂，伸膝，阻力加于小腿远端前侧，能抗中等阻力	仰卧，小腿在床缘外下垂，伸膝，阻力加于小腿远端前侧，能抗较大阻力
踝跖屈肌群（腓肠肌，比目鱼肌）	仰卧，试图踝跖屈时可触及跟腱活动	同左，踝可主动跖屈	仰卧，膝伸（测腓肠肌）或膝屈（测比目鱼肌），能克服重力踝跖屈	仰卧，膝伸（测腓肠肌）或膝屈（测比目鱼肌）踝跖屈阻力加于足跟，能抗中等阻力	仰卧，膝伸（测腓肠肌）或膝屈（测比目鱼肌）踝跖屈阻力加于足跟，能抗较大阻力

2. 捏力测试　用捏力计测定,测试者用拇指分别与其他手指相对,用最大力捏压捏力计,测试 3 次,取最大值。捏力主要反映拇对掌肌和其他四指屈肌的肌力,正常值约为握力的 30%。

3. 背肌力测试　用拉力计测定,用拉力指数评定。测试者双脚站在拉力计上,手柄高度平膝,双膝伸直,双手握住手柄两端,然后伸腰用力向上拉手柄。拉力指数 = 拉力(kg)/ 体重(kg)× 100,正常值男性为 150~300kg,女性为 100~150kg。不适用于有腰部病变的患者。

4. 四肢肌群肌力测试　借助牵引绳和滑轮装置,通过与肌力反方向的重量来评定肌力。

5. 等速肌力评定　等速肌力评定用等速肌力测试仪测定,目前应用的等速肌力测试装置有 Cybex、Kin-com 等型号。等速运动是在整个运动过程中运动速度(角速度)保持不变的一种肌肉收缩的运动方式,即做关节全范围运动,仪器的杠杆绕其轴心作旋转运动时,肌肉进行的等速收缩活动。等速肌力测试是目前肌肉功能评定和肌肉力学特性研究的最佳方法。

(三)肌力评定操作流程

肌力评定操作流程见表 2-2-4。

表 2-2-4　肌力评定操作流程

评定流程	具体内容
工作准备	1. 环境准备:评估空间宽敞明亮,房间无异味,温湿度适宜
	2. 评估员准备:穿戴整齐,修剪指甲,七步洗手法洗净双手,核对老年人信息,向老年人讲述本次评估的目的、所需时间。正确把握评估对象及评估部位,掌握评估时机
	3. 老年人准备:评估前,将老年人评估检查所涉及的身体节段按要求置于稳定位置
	4. 物品准备　评估记录单

续表

评定流程	具体内容
评估实施	1. 固定老年人,使之处于能够单独完成某一动作的最佳位置,减少干扰作用 2. 肌力检查方法　通过关节活动评定检查所涉及的所有关节 3. 先嘱被检查者作主动运动,注意观察其运动的力量和幅度;然后检查者给予一定的阻力,让被检查者做对抗运动,以判断肌力是否正常。依次检查各关节的运动力量,并注意两侧对比 4. 上肢主要肌肉包括:肩关节内收外展前屈后伸肌、肘关节屈伸肌、腕关节屈伸肌等。下肢主要肌肉包括:髋关节屈肌外展外旋肌、膝关节屈伸肌、踝关节屈伸内翻肌等。躯干主要肌肉包括:颈部屈伸肌、躯干屈伸肌、骨盆提升肌
整理记录	1. 整理物品:相关物品整理归位,整理床铺,协助老年人上床休息 2. 洗手、记录、报告:洗净双手,在评估记录单上清晰记录老年人的平衡功能评估结果,发现异常情况向康复医师、康复治疗师等报告
注意事项	1. 应由接受过培训的评估人员进行评估 2. 测试者必须熟悉所使用的量表和评分标准,严格按照标准评定 3. 老年人不能安全独立完成要求动作时,应注意老年人的安全,必要时给予帮助

二、肌张力评定

肌张力是指肌肉组织在静息状态下的一种不随意的、持续的、微小的收缩,即在做被动运动时,所显示的肌肉紧张度。正常的肌张力能够维持主动肌和拮抗肌的平衡运动,使关节有序固定,肢体保持一定的姿势,有利于肢体协调运动。肌张力评定主要是手法检查,首先观察并触摸受检肌肉在放松、静止状况下的紧张度,然后通过被动运动来判断。

(一)肌张力分类

1. 正常肌张力 正常肌张力是维持身体各种姿势和正常活动的基础,根据身体所处的状态分为静止性肌张力、姿势性肌张力和运动性肌张力。正常的肌张力可以与关节和肌肉进行同步的运动,能够维持原动肌与拮抗肌之间的平衡,具有固定肢体某一姿势的能力,肢体被动运动时具有一定的弹性和轻度的抵抗感。

2. 异常肌张力 由于神经系统病损或肌肉受损的不同状态,异常肌张力可分为肌张力增高、肌张力降低和肌张力障碍。

(1)肌张力增高:是指肌张力高于正常静息水平。肌张力增高的状态有痉挛和强直。痉挛多见于脑中风的老年人,表现为评估者在被动活动老年人肢体时,起始感觉阻力较大,但在运动过程中突然感到阻力减小,此现象又称折刀现象。强直多见于帕金森病老年人,表现为肢体的被动运动过程中,主动肌和拮抗肌同时收缩,各方向上的阻力均匀一致,与弯曲铅管的感觉类似,因此称为铅管样强直。

(2)肌张力降低:是指肌张力低于正常静息水平。对关节进行被动运动时感觉阻力降低或消失,表现为关节活动范围增加。肌张力减低见于周围神经炎、小脑病变、脑卒中软瘫期等。

(3)肌张力障碍:是一种因持续的肌肉收缩导致扭曲和重复运动及异常姿势的神经性运动障碍,临床上常见类型有扭转痉挛、痉挛性斜颈及手足徐动症等。肌张力障碍可以由遗传因素(原发性、特发性肌张力障碍)所致,也可因外伤、感染、中毒及代谢异常等因素所致。

(二)肌张力评价方法

1. 临床分级 肌张力临床分级是一种定量评定方法,见表 2-2-5。

2. 肌痉挛的分级 目前多采用改良的 Ashworth 量表评估肌张力增强的程度,见表 2-2-6。

表 2-2-5　肌张力临床分级

等级	肌张力	标准
0	软瘫	被动活动肢体无反应
1	低张力	被动活动肢体反应减弱
2	正常	被动活动肢体反应正常
3	轻、中度增加	被动活动肢体有阻力反应
4	重度增加	被动活动肢体有持续性阻力反应

注:检查者根据被动活动肢体时所感觉到的肢体反应或阻力将其分为 0~4 级。

表 2-2-6　改良 Ashworth 量表

级别	评定标准
0 级	肌张力不增加,被动活动患侧肢体在整个 ROM 内均无阻力
1 级	肌张力稍微增加,被动活动患侧肢体到 ROM 之末时出现轻微阻力
1+ 级	肌张力轻度增加,被动活动患侧肢体时在 ROM 后 50% 范围内突然出现卡住,并在此后的被动活动中均有较小的阻力
2 级	肌张力较明显增加,被动活动患侧肢体在通过 ROM 的大部分时,阻力均明显增加,但受累部分仍能较容易地活动
3 级	肌张力严重增加,被动活动患侧肢体在整个 ROM 内均有阻力,活动比较困难
4 级	僵直,患侧肢体僵硬,被动活动十分困难

注:ROM 指关节活动范围;评定时,患者宜采用仰卧位,检查者分别对其上、下肢关节做被动运动,按所感受的阻力来分级评定。

三、关节活动范围测量

关节活动范围(range of motion,ROM)是指关节的运动弧度或关节的远端向近端运动,远端骨所达到的最终位置与开始位置之间的夹角,即远端骨所移动的度数。可分为主动关节活动范围和被动关节活动范围。评定关节活动范围对于判断病因,评估关节活动障碍的程度,评定治疗效果有重要作用。

(一)测量工具

量角器为测量关节活动范围的常用工具,由金属或塑料制成。量角器由一个带有半圆形(0°~180°)或圆形(0°~360°)角度计的固定臂(近端臂)及一个移动臂(远端臂)组成。移动臂通过铆钉固定在角度计上并随着远端肢体的运动在角度计上读出关节活动度数。

(二)测量方法

在测量各个关节的 ROM 之前评估者应先参照各个关节活动度的正常平均值,测量步骤如下:①老年人处于舒适的位置,让其了解测量过程、测量的原因,取得老年人的配合;②露出将要测量的关节;③确定测量关节的骨性标志;④稳定测量关节的近侧端;⑤被动活动该关节以了解可能的活动范围和有无抵抗感;⑥使关节处于起始位;⑦量角器的轴心对准关节轴,固定臂与构成关节的近端骨轴线平行,活动臂与构成关节的远端骨轴线平行,避免采用使角度针偏离角度计的运动方向;⑧记录关节起始位的角度后移走量角器,不要尝试在关节运动过程中固定量器;⑨可能的 ROM 范围之内,评估者应小心、轻柔地移动关节,以确定完全的被动 ROM,测量时千万不可用暴力,并注意观察老年人有无疼痛或不适感;⑩重新摆放量角器并记录终末位的角度,移走量角器老年人的肢体处于休息位。

(三)测量结果的记录

记录 ROM 测量的结果应包括以下几个项目:关节的名称与左右、关节强硬、强直或挛缩的位置,主动 ROM 和被动 ROM,测量时的体位,测量过程中运动的方向以及有无误差。

(四)测量方法

主要关节 ROM 的测量方法,见表 2-2-7。

(冯　辉)

表 2-2-7 主要关节 ROM 的测量方法

关节	运动	受检者体位	测角计放置方法受检者体位			正常活动范围
			轴心	固定臂	移动臂	
肩	屈、伸	坐或立位，臂置于体侧，肘伸直	肩峰	与腋中线平行	与肱骨纵轴平行	屈 0°~180° 伸 0°~50°
	外展	坐或立位，臂置于体侧，肘伸直	肩峰	与身体中线平行	与肱骨纵轴平行	0°~180°
	内、外旋	仰卧，肩外展 90°，肘屈 90°	鹰嘴	与地面垂直	与尺骨平行	各 0°~90°
肘	屈、伸	仰卧或坐或立位，臂取解剖位	肱骨外上髁	与肱骨纵轴平行	与桡骨平行	0°~150°
	旋前、旋后	坐位，上臂置于体侧，肘屈 90°	中指尖	与地面垂直	包括伸展拇指的手掌面	各 0°~90°
腕	屈、伸	坐或站位，前臂完全旋前	尺骨茎突	与前臂纵轴平行	与第二掌骨纵轴平行	屈 0°~90° 伸 0°~70°
	尺、桡侧偏移（尺、桡侧外展）	坐位，屈肘，前臂旋前，腕中立位	腕背侧中点	前臂背侧中线	第三掌骨纵轴	桡偏 0°~25° 尺偏 0°~55°

续表

关节	运动	测角计放置方法/受检者体位				正常活动范围
		受检者体位	轴心	固定臂	移动臂	
髋	屈	仰卧或侧卧,对侧下肢伸直(屈膝时)	股骨大转子	与身体纵轴平行	与股骨纵轴平行	0°~125°
	伸	侧卧,被测下肢在上	股骨大转子	与身体纵轴平行	与股骨纵轴平行	0°~15°
	内收,外展	仰卧	髂前上棘	左右髂前上棘连线的垂直线	髂前上棘至髌骨中心的连线	各0°~45°
	内旋,外旋	仰卧,两小腿于床缘外下垂	髌骨下端	与地面垂直	与胫骨纵轴平行	各0°~45°
膝	屈,伸	俯卧或仰卧或坐在椅子边缘	膝关节或腓骨小头	与股骨纵轴平行	与胫骨纵轴平行	屈0°~150° 伸0°
踝	背屈,跖屈	仰卧,膝关节屈曲,踝处于中立位	腓骨纵轴线与足外缘交叉处	与腓骨纵轴平行	与第五跖骨纵轴平行	背屈0°~20° 跖屈0°~45°
	内翻,外翻	俯卧,足位于床缘外	踝后方,两踝中点	小腿后纵轴	轴心与足跟中点连线	内翻0°~35° 外翻0°~25°

注:评估者在记录ROM的起始位和运动所能达到的最大角度。运动时,从0°开始逐渐增加至180°。若起始位不是0°说明存在有某种受限的因素。例如:肘关节正常ROM记录为0°~140°,伸展受限:15°~140°,屈曲受限:0°~110°;异常肘关节过伸在记录之前应标出过伸的度数并标上负号。如正常:0°~140°,异常过伸:-20°~140°。

· 45 ·

第三节　平衡功能评估

一、定义

(一)平衡

是指在不同的环境和情况下维持身体直立姿势的能力。一个人的平衡功能正常时,能够:①保持体位;②在随意运动中调整姿势;③安全有效地对外来干扰做出反应。平衡感觉来自前庭、视觉和躯体感觉。

(二)平衡功能

是指人体在日常活动中维持自身稳定性的能力。正常情况下,当人体重心垂线偏离稳定基底时,即会通过主动的或反射性的活动使重心垂线返回稳定基底内,这种能力称为平衡功能。

二、平衡功能的分类

传统的平衡功能为三级分法,具有容易掌握,易于判断,操作不受场地设备限制等优点,是临床上应用最广泛的平衡功能评估法之一。三级分法将人体平衡分为坐位平衡和立位平衡两种状态,每一种体位下又都按照相同的标准分为三个级别进行评估。具体分级标准为:①一级平衡,属静态平衡,老年人在不需要帮助的情况下能维持所要求的体位(坐位或立位)。②二级平衡,即自动态平衡,是指运动过程中调整和控制身体姿势稳定性的能力。自动态平衡从另外一个角度反映了人体随意运动控制的水平。坐或站着进行各种作业活动、站起和坐下、行走等动作都需要具备动态平衡能力。③三级平衡,即他动平衡,也叫反应性平衡,是指当身体受到外力干扰而使平衡受到威胁时,人体做出保护性调整反应以维持或建立新的平衡,如保护性伸展反应、迈步反应等。

三、平衡功能的评估目的

平衡功能的评估目的包括判定平衡能力的受损情况,确定障碍的程度;通过评估结果预测跌倒风险;确定导致平衡能力受损的潜在原因;根据评估结果制订康复计划、康复治疗方案、照护措施等。

四、平衡功能的评估方法

(一)临床观察法

是通过观察老年人在不同条件下的平衡表现得出印象,作出评估。如通过观察老年人的行走表现评定老年人的平衡能力。该方法应用简单,无需借助仪器,由经过培训的评估员实施评估,但是评估方法具有不确定性,缺乏评定标准,过于主观,导致不同医生的评估结果可能出现差异。

(二)仪器定量测量法

是一类借助仪器对平衡能力客观的定量测试方法,从生理学、运动学、动力学等角度定量测量表征平衡能力的客观参数。该方法可以精确测量人体重心位置、移动面积和形态,客观记录到量表不易发现的细小姿势摇摆。如通过压力平板感应老年人睁眼和闭眼静态站立时的足底压力变化,描绘和分析静立时重心在水平面连续变化的轨迹,以此来测定老年人的静态平衡能力。

(三)量表评估法

该方法通过量表评估提供了确切的评价方法,保证了评价方法的一致性,并且对平衡能力的评估结果进行了分级量化。

1. Tinetti 平衡评估量表　该量表由 Tinetti 等教授在 1986 年提出,有 9 个项目,可作为老年人跌倒风险和神经系统疾病评估的工具,见表 2-3-1。

2. Fugl-Meyer 平衡量表　Fugl-Meyer 平衡量表是 Fugl-Meyer 评估量表的组成部分,主要适用于偏瘫老年人的平衡功能评估,见表 2-3-2。

表 2-3-1　Tinetti 平衡评估量表

评估项目	评分标准
1. 坐位平衡	0 分 = 斜靠在椅子里或易滑落 1 分 = 稳定、安全
2. 起立过程	0 分 = 无他人帮助不能站起 1 分 = 需要上肢帮助,才能站起 2 分 = 不需要上肢参与,即能站起
3. 起立始动过程	0 分 = 无他人帮助不能完成 1 分 = 需要 1 次以上的尝试,才能完成 2 分 =1 次尝试,即能完成
4. 即刻站立平衡(前 5 内)	0 分 = 不稳定(摇晃,脚移动,躯干摆动) 1 分 = 稳定,但需要应用助步器或其他支持 2 分 = 稳定,不需要任何支持
5. 站立平衡	0 分 = 不稳定 1 分 = 稳定,但步基宽和需要支持 2 分 = 步基窄且不需要支持
6. 轻推试验	0 分 = 开始跌倒 1 分 = 摇晃,需要抓扶东西 2 分 = 稳定
7. 闭目	0 分 = 不稳定 1 分 = 稳定
8. 转身 360°	0 分 = 步伐不连续 1 分 = 步伐连续 0 分 = 不稳定(需要抓握东西,摇晃) 1 分 = 稳定
9. 坐下过程	0 分 = 不安全(距离判断异常,跌进椅子) 1 分 = 用上肢协助,或动作不流畅 2 分 = 安全、运动流畅

注:满分 16 分,得分越高,提示平衡能力越好。

表 2-3-2　Fugl-Meyer 平衡量表

评估项目	评分标准
1. 无支撑坐位	0 分 = 不能保持坐位 1 分 = 能坐,但少于 5 分钟 2 分 = 能坚持坐 5 分钟以上
2. 健侧展翅反应	0 分 = 肩部无外展或肘关节无伸展 1 分 = 反应减弱 2 分 = 正常反应
3. 患侧展翅反应	0 分 = 肩部无外展或肘关节无伸展 1 分 = 反应减弱 2 分 = 反应正常
4. 支撑下站立	0 分 = 不能站立 1 分 = 在他人最大支撑下可站立 2 分 = 由他人稍给支撑即能站立 1 分钟
5. 无支撑站立	0 分 = 不能站立 1 分 = 不能站立 1 分钟以上 2 分 = 能平衡站立 1 分钟以上
6. 健侧站立	0 分 = 不能维持 1~2 秒 1 分 = 平衡站稳 4~9 秒 2 分 = 平衡站立超过 10 秒
7. 患侧站立	0 分 = 不能维持 1~2 秒 1 分 = 平衡站稳 4~9 秒 2 分 = 平衡站立超过 10 秒

注:让老年人坐在硬座无扶手的椅子上,每个检查项目都分为 0~2 分。三个级别进行记分,最高分 14 分,最低分 0 分。少于 14 分,说明平衡功能有障碍,评分越低,表示平衡功能障碍越严重。

3. Berg 平衡量表　Berg 平衡量表(Berg balance scale,BBS)于 1989 年由 Katherine Berg 首先报道并后续得到广泛应用。评估内容包括坐位或站立位时进行各种作业活动、站起和坐下等,共 14 个项目,见表 2-3-3。

表 2-3-3　Berg 平衡量表

评估项目	评分标准
1. 从坐位到站位 指令：请站起来。 请不要使用你的手 支撑	4 分 = 不用手扶能够独立地站起并保持稳定 3 分 = 用手扶着能够独立地站起 2 分 = 几次尝试后自己用手扶着站起 1 分 = 需要他人少量的帮助才能站起或保持稳定 0 分 = 需要他人中等或最大量的帮助才能站起或保持稳定
2. 无支持站立 指令：请使用你的 手支撑而站立 2 分 钟	4 分 = 能够安全站立 2 分钟 3 分 = 在监视下能够站立 2 分钟 2 分 = 在无支持的条件下能够站立 30 秒 1 分 = 需要若干次尝试才能无支持地站立达 30 秒 0 分 = 无帮助时不能站立 30 秒
3. 无支持坐位 指令：请双臂相抱 保持坐位 2 分钟	4 分 = 能够安全地保持坐位 2 分钟 3 分 = 在监视下能够保持坐位 2 分钟 2 分 = 能坐 30 秒 1 分 = 能坐 10 秒 0 分 = 没有靠背支持，不能坐 10 秒
4. 从站立到坐 指令：请坐下	4 分 = 最小量用手帮助安全地坐下 3 分 = 借助于双手能够控制身体的下降 2 分 = 用小腿的后部顶住椅子来控制身体的下降 1 分 = 独立地坐，但不能控制身体下降 0 分 = 需要他人帮助坐下
5. 转移 指令：请从床转移 到椅子上	4 分 = 稍用手扶着就能够安全地转移 3 分 = 绝对需要用手扶着才能够安全地转移 2 分 = 需要口头提示或监视能够转移 1 分 = 需要一个人的帮助 0 分 = 为了安全，需要两个人的帮助或监视
6. 无支持闭目站立 指令：请闭上你的 眼睛站立 10 秒	4 分 = 能够安全地站 10 秒 3 分 = 监视下能够安全地站 10 秒 2 分 = 能站 3 秒 1 分 = 闭眼不能达 3 秒，但站立稳定 0 分 = 为了不摔倒而需要两个人的帮助

续表

评估项目	评分标准
7. 双脚并拢无支持站立 指令：请把你的双脚并在一起站立	4 分 = 能够独立地将双脚并拢并安全站立 1 分钟 3 分 = 能够独立地将双脚并拢并在监视下站立 1 分钟 2 分 = 能够独立地将双脚并拢，但不能保持 30 秒 1 分 = 需要别人帮助将双脚并拢，但能够双脚并拢站 15 秒 0 分 = 需要别人帮助将双脚并拢，双脚并拢站立不能保持 15 秒
8. 站立位时上肢向前伸展并向前移动 指令：请举起上臂 90°。伸展你的手指尽可能伸向前	4 分 = 能够向前伸出 >25cm 3 分 = 能够安全地向前伸出 >12cm 2 分 = 能够安全地向前伸出 >5cm 1 分 = 上肢可以向前伸出，但需要监视 0 分 = 在向前伸展时失去平衡或需要外部支持
9. 站立位时从地面取物 指令：请拾起放置在你脚前的拖鞋	4 分 = 能够轻易地且安全地将鞋捡起 3 分 = 能够将鞋捡起，但需要监视 2 分 = 伸手向下距鞋 25cm 且独立地保持平衡，但不能将鞋捡起 1 分 = 试着做伸手向下捡鞋的动作时需要监视，但仍不能将鞋捡起 0 分 = 不能试着做伸手向下捡鞋的动作，或需要帮助
10. 站立位转身向后看 指令：请转身向后看	4 分 = 从左右侧向后看，体重转移良好 3 分 = 仅从一侧向后看，另一侧体重转移较差 2 分 = 仅能转向侧面，但身体的平衡可以维持 1 分 = 转身时需要监视 0 分 = 需要帮助以防失去平衡或摔倒
11. 旋转 360° 指令：请将身体在原地旋转 360°	4 分 = 在 ≤4 秒的时间内，安全地转身 360° 3 分 = 在 ≤4 秒的时间内，仅能从一个方向安全地转身 360° 2 分 = 能够安全地转身 360° 但动作缓慢 1 分 = 需要密切监视或口头提示 0 分 = 转身时需要帮助

续表

评估项目	评分标准
12. 无支持站立时将一只脚放在台阶或凳子上 指令:请交替把脚放在凳子上,直到每个足部接触凳子4次	4分 = 能够安全且独立地站,在20秒的时间内完成8次 3分 = 能够独立地站,完成8次 >20秒 2分 = 无需辅助具在监视下能够完成4次 1分 = 需要少量帮助能够完成 >2次 0分 = 需要帮助以防止摔倒或完全不能做
13. 持续一脚在前站立 指令:请持续一只脚在前保持站立	4分 = 能够独立地将双脚一前一后地排列(无距离)并保持30秒 3分 = 能够独立地将双脚一前一后地排列(有距离)并保持30秒 2分 = 能够独立地迈一小步并保持30秒 1分 = 向前迈步需要帮助,但能够保持15秒 0分 = 迈步或站立时失去平衡
14. 单腿站立 指令:请用一只脚站立	4分 = 能够独立抬腿并保持 >10秒 3分 = 能够独立抬腿并保持5~10秒 2分 = 能够独立抬腿并保持≥3秒 1分 = 试图抬腿,不能保持3秒,但可维持独立站立 0分 = 不能抬腿或需要帮助以防摔倒

注:每个项目都分为0、1、2、3、4五个功能等级。4分表示能够正常完成所检查的动作,0分则表示不能完成或需要中等或大量帮助才能完成。最低分为0分,最高分为56分,得分越高,提示平衡功能越好,是预测老年人跌倒风险的重要评估工具。分级标准为:①0~20分,提示平衡功能差,老年人需乘坐轮椅;②21~40分,提示有一定的平衡能力,老年人可在辅助下步行;③41~56分,说明平衡功能较好,老年人可独立步行;④<40分,提示有跌倒的危险。

五、Berg 平衡量表评估操作流程

Berg 平衡量表评估操作流程,见表2-3-4。

表 2-3-4 Berg 平衡量表评估操作流程

评估流程	具体内容
工作准备	1. 环境准备:评估空间宽敞明亮,房间无异味,温湿度适宜

续表

评估流程		具体内容
工作准备		2. 评估员准备　穿戴整齐,修剪指甲,七步洗手法洗净双手,核对老年人信息,向老年人讲述本次评估的目的、所需时间 3. 老年人准备　老年人意识清楚,能随评估要求变换体位,身穿宽松衣物,注意保暖 4. 物品准备　评估记录单、准备无靠背座椅2把、秒表、卷尺、台阶
评估实施	1. 评估老年人坐位站起能力	评估老年人从坐位站起需要帮助的程度
	2. 评估老年人无支持站立能力	准备秒表,评估老年人能否不用手扶,安全独立的站立2分钟
	3. 评估老年人无支持坐位能力	评估老年人能否无靠背、双脚着地、双臂交叉抱拢2分钟
	4. 评估老年人站立位坐下能力	评估老年人从站立位坐下需要帮助的程度
	5. 评估老年人转移能力	评估老年人从一把椅子转移到另一把椅子需要帮助的程度
	6. 评估老年人无支持闭目站立	准备秒表,评估老年人能否安全闭眼站立10秒
	7. 评估老年人双脚并拢无支持站立	评估老年人双脚并拢站立是否需要手扶
	8. 评估老年人站立时上肢向前伸能力	准备尺子,评估老年人肩屈90°,站立位上肢向前伸展的长度
	9. 站立位时从地面捡起物品能力	评估老年人能否在站立位时从地面捡起物品
	10. 站立位转身向后看能力	评估老年人能否在站立位时从左右侧转身向后看
	11. 转身360°能力	评估老年人能否站立位时左右转身360°
	12. 无支持站立时将一只脚放在台阶	评估老年人能否交替将两只脚放在台阶上

续表

评估流程		具体内容
评估实施	13. 一只脚在前无支持站立的能力	准备秒表,评估老年人将一只脚放在另一只脚前面的维持的时间
	14. 单腿站立的能力	准备秒表,评估老年人独立抬腿维持的时间
整理记录		1. 整理物品 相关物品整理归位,整理床铺,协助老年人上床休息 2. 洗手、记录、报告 洗净双手,在评估记录单上清晰记录老年人的平衡功能评估结果,发现异常情况向康复医师、康复治疗师等报告
注意事项		1. 应由接受过培训的评估人员进行评估 2. 测试者必须熟悉所使用的量表和评分标准,严格按照标准评定 3. 老年人不能安全独立完成要求动作时,应注意老年人的安全,必要时给予帮助 4. 老年人应使用惯用的助行器进行评定

（冯　辉）

第四节　步态评估

一、定义

正常步态是人体在大脑的控制下通过骨盆、髋、膝、踝及足趾等一系列活动完成的。正常步态具有周期性、稳定性、协调性,但神经系统、骨、关节及肌肉病变时会形成异常步态。

1. 步行周期　步行周期是指从一侧足跟触地到同侧足跟再次触地所经历的时间,分为站立相(支撑相)和摆动相。站立相是指同侧足跟着地到足尖离地,即足与支撑面接触的时间,约占步态周期的 60%。摆动相是指从足尖离地到足跟着地,即足离开支撑面的时间,约占步态周期的 40%。

2. 步行参数 ①步频,单位时间内行走的步数,步频＝步数÷60(步/min),正常人为 95~125 步/min。②步速,单位时间内行走的距离,正常人约为 65~100 米/min。一般让老年人以平常的速度步行 10 米的距离,测量所需要的时间,按照公式(步速＝距离/所需时间)计算出步行速度。③步长,行走时左右足跟或足尖先后着地时两点间的纵向距离。正常人约为 50~90cm。④步幅,行走时一侧脚跟着地到该脚跟再次着地的距离,通常为单步长的 2 倍。⑤步宽,左右两足间的横向距离,通常以足跟中点为测量点。正常人为 $(8±3.5)$ cm。⑥足偏角,在行走中人体前进的方向与足的长轴所形成的夹角。正常人为 7.65°。

二、常见异常步态分类

(一)中枢神经系统损伤步态

1. 偏瘫步态 多见于各种原因所致的脑损伤。由于下肢伸肌紧张导致步态周期中髋、膝关节痉挛,膝不能屈曲,髋内旋,踝不能背屈并内翻。行走时患侧腿摆动相向前迈步时下肢由外侧回旋向前,故又称划圈步态。

2. 截瘫步态 多见于脊髓损伤。T_{10} 以下截瘫的患者,通过训练,借助手杖、支具等可达到功能性步行,但截瘫较重患者,双下肢因肌张力高而始终保持伸直,行走时可出现剪刀步,甚至于足着地时伴有踝阵挛,而使行走更感困难,又称交叉步或剪刀步。

3. 脑瘫步态 见于脑性瘫痪。由于髋内收肌痉挛,导致行走中两膝常互相摩擦,步态不稳,呈剪刀步或交叉步。

4. 蹒跚步态 见于小脑损伤导致的共济失调,行走时摇晃不稳,不能走直线,状如醉汉,又称酩酊步态。

5. 慌张步态 见于帕金森病或基底节病变,行走时上肢缺乏摆动动作,步幅短小,并出现阵发性加速,不能随意停止或转向,称慌张步态或前冲步态。

(二)肌肉无力步态

1. 臀大肌无力 由于伸髋肌群无力,行走时躯干用力后仰,重力线通过髋关节后方以维持被动伸髋,并控制躯干的惯性向前,形成仰胸凸肚的姿态。

2. 臀中肌无力　由于髋外展肌群无力,不能维持髋的侧向稳定,行走时上身向患侧弯曲,重力线通过髋关节的外侧,依靠内收肌来保持侧方稳定,并防止对侧髋下沉,带动对侧下肢摆动,如果双侧臀中肌均无力,步行时上身左右摇摆,形如鸭子走步,又称鸭步。

3. 股四头肌无力　由于伸膝肌无力,行走时患腿在支撑期不能保持伸膝稳定,上身前倾,重力线通过膝关节的前方,使膝被动伸直。有时患者通过稍屈髋来加强臀肌及股后肌群的张力,使股骨下端后摆,帮助被动伸膝,如果同时合并伸髋肌无力,患者则需要俯身向前,用手按压大腿使膝伸直。

4. 胫前肌无力　由于踝背伸肌无力,患侧下肢在摆动期呈现足下垂,患者通过增加屈髋和屈膝来防止足尖拖地,又称跨门槛步或跨栏步。

(三)其他原因引起的异常步态

1. 短腿步态　如一侧下肢缩短超过 2.5cm 时,患腿支撑期可见同侧骨盆及肩下沉,摆动期则有患足下垂。

2. 疼痛步态　当各种原因引起患腿负重疼痛时,患者尽量缩短患腿的支撑期,使对侧下肢跳跃式摆动前进,步长缩短,又称短促步。

三、步态评估的目的

步态评估的目的有:①评估老年人是否存在异常步态以及步态异常的性质和程度;②分析异常步态原因和矫正异常步态,制定治疗方案、照护措施提供相应的依据;③评估康复治疗的效果;④评估老年人跌倒、坠床等的发生风险。

四、步态的评估方法

(一)观察法

让老年人按习惯的方式来回行走,评估者从前面、侧面及后面观察行走的姿势和下肢各关节的活动,通过简要描述的方式记录步态周期中存在的问题;然后让老年人作变速行走:慢速、快速、随意放松步行,分别观察有无异常,还可以让老年人突然停下,转身行走、上下楼梯或者斜坡、绕过障碍物,坐下和站起,原地踏步或原地站立,闭眼站立以及助行器等方面进行观察和评估。

(二)足印测量法

足印测量法是一种简单定量的方法。可以测定时间参数,即让老年人在规定距离的道路上行走,用秒表计时,实测行走距离不少于 10 米,两端应至少再加 2~3 米以便老年人起步加速和减速停下。用足印法测定距离参数,其方法为在地面上撒上滑石粉,使老年人行走时留下足印,测试距离至少 6 米,每侧足不少于 3 个连续足印,根据足印记分析左右两侧下肢的步态参数。

(三)步行能力评估

步行能力评估是一种相对精细的和半定量评估,常用 Hoffer 步行能力分级,见表 2-4-1;Holden 步行功能分类,见表 2-4-2。

(四)Tinetti 步态评估量表

Tinetti 步态评估量表包括 8 个项目,可作为老年人跌倒风险和神经系统疾病评估的工具,见表 2-4-3。

表 2-4-1　Hoffer 步行能力分级

分级	评估标准
I　不能步行	完全不能步行
II　非功能性步行	借助于膝 - 踝 - 足矫形器、手杖等能在室内行走,又称治疗性步行
III　家庭性步行	借助于踝 - 足矫形器、手杖等可在室内行走自如,但在室外不能长时间行走
IV　社区性步行	借助于矫形器、手杖或独立可在室外和社区内行走、散步、去公园、去诊所、购物等活动,但时间不能持久,如需要离开社区长时间步行时仍需轮椅

表 2-4-2　Holden 步行功能分类

级别	表现
0 级	老年人不能走,需要轮椅或 2 人协助才能走
Ⅰ级:需大量持续性的帮助	需使用双拐或需要 1 个人连续不断地搀扶才能行走及保持平衡
Ⅱ级:需少量帮助	能行走但平衡不佳,不安全,需 1 人在旁边给予持续或间断的接触身体的帮助或需使用矫形器、单拐、手杖等以保持平衡和保证安全
Ⅲ级:需监护或者言语指导	能行走,但不正常或不够安全,需 1 人监护或用言语指导,但不接触身体
Ⅳ级:平地上独立	在平地上能独立行走,但在上下斜坡、在不平的地面上行走或上下楼梯时仍有困难,需他人帮助或监护
Ⅴ级:完全独立	在任何地方都能独立行走

表 2-4-3　Tinetti 步态评估量表

评估项目		评分标准
1. 起始步态(指令后立即开始)		0 分 = 有迟疑,或须尝试多次方能启动 1 分 = 正常启动
2. 抬脚高度	左脚跨步	0 分 = 脚拖地,或抬高大于 3~5cm 1 分 = 脚完全离地,但不超过 3~5cm
	右脚跨步	0 分 = 脚拖地,或抬高大于 3~5cm 1 分 = 脚完全离地,但不超过 3~5cm
3. 步长	左脚跨步	0 分 = 跨步的脚未超过站立的对侧脚 1 分 = 有超过站立的对侧脚
	右脚跨步	0 分 = 跨步的脚未超过站立的对侧脚 1 分 = 有超过站立的对侧脚
4. 步态对称性		0 分 = 两脚步长不相等 1 分 = 两脚步长相等
5. 步伐连续性		0 分 = 步伐与步伐之间不连续或中断 1 分 = 步伐连续

续表

评估项目	评分标准
6. 步行路径（行走大约3米长）	0分=明显偏移到某一边 1分=轻微/中度偏移或使用步行辅具 2分=走直线，且不需辅具
7. 躯干稳定	0分=身体有明显摇晃或需使用步行辅具 1分=身体不晃，但需屈膝或弓背，或张开双臂以维持平衡 2分=身体不晃，无屈膝，不需张开双臂或使用辅具
8. 步宽（脚跟距离）	0分=脚跟分开（步宽大） 1分=走路时两脚跟几乎靠在一起

注:满分12分,得分越高,提示步态越好。

五、步态评估的流程

步态评估的流程（以 Tinetti 步态评估量表为例），见表 2-4-4。

表 2-4-4　步态评估操作流程

评估流程	具体内容
工作准备	1. 环境准备　评估空间宽敞明亮，行走的路面防滑平整 2. 评估员准备　穿戴整齐，修剪指甲，七步洗手法洗净双手，核对老年人信息，向老年人讲述本次评估的目的、所需时间 3. 老年人准备　老年人穿舒适的鞋子和轻便的衣服 4. 物品准备　评估记录单、一把无扶手的椅子、笔、秒表、步态带等工具
评估内容	见表 2-4-3
整理记录	1. 整理物品　相关物品整理归位，整理床铺，协助老年人上床休息 2. 洗手、记录、报告　洗净双手，在评估记录单上清晰记录老年人的平衡功能评估结果，发现异常情况向康复医师、康复治疗师等报告

续表

评估流程	具体内容
注意事项	1. 应由接受过培训的评估人员进行评估
	2. 测试者必须熟悉所使用的量表和评分标准,严格按照标准评定
	3. 评估过程中始终站在老年人的身边,准备好随时帮助老年人稳定身体,防止跌倒;如果老年人跌倒及时扶住并帮助他坐在椅子上
	4. 项目评定过程中尽量不使用步行辅助器
	5. 根据老年人的情况适当使用步态带

(冯 辉)

第五节 跌 倒 评 估

跌倒是指不慎倒在地面或更低平面的不良事件。可发生于任何年龄,但老年人更多见。可导致心理创伤、骨折及软组织损伤等严重后果,影响老年人的心身健康,增加家庭和社会负担。老年人跌倒是威胁老年人独立生活的主要因素。跌倒通常发生在多个系统受损时,是机体代偿能力下降的表现之一。由于各种原因,如摔倒时没有受伤或患者错误地认为跌倒是衰老过程中不可避免的一部分,导致跌倒往往没有得到社会或家庭的关注,临床医生也容易忽略患者的跌倒史。许多易导致跌倒的物理条件和环境状况是可以改变的,需要定期询问老年患者跌倒情况,评估跌倒风险,避免潜在的危险因素。

一、患病率

跌倒的发生率随着年龄的增长而增加。2018年美国行为风险因素监测系统数据显示,27.5% 的 65 岁以上成年人在过去一年中至少跌倒过一次,10.2% 的人报告过跌倒相关伤害(840万次跌倒相关伤害)。在 85 岁及以上的人群中,跌倒的比例增加到 34% 左右,女性摔倒和跌倒受伤的报告比男性更常见。近 95% 的髋部骨折是由跌倒引起的,在社区生活的髋部骨折的老年人中,25%~75% 的人不能恢复损伤前的功能状态。在我国老年人跌倒发生率约为 19.3%。

二、危险因素

(一)不可控的危险因素

1. 年龄 年龄被认为是跌倒的独立危险因素之一,随增龄跌倒的患病率成倍上升,这与增龄相关的生理功能下降相关。

2. 性别 绝经后妇女雌激素迅速丢失,对肌肉力量、神经肌肉功能和姿势稳定性产生了负面影响,导致老年女性跌倒的发病率升高。

3. 跌倒史 跌倒过或是有步态或平衡问题的患者,之后再次跌倒以及丧失自理能力的风险更高。

(二)可控的危险因素

1. 脑卒中 脑卒中的患者身体失衡、头昏、眩晕的表现远远高于健康人群,导致眼前发黑、站立不稳,甚至跌倒。

2. 骨骼系统疾病 如骨关节炎、关节畸形、脊柱畸形、风湿病、骨质疏松症等,都是诱发跌倒的重要因素。

3. 低血压 全身血压的即时调节是维持直立姿势的重要因素。老年人由于生理功能退化易导致体位性低血压、餐后低血压,引起大脑灌注不足,增加跌倒的风险。

4. 视力障碍 视力障碍包括视觉敏锐度、深度感知、明暗对比和暗适应力下降,与跌倒和髋部骨折显著相关。

5. 其他疾病 包括心脏疾病、帕金森病、糖尿病、慢性疼痛、贫血等。

6. 中枢神经系统用药 中枢神经系统活性药物,如抗精神病药、苯二氮䓬类药物和抗抑郁药,是最常见的与跌倒相关的药物。

7. 认知障碍 认知障碍影响下肢的反应能力和协调能力,促进跌倒的发生。

8. 下肢无力 是导致老年人易跌倒的主要原因,与增龄导致的肌肉萎缩和功能变化显著相关。老年人倾向于激活近端肌肉,如股四头肌,而不是远端肌肉,如胫骨前肌,因此不利于保持姿势的稳定。

9. 平衡问题　维持平衡的前庭功能、视觉功能和本体觉功能下降,增加了跌倒的发生率和危险性。

10. 行为因素　老年人日常生活活动能力下降,身体锻炼与活动过少或过劳、行走过快、着装不当、鞋子不适等,都可诱发跌倒。

11. 环境因素　跌倒发生的环境因素包括危险无序的周围环境和老年人对环境较差的适应性。老年人跌倒的发生有近50%与外周环境密切相关。

三、识别与评估

(一)病史采集

对所有跌倒的老年患者均应询问跌倒史,还应重点询问:①跌倒时的活动情况;②前驱症状(头晕、头昏、不平衡);③跌倒发生的地点和时间;④跌倒时有无意识丧失;⑤既往有无与跌倒相关的慢性疾病,如体位性低血压、心脏病、帕金森病、慢性肌肉骨骼疼痛、认知障碍、痴呆、中风和糖尿病,还应评估视力障碍;⑥有无服用降压药、苯二氮䓬类等与跌倒相关的药物。

(二)体格检查

1. 血压测量　分别在仰卧位及站立1分钟和3分钟后测量血压和心率。如果患者不能站立,可以坐位测量。

2. 视力检测　如在跌倒时佩戴眼镜,需检查戴眼镜时的矫正视力。

3. 四肢关节检查　检查关节活动度,有无四肢关节和足底部的畸形。

4. 神经系统查体　进行有针对性的神经系统查体,如步态、平衡、肌力、痛觉、触觉。

(三)辅助检查

实验室检验如血红蛋白浓度、血清尿素氮、肌酐、葡萄糖浓度、维生素 D 水平可以帮助明确因贫血、脱水、低血糖、维生素 D 缺乏等引起的跌倒。对于有心脏病史的患者,可行超声心动图和动态心电图。脊柱 X 线片或 MRI 可用于步态障碍、神经系统检查异常、下肢痉挛或反射亢进的患者。

(四)跌倒相关评估

包括跌倒风险评估、躯体功能评估、心理评估、环境评估。跌倒风险评估中的 Morse 跌倒风险评估量表(Morse Fall Scale, MFS)、托马斯跌倒风险评估工具(StThomas's Risk Assessment Tool in Falling Elderly Inpatients,STRATIFY)、Hendrich Ⅱ 跌倒风险评估量表(Hendrich Ⅱ fall risk model,HFRM)、约翰斯霍普金斯跌倒风险评估量表(Johns Hopkins Fall Rish Assessment Tool, JHFRAT)为目前应用较为广泛的住院患者评估量表。4 种量表耗时均在 5 分钟以内,它们有相似条目,亦有不同的评估侧重点。我国在针对老年住院患者跌倒风险评估量表的选择上仍未达成一致。MFS 研制时间最早,目前在我国使用最多。MFS 和 JHFRAT 将患者的跌倒风险进行高 / 中 / 低分层。JHFRAT 的特点在于评估分为两部分,符合第一部分的情况时直接评风险等级,有效节约了评估时间,见表 2-5-1。

四、跌倒评估流程图与跌倒风险评估操作规范

(一)跌倒评估流程图

跌倒评估流程图见图 2-5-1。

(二)跌倒风险评估操作规范

Morse 跌倒风险评估量表研制时间最早,目前在我国老年住院患者中使用最多,见表 2-5-2。

五、跌倒的预防

(一)筛查

每年对老年人进行一次跌倒风险评估,对高风险患者要每 1~3 个月随访一次。

表 2-5-1 跌倒相关评估

跌倒相关评估		适用场景/人群	优点	缺点
跌倒风险评估	Morse 跌倒风险评估量表 (MFS)	用于评估住院老年患者跌倒风险	具有良好的重测信度	内部一致性低,条目相关性及内容效度不均衡
	老年人跌倒风险评估量表 (FRQ)	用于社区老年人跌倒风险的自评	具有较好的信度、效度和灵敏度,且操作简便	/
	托马斯跌倒风险评估工具 (STRATIFY)	评估老年住院者跌倒风险	具有良好的评定者间信度和重测信度	内部一致性低
	Hendrich Ⅱ 跌倒风险评估量表 (HFRM)	评估老年住院者跌倒风险	具有良好的评定者间信度和重测信度。与 MFS 相比,判断更清晰,更适用于老年住院患者	/
	约翰斯霍普金斯跌倒风险评估量表 (JHFRAT)	用于识别老年住院患者跌倒风险	具有良好的信效度,评估较细化,可兼顾跌倒的外在因素	/

续表

跌倒相关评估		适用场景/人群	优点	缺点
躯体功能评估	计时起立-行走测试（TUGT）	用于门诊初筛步态和平衡功能，侧重于评估移动能力	适用广泛，方便易操作	用其评估跌倒的可靠性仍需研究证
	Berg平衡量表（BBS）	可以在康复机构或门诊进行，主要衡量平衡功能	可预测老年患者多次跌倒的风险	比较费时，具有天花板效应，细节描述不够明确
	Tinetti步态和平衡量表（POMA）	评估平衡与步态	信效度较高	评估相对费时
	简易躯体能力测试量表（SPPB）	用来评估下肢功能	评估较全面，简单易行	评估相对费时，细节描述不够明确，部分老年人无法完成5次起坐试验
	姿势相关的行动能力评估工具		/	在预测跌倒方面，没有确定可靠的临界值
	功能性伸展试验	测试神经肌肉支撑情况	对老年男性跌倒具有预测性	/

续表

跌倒相关评估		适用场景/人群	优点	缺点
心理评估 跌倒恐惧 FOF	问题 "您害怕/担心跌倒吗"	用于有跌倒风险的社区或住院患者心理测评	在老年人群中表现出良好的心理测量特性	/
	量表 国际版跌倒效能量表（FES-I）	用于评估社区老年人的跌倒恐惧及其严重程度，对于跌倒恐惧敏感性较高的人群	在老年人群中表现出良好的心理测量特性	/
	量表 图像版跌倒效能量表（Icon-FES）	适用于包括文化水平较低和认知功能障碍人群在内的广泛人群。简短版Icon-FES，适用于大样本量快速筛查	在老年人群中表现出良好的心理测量特性	/
	特异性活动平衡信心量表（ABC）	用于测量老年人对于日常基本活动以及要求较高的活动的平衡信心	在老年人群中表现出良好的心理测量特性	/
环境评估	居家危险因素评价工具（HFHA）	/	/	/

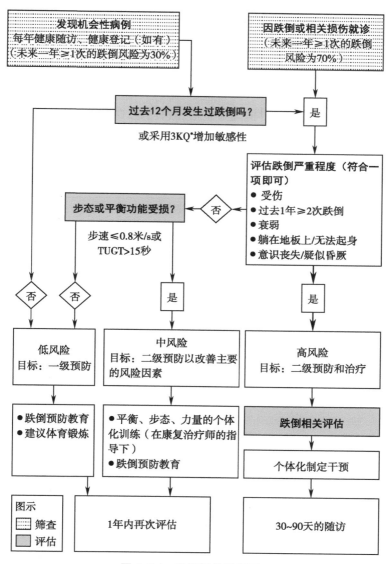

图 2-5-1　跌倒评估流程图

注:*3 个关键问题(3 key questions,3KQ):过去 1 年中是否跌倒?站立或行走时是否感觉不稳?是否担心跌倒?TUGT:计时起立 - 行走测试。

表 2-5-2 MFS 操作规范

实施步骤		具体内容	
前期准备		1. 环境准备 评估环境宽敞明亮,地面干净整洁、无障碍物 2. 物品准备 Morse 跌倒风险评估量表、笔 3. 老人准备 意识清楚,穿着舒适,配合评估 4. 引导语 您好,我将问您几个简单的问题,回答没有正误之分,您只要说出您真实的情况即可。另外,再看看您行走的情况	
评估内容	项目	评价标准	得分
	跌倒史	近 3 个月内无跌倒史?	0
		近 3 个月内有跌倒史?	25
	超过一个医学诊断	没有	0
		有	15
	行走辅助	不需要 / 完全卧床 / 有专人扶持	0
		拐杖 / 手杖 / 助行器	15
		依扶家居行走	30
	静脉输液 / 置管 / 使用特殊药品	没有	0
		有	20
	步态	正常 / 卧床休息 / 轮椅代步	0
		虚弱乏力	10
		平衡失调 / 不平衡	20
	认知状态	了解自己能力,量力而行	0
		高估自己能力 / 忘记自己受限制 / 意识障碍 / 躁动不安 / 沟通障碍 / 睡眠障碍	15
注意事项		评估过程中注意保护患者;实时询问评估过程中是否有胸闷、头晕、黑矇等症状;有条件的监测心率、血压变化情况	

注:<25 分,跌倒低危人群;25~45 分,跌倒中危人群;>45 分,跌倒高危人群。

（二）社区老年人跌倒的预防

经常参加体育锻炼（打太极拳、行走），维持肌肉力量和平衡；居家环境改造，保证安全；定期到医疗机构检查（跌倒相关评估）。

（三）针对性干预措施

对跌倒高风险的老年人，需要根据其跌倒相关的危险因素采取有针对性的干预措施，常用的干预措施为：①减少危险用药，尽可能替换苯二氮䓬类安眠药，如不能替换，要对患者进行教育和警示，建议床旁排尿；②认知功能障碍的患者应服用改善认知功能的药物，加强照料者的教育；③制订个体化的锻炼方案；④治疗视力问题、直立性低血压，补充钙和维生素 D；⑤改善易跌倒的周围环境，处理足和鞋的问题；⑥配置相应的辅助器械，如助步器、眼镜等。

（王晓明 李 榕）

第三章

感官功能评估

第一节　视觉功能评估

视觉是指眼睛对光刺激的感应功能,是人类最重要的感觉功能。全身或眼部各种疾病可以导致患者视觉功能受损,发生视力障碍,表现为双眼视力低下或视野缩小,影响其日常生活和社会参与。

视力障碍多见于老年人群,不仅导致老年人生存质量下降,妨碍老年人的日常生活和社会参与,引发依赖、活动受限、进入社会收容机构等问题,还增加跌倒等意外的发生率,是严重影响社会的公共卫生问题。

简单易行的老年视觉功能筛查方法有助于各专业的医护人员早期发现老人的视觉问题,积极给与帮助和诊治,尽量避免视觉功能受到影响;同时也可以为视力障碍老人配备视障辅助器具及指导康复训练,设法使低视力患者能够充分利用残余视力,帮助其提高生存质量及增强独立生活的能力,对于提高老年人的社会功能及生活质量具有积极意义。

一、患病率

2023 年 WHO 报道,全球范围内,至少有 22 亿人近视力或远视力受损。有 10 亿人由于白内障(9 400 万)、屈光不正(8 840 万)、年龄相关黄斑变性(800 万)、青光眼(770 万)、糖尿病视网膜病变(390 万)导致远视力受损。导致近视力受损的主要疾病是老花眼（8.26亿）。屈光不正和白内障是造成视力损害和失明的主要原因。只有17%因白内障导致视力受损的人口接受了干预。视力损害给全球带来了每年4110亿美元的财政负担,大多数视力受损和盲人年龄在50岁以上。且人口增长和老龄化预计使更多人面临视力损害的风险。因此普及视觉功能评估工作意义巨大。

二、危险因素

（一）不可控危险因素

年龄是导致老年人视力障碍的不可控危险因素。

增龄可导致年龄相关性黄斑变性,该疾病随着年龄增加而发病率上升并可导致中心视力下降、视物变形,多发生于50岁以上老年人,双眼先后发病或同时发病,视力损害逐渐加重。临床分为萎缩型和渗出型黄斑变性,早期可无任何症状,随着病情进展出现视物模糊、视物变形等症状,易被误认为眼睛老化而延误就诊时间。

增龄亦可导致眼球内晶状体发生混浊引起视力下降,也就是白内障,绝大多数60岁以上老年人都有不同程度的晶状体混浊。临床表现为逐渐视物模糊、单眼复视或多视、眩光或色觉改变等,通过常规的视力和裂隙灯显微镜检查可判断白内障的严重程度。

（二）可控性危险因素

1. 糖尿病　糖尿病患者因高血糖致全身各组织器官的微血管发生病变,造成各器官病变和功能障碍,可出现视网膜病变。视网膜病变是糖尿病眼病不可逆盲的最严重的并发症。长时期的高血糖是发生视网膜病变的决定因素。病程15年以上者63%可发生糖尿病视网膜病变。早期可无自觉症状,病变累及黄斑后有不同程度的视力减退。按病变严重程度分为非增生期和增生期。

2. 青光眼　是病理性眼压升高导致进行性视神经损害、视力不可逆损伤的疾病统称。临床上通常分为原发性青光眼、继发性青光眼和发育性(儿童)青光眼,按照前房角解剖结构的差异,原发性青光眼分为闭角型青光眼和开角型青光眼。青光眼类型不同,发病机制亦不同。临床表现为视野逐渐缩小、视力逐渐下降,但也可能突发视物不见伴眼部剧烈胀痛、头痛、恶心呕吐。

3. 高血压和动脉粥样硬化 长期高血压可引起动脉管腔狭窄,进而引起高血压小动脉硬化,多为缓慢进行,但少数呈急性型进展。严重的动脉硬化视网膜可出现出血、渗出等病变,如涉及黄斑区,可引起视物模糊,需及时诊治。动脉粥样硬化在眼部主要累及眼动脉及睫状血管,视网膜中央动脉主干和近视乳头的大血管,因而患者容易发生视网膜动脉或静脉阻塞,而引起视物障碍。

4. 其他原因 包括眼外伤、感染性角膜炎、高度近视等。

三、视觉功能筛查和初步检查

老年患者视觉功能筛查包括非眼科的初步筛查和眼科专科的初步检查。非眼科的初级筛查包括观察、询问、视力筛查,对于老年人眼部疾病的早发现和早治疗非常重要。

(一)非眼科的初级筛查

适用于老年医学科医生、全科医师、社区卫生服务中心的医护人员。

1. 观察并询问 观察老人的行为举止,并主动询问相关问题。老年人有时并不会自己感觉到视力有问题,或长期适应了低视力的状态,认为还看得见就不需要眼科就医,因此需要非眼科医护人员的细心观察和主动询问。比如观察老人是否总是皱着眉头眯着眼睛、是否经常流泪或揉眼、看物品是否凑得很近等。主动询问有无视物模糊,但老年人可能不会表达或表达不清,因此可以问生活中的某些细节,比如看电视是否看的清、戴老花眼镜看手机看报纸有没有问题、看直线有没有变弯、晚上走路有没有问题、下楼梯台阶是否看得清、看月亮有没有变成好几个月亮或有一圈圈的光晕等等。询问家族里有没有青光眼患者。询问相关问题的时候还需要提醒老人要双眼分别进行,因为如果一只眼视力很好,会掩盖另外一只有问题的眼睛。如发现上述问题,建议转诊至眼科进一步诊治。

2. 视力筛查　建议非眼科的医务人员可配备国际标准远视力表,常规检查老年人视力。测量视力应双眼分别进行,一般惯例是先右后左,测量时可用小板遮盖对侧眼,但应避免压迫眼球。远视力检查方法:标准照明,受检者距视力表 5m(也可选择 2.5m 的视力表),并安置在适当的高度,视标与受检眼等高。由上而下指点视力表上的字符,受检者应在 3 秒内指出字符的缺口方向,能完全正确认清的那一行的标志数字即为受检者的视力。如果 0.1 的字符仍不能辨别,则嘱受检者逐步向视力表走近,直到认清为止,以实际距离计算,如辨认清楚最大视标(相当于 0.1)时的距离为 3m 时,则测算出视力为:$0.1 \times 3/5 = 0.06$。如受检者已戴眼镜,应检查和记录戴眼镜矫正的视力。如走到距离视力表 1 米处仍不能分辨 0.1 的视标,则查指数。嘱受检者背光而立,检查者每次伸出不同数目的手指,记录为距多少厘米指数,如"指数 /15cm"。如距眼 5cm 处仍不能正确数指,则查手动,在受检者的眼前摆动检查者的手,记录能正确判断手动的距离,如"手动 /10cm"。如受检者仍不能正确判断手动,则查光感。在暗室内用检眼镜或手电照射受检眼,受检者判断眼前是否有光亮,如判断正确,则记录"光感 /距离",否则,记录"无光感"。检查时对侧眼遮盖不透光。

如发现裸眼视力或矫正视力低于 0.5,应及时告知患者及家属,需要转诊眼科进一步诊治。如视力还有 0.5 以上,甚至是正常视力,但有上面提到的异常行为举止或相关问题,也需要及时眼科就诊。对于糖尿病患者,建议到眼科定期检查,以利于早期发现眼部并发症,如果基层或社区医院已配备眼底照相仪,则每年行眼底检查,及时发现异常,及时到眼科诊治。

建议老年人每年行包括眼科的全身健康体检。需要提醒老年人,并不是所有的视物模糊都是白内障造成的,也可能是青光眼或黄斑变性等不可逆的眼部疾病,延误治疗后疾病的预后会很差;白内障也不是等到成熟或明显影响视力了才手术,部分白内障会引起青光眼,甚至可以导致失明;也不是所有的老花眼都得戴眼镜矫正,部分患者也可以选择屈光白内障手术,老花眼都可以一并解决。因此,早就医、早诊断、早治疗非常重要。

(二)眼科专科的初步检查

老年视觉功能的专科初步检查包括裸眼视力、矫正视力、验光、裂隙灯及眼底镜检查。每位老人到眼科就诊,无论主诉是否涉及视觉功能,建议均需该方面的初步检查,把早发现早治疗落到实处,杜绝漏诊。

1. 远视力检查　成人采用国际标准远视力表,也可用为低视力患者设计的低视力表。如视力低于 0.9,进行试镜矫正,并记录裸眼及矫正视力。

2. 近视力检查　应用标准近视力表,在充足照明下,放在该视力表定位的距离处检查,如近视力很差,可改变距离,直至获得最佳测量结果时,记录视力并标明实测距离。

3. 验光　即屈光状态的检查,老人如视力低于 5.0(1.0),均需验光。因为视力低不一定全部是由于某些眼病所致,也可能与屈光不正有关。不同的屈光状态,治疗方案的选择、手术时机的选择也不一样。

4. 裂隙灯和眼底镜检查　结合老人的症状以及裸眼视力、矫正视力、屈光状态,可以初步判断疾病的类型,包括有无白内障及白内障的程度、有无青光眼可能、视网膜后极部包括黄斑区有无明显异常等。

四、视力下降的评估

老年视力下降是由眼科专科进行评估的,包括视野、色觉、眩光检查、立体视觉、视觉对比敏感度、视觉电生理检查等。不同的眼部疾病,根据不同的病情特点和严重程度,结合患者实际情况和用途,给予不同的视觉功能评估。

1. 视野　视野是指周边视力,即当眼向前固视某一点时所能看到的空间范围。视野检查是视功能检查的主要手段之一。

视野检查不仅对眼底病与视路病的诊断有重要意义,而且可以区分患者属于盲还是低视力,同时对低视力患者视功能的评估及康复训练也很有必要。最常用的为计算机自动视野计。低视力和盲的判断标准:较好眼的最好矫正视力 <0.05 时为盲人,较好眼的最好矫正视力 <0.3、但≥0.05 时为低视力者;不论中心视力是否损伤,如果以中央注视点为中心,视野半径≤10°、但 >5° 时为 3 级盲,视野半径≤5° 时为 4 级盲。

2. 色觉 是指区分不同波长光线成分的视觉功能。色觉异常包括先天性和后天性。先天性色觉异常与遗传有关,患者与生具患,并遗传后代。后天性色觉异常与某些眼病、颅脑病变、全身疾病及中毒有关。色觉障碍按其程度可分为色盲和色弱。色盲中最常见为红绿色盲。最常用的检查方法为色盲本。

3. 眩光 眩光是由于视野中存在过亮的物体、或者存在极高的亮度对比,引起不适的感觉,降低了观察目标和细节能力的一种视觉现象。眩光检查可用于检查白内障、屈光手术,也可用于评价低视力患者的视功能、人工晶体的光学质量和眼前后端疾病。

4. 立体视觉 是视觉器官在三维视觉空间,对周围物体的远近、深浅、凹凸和高低的分辨能力。是建立在同时视和融合视基础上的高级视觉功能,立体视觉的生理基础视双眼视觉。对于低视力老人的立体视检查是为了全面评估老人的视功能,对老人生活能力的训练提供有效的指导。检查立体视觉可应用同视机、立体视觉检查图或计算机立体视觉检测系统。

5. 视觉对比敏感度 视觉对比敏感度是指在明亮对比变化下,人的视觉系统对不同空间频率的正眩光栅视标的识别能力。它是一种形觉功能的定量检查,是区别颜色间细微差别及其边界的能力。某些眼病在中心视力仍正常时,其对比敏感度已出现异常,有助于疾病的诊断和鉴别诊断。

6. 视觉电生理检查 是通过视觉系统生物电活动检测视觉功能。包括眼电图(electrooculogram,EOG)、视网膜电图(electroretinogram,EOG),以及视觉诱发电位(visual evoked

potential,VEP)。视觉电生理检查是一种无创性客观性视功能检查方法,更适合用于检测不合作的智力低下患者及诈盲者。

五、视觉功能下降的管理

1. 非药物干预　戒烟戒酒,减少紫外线的照射,积极治疗全身疾患,避免眼部外伤等,一定程度上可预防或减缓眼部疾病的发生,包括白内障以及黄斑区病变等。

2. 药物治疗　药物对白内障的治疗效果并不确切。渗出型黄斑变性通过玻璃体内注射抗血管内皮生长因子或光动力学疗法等治疗,具有一定疗效。糖尿病视网膜病变,首先是严格控制血糖、血压和血脂,可用改善微循环、神经营养药物做为辅助治疗,比如羟苯磺酸钙胶囊、胰激肽释放酶、甲钴胺等药物。青光眼的治疗原则主要是降低患者的眼内压,药物治疗包括 β 肾上腺素受体阻滞剂(如噻吗洛尔滴眼液)、碳酸酐酶抑制剂(如布林佐胺滴眼液)、α 肾上腺素受体激动剂(溴莫尼定滴眼液)、前列腺素衍生物(贝美前列素)等。

3. 手术治疗　针对白内障,手术是治疗的唯一手段,绝大部分患者的视力可以通过手术得到完全恢复,白内障超声乳化摘除联合人工晶体植入术是目前世界上最成熟的开展最广泛的手术方式,是白内障首选的治疗方案,并且随着人工晶体技术的飞速发展,白内障手术可以将近视、远视、散光、老花等问题同步解决,极大地提高患者的视觉质量和生活质量。白内障不及时治疗,可能会增加手术难度,影响术后效果,还可能会诱发青光眼等其他眼病,造成无法挽回的视力损伤。青光眼患者,如药物无法控制眼压,则需要考虑抗青光眼手术,包括虹膜根切术、小梁切除术、非穿透性小梁手术、减压阀等。增殖期糖尿病视网膜病变,如出现玻璃体积血长时间不吸收或牵拉性视网膜脱离,应行玻璃体切除术。

（王冰鸿）

第二节　听觉功能评估

听觉即我们能够感知周围的声音,可以与环境相融、与他人交流、表达思想、接受教育。听力损失(hearing loss,HL)是最常见的公共健康问题之一,也是老年人身体功能衰退的常见表现,不仅会导致听觉言语交流障碍,还能引发虚弱感、孤独感、猜疑感、焦虑、抑郁等精神心理问题和社会隔离现象。老年听力损失,是指 60 岁以上老年人因年龄增长、耳科疾病、遗传因素、噪声损伤、耳毒性药物以及代谢性疾病和不良生活习惯等因素导致的听觉功能下降的总称。近期 WHO 颁布的针对社区衰弱老年人整合照护指南(integrated care for older people,ICOPE)中,筛查亦包括听力。老年科医生应掌握听力损失的早期识别、筛查、管理和适时转诊。

一、患病率

2018 年世界卫生组织数据显示,约 1/3 的 65 岁以上老年人存在中度及以上的听力损失。2005—2006 年对我国吉林、江苏、四川和贵州四省 3 766 例 60 岁及以上老年人听力损失调查结果显示,60 岁及以上人群听力损失率为 59.93%;2014—2015 年对吉林、广东、陕西和甘肃四省 6 984 例 60 岁及以上老年人听力损失调查显示,60 岁及以上人群听力损失率为 58.85%。

二、危险因素

(一)不可控危险因素

年龄是老年人听力损失的重要因素之一。老年人增龄导致听觉器官出现系统性退化。

(二)可控危险因素

1. 耳道堵塞　老年人易耵聍堵塞,引起听力下降。

2. 神经传导性疾病　梅尼埃病、突发性聋等侵犯内耳和听觉神经传导通路的疾病可表现为听力下降及耳鸣等症状。

3. 感染　慢性中耳炎等也是老年人听力损失的重要原因。

4. 肿瘤　耳部、鼻咽部等部位的肿瘤可造成听力下降，其他肿瘤引起的恶液质也会导致听力在内的机能下降。在肿瘤治疗过程中，头面部放疗、顺铂等化疗药物可引起听力损失。

5. 药物　氨基糖苷类抗生素、大剂量袢利尿剂、大剂量水杨酸盐等造成的耳毒性是不可逆的。

6. 噪声　长期接触噪声与听力损失密切相关。

7. 其他　罹患糖尿病或心血管疾病、吸烟、社会环境因素等也是听力损失的高危因素。

三、听力损失的分型和分级

（一）分型

1. 感音神经性聋　病变发生在内耳耳蜗螺旋器的为感音性聋；发生在螺旋神经节至脑干耳蜗核的为神经性聋，常见原因：老年性耳聋、突发性耳聋、病毒感染、梅尼埃病、噪声性聋、耳毒性药物性聋、听神经瘤。

2. 传导性聋　病变发生在外耳、中耳传音装置的为传导性聋，常见原因有耵聍栓塞、胆脂瘤、外伤、中耳炎、耳硬化症、类风湿性关节炎（后期可合并感音神经性耳聋）。

3. 混合性聋　感音神经性听力聋和传导性聋同时存在。

（二）分级

目前临床上诊断老年性听力损失的主要方法是进行纯音听力测试，根据受试者对各频率（0.125~8.000kHz）纯音信号的反应，判断听力损失程度，依据世界卫生组织（2021 年）听力损失程度分级标准，将听力损失进行程度分级。见表 3-2-1。

表 3-2-1　世界卫生组织（2021 年）听力损失程度分级标准

分级	好耳的听力阈值	多数成年人在安静环境下的听力体验	多数成年人在噪声环境下的听力体验
正常听力	<20dB	听声音没有问题	听声音没有或几乎没有问题

续表

分级	好耳的听力阈值	多数成年人在安静环境下的听力体验	多数成年人在噪声环境下的听力体验
轻度听力损失	20~<35dB	谈话没有问题	可能听不清谈话声
中度听力损失	35~<50dB	可能听不清谈话声	在谈话中困难
中重度听力损失	50~<65dB	在谈话中困难,提高音量后可以正常交流	大部分谈话都很困难
重度度听力损失	65~<80dB	谈话大部分内容都听不到,即便提高音量也不能改善	参与谈话非常困难
极重度听力损失	80~<95dB	听到声音极度困难	听不到谈话声
完全听力损失/全聋	≥95dB	听不到言语声和大部分环境声	听不到言语声和大部分环境声
单侧聋	好耳<20dB 差耳≥35dB	除非声音靠近较差的耳朵,否则不会有问题。可能存在声源定位困难	可能在言语声、对话中和声源定位存在困难

四、听力筛查和初步检查

听觉功能的筛查包括非耳鼻咽喉科医务人员开展的听力筛查和耳鼻咽喉科专科医师开展的初步检查,每年进行听力筛查和初步检查,对于衰弱和认知功能障碍老年人尤其重要。

1. 生活中观察　与患者谈话时注意有无听力问题。询问患者"您存在听力下降吗？您使用助听器吗?",询问照护者"您感觉患者有听力问题吗?"由于老年听力损失以高频听力下降为主,因此言语识别能力的评估更为重要。

2. 简易设备筛查法

（1）耳语检查:在长 6 米的静室内进行。以耳语强度说出常用词汇,记录受试耳可以听清的距离并与正常耳比较(受试耳听距/正常耳听距)。语音测试正常者耳语可在6米距离处听到。异常结果:语音测试其耳语听到情况缩短至4米,表示轻度耳聋,1~<4米为中度耳聋,<1米者则为严重的以至完全性耳聋。

(2)音叉试验:用于初步判定耳聋,鉴别传导性或感音神经性,但不能判断听力损失的程度。一般选用C256或C512的音叉,音叉放于距耳道口约1cm处,听得者为"气导";置于颅骨上听得者为"骨导",见表3-2-2。

表3-2-2　音叉试验结果比较

试验方法	传导性聋	感音神经性聋
气、骨导差比较(Rinne)试验	(−),(+)	(+)
骨导偏向(Weber)试验	→病耳	→健耳
骨导对比(Schwabach)试验	(+)	(−)

1)气、骨导差比较(Rinne)试验:比较音叉气导听到时间与骨导(音叉可置于耳后乳突处)听到时间的长短。气导时间长于骨导者记为阳性(+),反之记为阴性(−),二者相等者记为阴阳性(±)。若虽气导时间长于骨导,但二者均短于正常听力耳,则记为短阳性。阴性或阴阳性者提示听力损失为传导性或混合性,而阳性者主要为正常;短阳性者主要见于感音神经性聋。

2)骨导偏向(Weber)试验:音叉置于颅骨正中(前额或门齿),令受试者指出响度偏向。如偏向健侧或听力损失较轻一侧,则患耳或听力损失较重侧为感音神经性聋;反之则为传导性聋;如在正中,则或双耳听力正常,或为双耳气、骨导听力相应减退的综合结果。

3)骨导对比(Schwabach)试验:比较受试耳与听力正常耳的骨导时间长短。长于正常耳者见于传导性聋,短于正常者多为感音神经性聋或混合性聋。

（3）手机 App 和数字测听：目前已经实现了基于手机 App、网络软件的听力筛查。各大手机应用商店有多种测听 App 可供下载，建议佩戴耳机测试，手机给出不同频率和响度的声音，被测试者根据提示按听到或听不到的按键，测试完毕后软件可以得出患者大致的气导听力阈值报告。但需要注意的是，上述筛查结果可能与真实听力之间存在差异。

（4）问卷筛查法：根据美国言语听力协会（American Speech-Language-Hearing Association, ASHA）听力筛查指南，使用 HHIE-S 量表筛查听力：该量表共 10 个问题，其中包括 5 项情绪问题及 5 项情景问题，0~8 分为无明显听力障碍，10~22 分为轻至中度听力障碍，24~40 分为重度听力障碍，见表 3-2-3。

表 3-2-3　汉化版 HHIE-S 量表

本量表的目的是了解您是否存在听力问题，以便安排您做进一步的准确判断，请务必根据提问，仔细回答每一个问题，勾出选择答案，如果您佩戴助听器，请回答在您不用助听器时的情况，请在 5 分钟之内完成整个量表内容

遇到不熟悉的人时，您会因担心听不清楚而感到窘迫（紧张）吗？

A. 会　　　B. 有时有点　　　C. 不会

听力问题使您和家人聊天时会感到有困难（受影响）吗？

A. 会　　　B. 有时有点　　　C. 不会

别人跟您小声说话的时候，您觉得听起来很费劲吗？

A. 有　　　B. 有时候有　　　C. 没有

听力不好会不会让您感觉自己有缺陷（像残疾人一样）？

A. 会　　　B. 有时有点　　　C. 不会

走亲访友时，您是否因听力不好而感到交往困难？

A. 是　　　B. 有时有点　　　C. 不是

听力问题会让您经常不愿意参加公众聚会活动吗？

A. 会　　　B. 有时有点　　　C. 不会

会因听力不好让您和您家人争吵吗？

A. 会　　　B. 有时有点　　　C. 不会

续表

听力问题让您在看电视或者听收音机广播时感到会有困难吗?		
A. 会	B. 有时有点	C. 不会
听力问题会对您的私人及社交活动有影响吗?		
A. 会	B. 有时有点	C. 不会
听力问题会让您在酒店就餐与亲友交谈时感到困难吗?		
A. 会	B. 有时有点	C. 不会

注:选 A 得 4 分,选 B 得 2 分,选 C 得 0 分;最低分 0 分,最高分 40 分。

五、听力损失的综合管理

1. 非药物干预 建议选配助听器,并由老年医学科医生每年进行听力筛查和评估和认知能力评估。

2. 药物治疗 在治疗高血压等原发病的基础上,伴有耳鸣的患者可使用银杏叶提取物等药物减轻症状,提高生活质量。

3. 手术治疗 人工耳蜗植入术是目前解决重度或极重度感音神经性听力损失最为直接有效的康复手段,对改善老年人言语识别率和交流能力有良好效果。

4. 转诊 下列情况建议转诊:① 3 日内突然发生听力急剧下降,突发性耳聋在老年人中相对高发,需要及时治疗;②单耳听力损失伴同侧感觉改变或面部下垂,需要考虑面听神经疾患、卒中可能;③听力下降伴有耳痛或分泌物,经过短期抗感染治疗无效;④出现听力下降、耳部闷胀感和中耳渗出,与上呼吸道感染无关时,需要转诊排除鼻咽部恶性肿瘤等疾病;⑤伴有耳鸣持续或间断发作,影响患者生活者;⑥伴有不能缓解的或复发性眩晕者;⑦对于已经使用助听器后经评估仍有交流障碍者,建议转专科进一步评估,是否选用其他助听设备、人工耳蜗及药物等干预方案。专科处理后的老年听力障碍患者,每年仍需要评估听力情况。

(盛迎涛)

第三节　口腔功能评估

口腔健康是人体健康的重要组成部分,影响老年人的全身健康。龋病、牙周疾病、牙齿缺失等不仅会影响老年人咀嚼、言语、美观等功能,还会引起社会交往困难和心理障碍。口腔疾病除会引起发热疼痛等症状外,还会导致或加剧老年人其他系统疾病,如冠心病、糖尿病等。因此,评估老年人的口腔功能,对其进行有效、持续的口腔健康管理,对于维持适当的口腔功能、预防疼痛和不适、控制局部或全身炎症、维持社会交往和保持生活质量有着重要的意义。

一、患病率

世界卫生组织 2022 年发布的《全球口腔健康状况报告》显示,口腔疾病的全球平均患病率高达 45%,其中最常见的疾病包括龋齿、牙周病、牙齿脱落和口腔癌。我国第四次全国口腔健康流行病学调查结果显示,65~74 岁老年人中,存留牙数为 22.5 颗,全口无牙的比例为 4.5%,缺牙已修复治疗比例为 63.2%。此外,中老年人牙周健康率不到 13%,65~74 岁人群根面龋的患病率仍处于较高水平(39.4%),为中国老年口腔疾病防控提出了挑战。

二、危险因素

(一)不可控的危险因素

1. 遗传　基因多态性可能影响口腔疾病的临床表型,主要影响口腔癌症等易感性及临床预后表现。

2. 年龄　口腔各组成部分,包括牙体硬组织、牙髓、牙周组织、口腔黏膜、唾液腺等均可出现增龄性变化,使老年人对口腔疾病易感。

(二)可控的危险因素

1. 不良生活方式　高糖饮食、吸烟、酗酒及不良个人卫生等均为老年人口腔疾病的高危行为因素。

2. 多病共存　患有糖尿病、心脏病等的老年人更容易罹患牙周疾病,免疫系统病变可导致口腔白念珠菌感染,胃肠疾病导致的口腔 pH 值改变会增加不常见口腔疾病发生风险。

3. 营养不良　口腔疾病可导致营养摄取障碍,而营养不良会导致口腔溃疡等多种疾病,二者互相影响。

4. 多重用药　老年人常因多种慢病而服用多种药物,如利尿剂、抗精神病药、抗组胺药等使得唾液减少而增加龋齿的风险;治疗骨质疏松的双膦酸盐类药物可增加牙槽外科治疗后的颌骨坏死风险等。

三、口腔功能的筛查

(一)病史

通过询问老人一般医学情况,明确是否存在引起口腔疾病的危险因素。通过询问牙体缺损、刷牙时的症状、口腔内感觉异常以及伴随的疼痛等相关症状,判断口腔功能障碍的可能病因。①牙体缺损:龋病、楔状缺损等硬组织疾病等;②口腔疼痛:牙髓炎、根尖周炎、三叉神经痛、牙周脓肿;③刷牙时出血或疼痛:牙龈炎、牙周炎、急性坏死性溃疡性牙龈炎、出血性体质等;④口腔干燥:干燥综合征、药物使用等;⑤耳、面部、头或颈部疼痛:冠周炎、干槽症、感染、不适合的口腔修复体、咬合不良的人工义齿等;⑥口腔黏膜改变:真菌、细菌感染等。

(二)筛查

非口腔科医生可通过观察法,检查老人口腔基本情况,包括存留牙的形态、颜色、松动度;义齿的结构、功能;口腔咬合情况;牙龈及黏膜的情况等。初步筛查老人是否有口腔方面的疾病及问题。

四、口腔功能的评估

结合我国的研究及实践情况,对于基本情况良好、可沟通的老年人,常用的口腔功能评估工具有老年口腔健康评价指数

（Geriatric Oral Health Assessment Index，GOHAI）量表、口腔健康
影响程度量表（Oral Health Impact Profile，OHIP-14）等；对于需
要进一步排查口腔疾病，或者基本情况较差、无法沟通的老年
人，如中重度痴呆患者，可采用简明口腔健康检查表（Brief Oral
Health Status Examination，BOHSE）或其简化版口腔健康评估表
（Oral Health Assessment Tool，OHAT）进行。

　　1. GOHAI 量表　　由 Atchison 等人于 1990 年研制，包括生
理功能、心理社会功能和疼痛三个方面的 12 条问题，见表 3-3-1。

表 3-3-1　老年口腔健康评价指数（GOHAI）

序号	条目
1.	您经常因为牙齿或假牙的原因而限制您所吃食物的种类和数量吗？
	□很经常　　□经常　　□有时　　□很少　　□无
2.	您在咬或咀嚼食物时有困难吗
	□很经常　　□经常　　□有时　　□很少　　□无
3.	您吞咽食物时经常会感到不舒服或困难吗？
	□很经常　　□经常　　□有时　　□很少　　□无
4.	您的牙齿或假牙妨碍您说话吗？
	□很经常　　□经常　　□有时　　□很少　　□无
5.	您吃东西时经常会感到口腔内不舒服吗？
	□很经常　　□经常　　□有时　　□很少　　□无
6.	您经常因为牙齿或假牙的原因而限制自己与他人交往吗？
	□很经常　　□经常　　□有时　　□很少　　□无
7.	您经常对您牙齿，牙龈或假牙的外观感到不满意或不愉快吗？
	□很经常　　□经常　　□有时　　□很少　　□无
8.	您经常用药物缓解口腔的疼痛或不适吗？
	□很经常　　□经常　　□有时　　□很少　　□无

续表

序号	条目
9.	您经常<u>担心或关注</u>您的牙齿,牙龈或假牙的问题吗?
	□很经常　　□经常　　　□有时　　　□很少　　　□无
10.	您经常因为牙齿,牙龈或假牙的问题而在别人面前感到<u>紧张或</u> <u>不自在</u>吗?
	□很经常　　□经常　　　□有时　　　□很少　　　□无
11.	您经常因为牙齿或假牙的问题而<u>在别人面前吃东西时感到不舒</u> <u>服</u>吗?
	□很经常　　□经常　　　□有时　　　□很少　　　□无
12.	您的牙齿或牙龈对冷、热或甜刺激<u>过敏</u>吗?
	□很经常　　□经常　　　□有时　　　□很少　　　□无

2. OHIP-14 量表　是 1997 年由 Slade 等人修订,包括功能限制、生理疼痛、生理能力受限、心理不适、社交能力丧失、心理能力受限和身心缺陷 7 个维度,共 14 个条目,采用 Likert 5 级评分,累加分数越高,口腔健康状况越差。

3. BOHSE 量表　是 1995 年由 Kayser-Jones 等人研制,由调查者评估,涵盖口腔健康 10 个方面:淋巴结、嘴唇、舌头、黏膜、牙龈、唾液、天然牙、人工牙、咀嚼齿的对数及口腔清洁,采用 3 级评分,分数越高表明口腔问题越多。

4. OHAT 量表　为 BOHSE 的简化版本,由 Chalmers 等于 2005 年进行修订,删减了原量表中的淋巴结及咀嚼齿对数,将黏膜与牙周合并,增加了对疼痛情况的评估,其计分方式与 BOHSE 量表相同。

五、口腔功能评估标准操作流程

口腔功能评估标准操作流程,见表 3-3-2。

表 3-3-2　口腔功能评估标准操作流程

实施步骤	具体内容
工作准备	1. 环境准备　评估环境干净整洁,宽敞明亮,温度舒适 2. 评估员准备　着装整齐,洗手,核对评估对象基本信息,向评估对象说明评估目的及所需时间 3. 被评估者准备　意识清楚,认知能力正常,可配合评估 4. 物品准备　GOHAI 量表,笔 5. 引导语　您好,我将问您 12 个问题,每个问题有 5 个选项,请您根据自己的真实感受选择答案
评估内容	见表 3-3-1
整理记录	1. 确认记录完整,计算得分。总分从 12 分到 60 分,分数越高表明口腔健康越好 2. 根据具体情况,向被评估对象说明得分情况,适当宣教 3. 整理用物,记录归档

注:"很经常"计 1 分,"经常"计 2 分,"有时"计 3 分,"很少"计 4 分,"无"计 5 分。

六、口腔功能的综合管理

1. 非药物干预　对口腔功能减退的老年人首先查找其潜在的、未干预的口腔健康危险因素。早期干预其中的可逆因素,根据老年人的身体情况、认知水平、生活水平等,制定多元化干预方案。①健康教育:积极开展口腔预防健康知识宣传,教育正确刷牙、口腔清洁、可摘义齿清洁等实用自我口腔保健方法。充分利用互联网提升口腔健康知识素养。②纠正风险行为:高糖饮食、吸烟、饮酒、不良个人卫生习惯均为口腔健康的风险行为,因此要全面评估,制订老年人可接受、可执行的行为纠正方案。③提供心理支持:口腔功能减退不仅影响言语功能,还影响面部美观及协调,使老年人出现社交障碍,焦虑或抑郁,影响生活质量,应鼓励积极解决口腔健康问题并给予心理支持。④指导多重用药:全面了解并准确评估老年人的用药情况,列出可能加重或诱发口腔疾病的药物。在药物使用期间定期检查口腔情况,为老年人制定个性化的用药方案。⑤定期口腔专科医师检查评估:定期检查评估口腔健康情况,包括牙齿、牙周、口腔黏膜等情况,并及时给予治疗和处理。

2. 专科治疗 对经初步筛查发现有口腔疾病的老人,及时转诊口腔专科医生,进行系统的检查诊断,并针对相关情况进行药物或手术治疗。

(姜 昕 郑雨燕 谭慧英)

第四节 吞咽功能评估

吞咽(swallowing)是指人经口摄入食物,由口腔经咽腔、食管运输到达胃的过程。在此过程中,因吞咽器官结构或功能受损,导致食物由口腔到胃的移动过程中发生困难,即为吞咽障碍(dysphagia)。生理性衰老、脑卒中、神经退行性疾病等均可能导致老年人吞咽障碍,影响整体功能、增加误吸风险、导致营养不良和脱水、造成生活质量下降。早期对老年人进行吞咽评估,可有效筛选出存在吞咽障碍的患者,进行康复干预和综合管理,降低安全风险,促进吞咽功能恢复。

一、患病率

吞咽障碍在老年群体中的发病率为 10%~33%。其中,部分老年人通过行为改变来适应吞咽功能下降,部分吞咽问题表现为隐形误吸,使得吞咽障碍难以确诊,继而导致难以准确判定吞咽障碍患病率。吞咽障碍在医院和养老机构中确诊率较高,在存在神经性疾病中的老年人中患病率高,37%~78% 的脑卒中患者存在吞咽障碍,80% 的阿尔茨海默病患者和 60% 的帕金森病患者发生吞咽障碍。

二、危险因素

(一)不可控的危险因素

吞咽障碍的患病率随年龄的增长而增加,因衰老的生理变化会导致吞咽功能衰退。在此过程中,食团口腔通过时间延长、舌压降低、吞咽反射启动延迟、喉部闭合延迟、吞咽后残留增加、误吸风险升高。此外,年龄增长还会导致牙齿受损、口腔和咽部感觉功能下降、唾液分泌减少。

（二）可控的危险因素

1. 神经性和神经退行性疾病　吞咽的中枢神经处理过程受延髓、大脑皮质及皮质下网络的控制。神经性和神经退行性疾病,如脑卒中、脑出血、帕金森病、阿尔茨海默病、多发性硬化、肌萎缩侧索硬化、痴呆等损害吞咽的中枢神经处理过程,导致神经源性吞咽障碍风险增加。

2. 器质性疾病　器质性疾病如颈椎前路手术后、头颈部肿瘤术后及放化疗后、颅底肿瘤术后、食管癌、肺癌及心血管手术等胸部疾病术后,对吞咽相关的器官、肌群及神经造成不同程度损伤,增加器质性吞咽障碍发生的风险。

3. 肌少症　与年轻人相比,老年人下颌舌骨肌体积减少,舌肌力量衰退,咽部肌群收缩能力下降,造成吞咽中食团处理能力下降、喉上提功能不足、咽部运送食团能力减弱,吞咽效率和安全性均受到影响。

三、筛查

（一）病史

通过回顾吞咽病史,检查者可识别吞咽障碍征象,鉴别吞咽障碍类型。问诊中特别提及:吞咽时表现,咀嚼时是否有困难,吞咽固体和液体时是否困难,吞咽症状发生的时间点、持续时间和频率,以及是否发生吞咽相关伴随症状。

（二）筛查

筛查的目的是识别出有吞咽困难风险的人,通过筛查被确定为潜在吞咽障碍的患者被转诊进行全面的床旁评估,必要时可进行仪器学检查。目前尚无针对老年人特别设计的吞咽筛查量表。但综合 2022 年欧洲吞咽障碍协会针对成人吞咽障碍发布的白皮书和 2017 年发布的中国吞咽障碍评估与治疗专家共识,可选择的筛查工具,见表 3-4-1。

表 3-4-1　老年吞咽筛查工具

筛查工具	适用人群	优缺点
进食评估调查工具(EAT-10)	多种疾病引起的吞咽障碍,包括健康人群和吞咽障碍高危人群	具有良好的内部一致性、组内相关系数和心理测量特性,但是存在一些结构效度缺陷,如项目冗余、难易项目缺乏、量表内不同类别阈值不同
洼田饮水试验(Kubota Water Swallowing Test)	最早为卒中患者设计,目前在临床实践中常用作不同群体中误吸的筛查测试	该测试在临床实践中实用性较高,但对于无明显呼吸道症状的患者,该测试灵敏度不足
多伦多床旁吞咽筛查试验(TOR-BSST)	为急性和康复中的卒中后患者设计,也被应用于其他神经性及器质性吞咽障碍患者	针对卒中后患者最优的纯水吞咽筛查测试,但缺乏针对卒中外其他人群的研究
标准吞咽功能评估(SSA)	为卒中后患者设计,也被应用于老年群体中吞咽筛查	具有较高的心理测量特性和可行性,但针对卒中外其他人群的研究数量较少
Gugging 吞咽功能评估(GUSS)	目前已在脑卒中、帕金森病、重症监护病房、老年群体中使用	不同质地食物逐级进行的吞咽测试,对吞咽障碍和误吸风险进行了分级,针对卒中外其他人群的研究数量较少

四、吞咽障碍评估

(一)床旁评估

床旁评估通常在筛查后,对筛选出存在潜在吞咽障碍的老年人进行全面的检查并指导制定临床决策,包括全面的病史审查、口颜面和喉功能检查、床旁进食评估。床旁评估时可考虑采用的措施和量表,见表 3-4-2。

表 3-4-2 老年人床旁评估措施及工具

床旁吞咽评估	评估措施或工具	评估目的
全面的病史审查	病史查阅及主观评估 功能性经口摄食分级（FOIS） 简易精神状态检查（MMSE）	了解当前吞咽状态（如口服摄入方式和当前饮食策略）及可能影响治疗的因素（合并症、认知、食物限制和营养状况）
口颜面和喉功能检查	口颜面和喉视诊、运动、感觉功能查体 曼恩吞咽能力评估（MASA）	确定吞咽障碍的原因及严重程度，明确吞咽相关结构的神经生理功能
床旁进食评估	容积-黏度测试（V-VST） 进食不同质地的食物测试	确认经口饮水或进食的安全性和有效性，决定患者能否经口进食及选择何种质地的食物

（二）仪器学检查

作为诊断性的吞咽评估，吞咽造影检查（video fluoroscopic swallowing study，VFSS）或软管喉镜吞咽功能评估（fiberoptic endoscopic evaluation of swallowing，FEES）被认为是吞咽评估的"金标准"，常作为吞咽检查的终点，能直观、准确地呈现吞咽状况、明确误吸风险、决定干预措施。吞咽造影检查和软管喉镜吞咽功能评估，见表 3-4-3。

表 3-4-3 VFSS 和 FEES 对比

仪器检查	原理	观察内容	应用价值
吞咽造影检查（VFSS）	患者吞食混有显影剂的食物，在X线下对吞咽过程进行造影，记录动态影像并分析	口腔期食物保持状态、运送食物至咽腔的能力、吞咽反射启动、咽部收缩能力、喉上抬幅度、误吸及残留程度、食管括约肌开放程度、食道蠕动	明确吞咽障碍病因及部位，明确误吸是否发生，判断代偿性吞咽辅助策略的有效性，选择合适质地的食物

续表

仪器检查	原理	观察内容	应用价值
软管喉镜吞咽评估（FEES）	将软管喉镜通过鼻腔伸入口咽部，观察会厌、杓状软骨、声带、咽壁等结构在呼吸、咳嗽、发声和吞咽食物时的功能	吞咽器官的运动能力、咽部解剖结构的完整性、咽部分泌物聚积情况、染色试验下食物吞咽情况、软管喉镜下感觉功能测定	了解咽部结构改变，明确误吸是否发生，判断代偿性吞咽辅助策略的有效性，反映咽部对食团的感知程度和气道保护能力

五、吞咽障碍筛查与评估流程图和标准操作流程

吞咽障碍筛查与评估流程图见图 3-4-1。

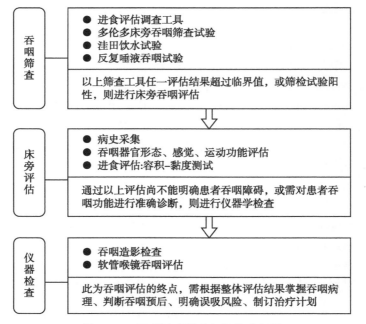

图 3-4-1 吞咽障碍筛查与评估流程图

1. 吞咽障碍筛查流程

（1）进食评估调查工具（Eating Assessment Tool，EAT-10）标准操作流程，见表 3-4-4。

表 3-4-4 进食评估调查工具（EAT-10）操作流程

实施步骤		具体内容	
工作准备		1. 环境准备 无特殊要求，病房或治疗室均可 2. 评估员准备 穿戴整齐，七步洗手法洗净双手，核对老人信息，向老人讲述本次评估的目的、所需时间 3. 老人准备 意识清楚，配合评估 4. 物品准备 EAT-10 量表、笔 5. 引导语 您好，请将每一题的数字填写在后面的方框内，回答下列问题中您处于什么程度。0 分代表没有，1 分代表轻度，2 分代表中度，3 分代表重度，4 分代表严重	
评估内容	项目	条目	结果
	1	我的吞咽问题已让我体重减轻	☐
	2	我的吞咽问题影响我在外就餐	☐
	3	喝液体时费力	☐
	4	吃固体食物费力	☐
	5	吞药片（丸）费力	☐
	6	吞东西时有疼痛	☐
	7	我的吞咽问题影响我享用食物时的乐趣	☐
	8	我吃东西时有食物卡在喉咙里的感觉	☐
	9	我吃东西时会咳嗽	☐
	10	我吞咽时紧张	☐
整理记录		1. 整理物品：整理用物，协助老人休息 2. 洗手、记录、报告 将各题目分数相加，得出总分	

注：若 EAT-10 总评分≥3 分，可能存在吞咽问题，建议携带 EAT-10 评估结果，进行进一步的吞咽和 / 或治疗。

（2）洼田饮水试验标准操作流程见表 3-4-5。

表 3-4-5　洼田饮水试验操作流程

实施步骤	具体内容
工作准备	1. 环境准备　无特殊要求,病房或治疗室均可 2. 评估员准备　穿戴整齐,七步洗手法洗净双手,核对老人信息,向老人讲述本次评估的目的、所需时间 3. 老人准备　意识清楚,配合评估,端坐在椅子上,手持一杯 30ml 常温饮用水 4. 物品准备　一杯 30ml 常温的饮用水、笔、记录表、计时器 5. 引导语　您好,请按平常喝水的方式喝完这杯水
评估内容	操作流程
	请患者坐在稳定的椅子上,交给其一杯装有 30ml 常温饮用水的杯子,请患者按照平常喝水的方式饮水,记录从患者开始饮水到饮用完毕所用的时间,记录吞咽中观察到的特点和异常表现,并记录下来,对照下述分级标准,给出患者饮水试验分级
	分级标准
	1 级:一次喝完,没有呛咳 2 级:两次或两次以上喝完,没有呛咳 3 级:一次喝完,有呛咳 4 级:两次或两次以上喝完,有呛咳 5 级:饮水中频繁呛咳,很难全部喝完
	饮水中异常征象
	啜饮,喝水时嘴里含着水,水从口中流出,尽管有呛咳但还是勉强自己饮水,饮水时小心翼翼
整理记录	1. 整理物品:整理用物,协助老人休息 2. 洗手、记录、报告　综合饮水测试分级和饮水时间,得出吞咽诊断: 正常:饮水试验分级为 1 级,且在 5 秒内完成 可疑:饮水试验分级为 1 级但饮水时间超过 5 秒,或饮水试验为 2 级 异常:饮水试验分级为 3~5 级

续表

实施步骤	具体内容
注意事项	饮水测试需考虑患者对饮水的耐受能力,若患者既往误吸风险大,基础情况不佳,微量误吸即可导致严重后果,需谨慎施行

注:正常:饮水试验分级为 1 级,且在 5 秒内完成。可疑:饮水试验分级为 1 级但饮水时间超过 5 秒,或饮水试验为 2 级。异常:饮水试验分级为 3~5 级。

2. 吞咽障碍的床旁评估操作流程

吞咽障碍的床旁评估标准操作流程见表 3-4-6。

表 3-4-6 床旁吞咽评估标准操作流程

实施步骤		具体内容	
工作准备		1. 环境准备 无特殊要求,病房或治疗室均可 2. 评估员准备 穿戴整齐,七步洗手法洗净双手,核对老人信息,向老人讲述本次评估的目的、所需时间 3. 老人准备 意识清楚,配合评估 4. 物品准备 病史采集表、口颜面和喉功能检查表、压舌板、医用手电筒、笔 5. 引导语 您好,请准确回答我的问题,完成我所说的动作	
评估内容	项目	条目	结果
	主观资料	请患者或其照顾者阐述当前吞咽状况	记录: 吞咽障碍发生的部位和时间 发病情况、频率、进程 吞咽障碍的诱发因素和代偿 当前吞咽障碍的主要症状 吞咽相关并发症
	既往病史	询问患者既往是否存在影响吞咽的其他疾病	勾选: 慢性阻塞性肺疾病、肺气肿或其他呼吸道疾病 胃食管反流性疾病 哽咽感 短暂性脑缺血发作或脑血管意外

续表

实施步骤			具体内容
评估内容	既往病史	询问患者既往是否存在影响吞咽的其他疾病	认知障碍 手术史 化疗或放疗 误吸或吸入性肺炎 气管套管存在或其他影响吞咽情况
	基础状态	意识水平测评 认知功能评估 颈部活动评估	GCS 评分并记录 MMSE 评分并记录 颈部关节活动度测量并记录
	口颜面检查	面部观察 口腔内部观察 下颌运动 唇运动 舌运动 软腭运动	记录有无面瘫、痉挛或面具脸 观察口腔器官、牙齿和口腔清洁 下颌张开、咬合有无异常 流涎、唇拢、唇缩、鼓腮功能 舌前后、左右、上下活动能力 发"a"音时软腭上抬能力
	喉功能检查	最长发声时长、音量、音质 (嘱患者发长音"a") 自主咳嗽及清嗓 喉上抬	记录最长发声时长、有无音量减低或音质异常 观察患者咳嗽、清嗓效力 触诊患者空吞咽时喉上抬幅度
整理记录			1. 整理物品　整理用物，协助老人休息 2. 洗手、记录、报告　整理吞咽相关病史并撰写文书、简述口颜面和喉功能异常情况、列举吞咽障碍的问题清单
注意事项			床旁评估需由受过培训的专业人员或言语语言病理学家进行

注:若患者主诉存在吞咽问题,既往病史中存在影响吞咽功能的疾病诊断,基础状态受限影响摄食行为,口颜面及喉运动功能下降,则存在吞咽障碍发生的潜在风险。

容积黏度测试(volume-viscosity swallow test,V-VST)评估操作流程,见表3-4-7。

表 3-4-7　V-VST 评估操作流程

实施步骤		具体内容								
工作准备		1. 环境准备　无特殊要求,病房或治疗室均可 2. 评估员准备　穿戴整齐,七步洗手法洗净双手,核对老人信息,向老人讲述本次评估的目的、所需时间 3. 老人准备　意识清楚,配合评估 4. 物品准备　V-VST 量表、300ml 水、增稠剂、50ml 注食器、3 个杯子、指脉氧、笔 5. 引导语　您好,请准确回答我的问题,完成我所说的动作,并按我的指令进食不同质地的食物								
V-VST 评估内容	项目	内容								
	操作	1. 把 300ml 水分装在三个杯子里,其中两个杯子中加入适量增稠剂,分别调制成液体、糖浆稠度和布丁稠度半固体 2. 依次进行糖浆稠度、液体、布丁稠度的吞咽测试,每一种稠度均遵循从低容积 5ml,至中容积 10ml,直至高容积 20ml 的顺序进行吞咽。若在较低容积出现安全性受损,则略过同一稠度的较高稠度测试,直接进行下一稠度的食物测试;若在糖浆稠度出现安全性受损,则略过液体测试,直接进行布丁稠度测试 3. 在每一次吞咽中均观察安全性指标和有效性指标,若有指标受损,则以"+"记录,若无,则以"－"记录,若略过,则以"/"记录。其中安全性指标包括:吞咽时咳嗽、音质改变、血氧饱和度降低;有效性指标包括:唇部闭合不全有食物流出、口腔有食物残留、吞咽时分次吞咽、吞咽后咽部有残留 4. 将每一次吞咽中的表现记录在下表中								
			糖浆稠度			液体			布丁稠度		
			5ml	10ml	20ml	5ml	10ml	20ml	5ml	10ml	20ml
	安全性受损相关指标	咳嗽									
		音质改变									
		血氧饱和度下降									

续表

实施步骤		具体内容						
V-VST评估内容	有效性受损相关指标	唇部闭合不全						
		口腔残留						
		分次吞咽						
		咽部残留						
整理记录		1. 整理物品　整理用物,协助老人休息 2. 洗手、记录、报告　汇总容积黏度测试评估结果,得出吞咽障碍诊断: 有无吞咽有效性及安全性受损,是否存在口咽性吞咽障碍						
注意事项		1. 床旁评估需由受过培训的专业人员或言语语言病理学家进行 2. 评估时,患者需足够清醒以配合测试 3. 评估时,患者需维持坐位,以提供良好的摄食姿势						

注:①不伴安全性/有效性受损:若吞咽中无安全性/有效性受损,则V-VST测试结果阴性,患者无口咽性吞咽障碍。②伴有效性受损,不伴安全性受损:若患者吞咽中无安全性受损指标,但有有效性受损,则患者存在口咽性吞咽障碍,虽然可以安全吞咽,但效率不足,可能影响患者营养和水分补充。③伴有安全性受损:若吞咽中出现任何安全性受损指标,无论是否存在有效性受损,则该患者存在口咽性吞咽障碍,存在误吸风险。

3. 吞咽造影检查操作流程,见表3-4-8。

表3-4-8　吞咽造影检查操作流程

实施步骤	具体内容
工作准备	1. 环境准备　放射科数字胃肠钡剂造影室内 2. 评估员准备　放射科技师联合医师或言语语言病理学家 3. 老人准备　意识清楚,配合评估,能转运至放射科,已签署知情同意书,能稳定地坐在指定位置配合X线检查

续表

实施步骤		具体内容	
工作准备		4. 物品准备　带有录像功能、800mA 以上功率的 X 线机，添加了造影剂的不同稠度食物、吞咽造影评分量表（VDS） 5. 引导语　您好,吞咽造影检查是在 X 线下吞咽食物以便观察,在此过程中,我会变换食物的质地并要求您改变姿势,请遵循我的指令进行吞咽	
VDS 评估内容	项目	条目	结果
	唇闭合	观察食物保持在口腔时唇能否充分闭合,以免食物从唇角漏出	0= 正常 2= 不充分 4= 不闭合
	食团成型	观察食物在口中是否能形成便于推送的食团	0= 正常 3= 不完全成型 6= 不成型
	咀嚼	观察咀嚼研磨处理食物的能力	0= 正常 4= 不充分咀嚼 8= 不咀嚼
	吞咽失用	观察吞咽中是否存在失用及其严重程度	0= 正常 1.5= 轻度失用 3= 中度失用 4.5= 重度失用
	舌与硬腭接触	观察口腔推送时舌和硬腭能否完全接触	0= 正常 5= 不充分接触 10= 不接触
	食团后漏	观察口腔期食物是否有提前进入咽部的情况	0= 正常 1.5= 小于 10% 食团后漏 3=10% 到 50% 食团后漏 4.5= 大于 50% 食团后漏
	口腔运送时间	计算食团通过口腔的时间,≤1.5 秒为正常,>1.5 秒为异常	0= 正常 3= 异常

续表

实施步骤		具体内容	
VDS评估内容	咽期吞咽启动	观察食物到达咽部吞咽启动点时,咽期吞咽启动有无延迟,超过 0.5 秒为延迟	0= 正常 4.5= 延迟
	会厌谷残留	观察吞咽后会厌谷有无食物残留及残留量	0= 正常 2= 少量残留 4= 中等量残留 6= 大量残留
	喉上抬	观察喉上抬幅度,正常吞咽时,中指能触及甲状软骨上下移动约 2cm,为正常;否则为异常	0= 正常 9= 异常
	梨状隐窝残留	观察吞咽后梨状隐窝有无食物残留及残留量	0= 正常 4.5= 少量残留 9= 中等量残留 13.5= 大量残留
	咽后壁残留	观察吞咽后咽后壁有无食物残留	0= 正常 9= 残留
	咽期通过时间	计算食团通过口腔的时间,≤1.0 秒为正常,>1.0 秒为异常	9= 正常 6= 异常
	误吸	观察吞咽时食物有无进入气道,是否进入声带以下	0= 正常 6= 渗透 12= 误吸
整理记录		1. 整理物品 整理用物,将老人安全送回病房,协助老人休息 2. 洗手、记录、报告 回顾吞咽造影影像,逐帧分析,明确误吸风险,确定吞咽障碍发生部位及具体表现,提供完整报告	

续表

实施步骤	具体内容
注意事项	1. 患者基础情况不稳定或无法配合检查时,不适宜进行吞咽造影检查 2. 造影前需对喂食者进行培训,使其明确一口量、食物放入口中位置等,以便检查快速进行 3. 造影中若发生误吸,应辅助患者咳嗽排痰或吸痰,排出进入气道的造影剂

注:每一个项目单独记分,0分为正常,得分高于0分显示该项存在异常,患者在此项目中存在吞咽问题,分数越高,问题越严重。最终将所有项目得分相加,满分100分,得分越高,吞咽障碍越严重。

六、吞咽障碍的综合管理

(一)非药物干预

以行为治疗和物理因子治疗为主。行为疗法包括以提高吞咽生理机能为目的的恢复性治疗,包括口咽部吞咽器官的运动训练、于吞咽前提高感知的感觉统合方法和吞咽辅助手法,以及在不改变吞咽生理情况下控制食物流向以改善症状的代偿性治疗,包括改变进食姿势、增加感觉输入、调整食物的一口量和进食速度、改变食物的质地。物理因子治疗包括神经肌肉电刺激、肌电生物反馈、咽腔电刺激和感应电刺激等电刺激疗法和经颅直流电刺激、经颅磁刺激等非侵入性脑刺激治疗。

(二)药物治疗

针对老年性吞咽障碍,药物治疗主要针对吞咽障碍的原发疾病,并非着眼于吞咽障碍本身,目前尚无治疗吞咽障碍的特异性药物。

(三)手术治疗

常见的吞咽手术治疗包括改善营养摄入的经皮内镜下胃造瘘、空肠造瘘,改善声门关闭的声带注射填充喉成形术、甲状软骨成形声带内推术,改善环咽肌功能障碍的环咽肌切开术等。

吞咽困难是老年人群体中常见的功能障碍,对老年人的生存质量和营养状况均有影响。规范的吞咽评估能筛查出吞咽障碍潜在患者,及早干预,减少并发症发生风险。虽然吞咽造影检查是吞咽评估的"金标准",但受到仪器、场地和患者自身情况限制,难以在各级医院进行普遍推广。但非仪器检查中的各类评估工具,最初并非针对老年群体设计,故而缺乏针对性。因此,开发针对老年群体的特异性吞咽评估工具,是未来着眼的方向。

（葛　宁　李　悦）

第四章

精神和心理评估

第一节　认知功能评估

认知功能评估指利用各种工具对认知功能进行测评的过程,是早期发现与诊断认知障碍的重要手段之一。由于认知症状在早期往往显示不典型的特点,可能没有病理学和影像学变化,所以给诊断和治疗带来了困难。认知功能评估采用神经精神量表作为客观评估方法来明确认知功能障碍的临床诊断。

一、患病率

在我国,轻度认知功能障碍(mild cognitive impairment,MCI)在 60 岁以上老人中患病率高达 15.5%,患者约为 3 877 万人。痴呆患病率 6.04%,患病人数超 1 507 万;其中,阿尔茨海默病(Alzheimer disease,AD)患者 983 万,血管性痴呆患者 392 万,其他类型痴呆患者 132 万。2019 年,全球痴呆症患者人数估计为 5 740 万,预计到了 2050 年以后,会上升到 1.5 亿。60 岁以上老人患病率随着年龄每增加 5 岁,认知障碍发病风险就会高出 1 倍;当老人的年龄到达 90 岁及以上时,认知障碍发病率将达到 47.4%。

二、危险因素

(一)不可控的危险因素

1. 年龄　随着年龄增加,大脑细胞在退化变性的过程中会引起与认知功能有关的脑组织发生萎缩促使记忆功能损害。

2. 性别 研究显示,女性老年人群认知功能下降率普遍高于男性老年人群。

3. 家族遗传 一级亲属有痴呆或重性精神病史者,AD 的患病风险显著高于对照人群。

4. 携带载脂蛋白 E(ApoE)ε4 等位基因 人类 ApoE 结构基因位点上有 3 个常见的共显性等位基因 ε2、ε3 和 ε4。近年研究发现,ε4 等位基因是迟发性家族性 AD 和散发性 AD 的诱因。

(二)可控的危险因素

1. 受教育程度 接受教育的程度越高,大脑知识信息储备越多,认知功能下降发生的越晚,这可能与退休前一般从事脑力劳动、思维活跃以及动脑机会较多有关。反之,受教育程度低的人群缺少知识的刺激,思维训练较少,认知功能下降较快。

2. 生活方式 长期缺乏脑力活动会导致认知功能的减退。久坐或少动、酗酒、吸烟、熬夜等影响人类健康的不良生活方式同样是认知功能下降的危险因素。因此培养良好的、健康的生活方式有利于减少认知功能障碍的风险。睡眠不足也是造成认知功能下降的一个诱因。有研究显示失眠是认知障碍的危险因素,应该避免睡眠障碍。

3. 社交活动 随着年龄的增长,老年人社交活动变少,与社会接触变少,常常会引起焦虑抑郁等精神心理问题。这种情感不足可能影响认知功能,大大增加认知功能障碍的患病率。

4. 精神心理因素 有研究显示,童年时期遭遇母亲遗弃或者重大创伤,今后面对压力就容易发生焦虑、抑郁,AD 与这些恶性刺激也是有关系的。此外,老年期抑郁亦为 AD 的危险因素。

5. 血管危险因素 既往研究显示,高胆固醇血症、高血压和糖尿病是认知功能障碍的三大危险因素。

6. 视听力障碍 老年人视力、听力下降会影响大脑对外界信息的接受和刺激,也会加速老人和外界的联系减少,从而影响到记忆和认知功能。

三、认知功能筛查

(一)病史

了解有无家族史,是否存在引起老年人认知功能下降的危险因素等。认知功能减退的老年人有以下一种或几种临床表现,提示有认知障碍的可能,见表 4-1-1。具体有:①记忆力减退到可能影响生活或工作;②计划及安排事情或解决问题出现困难;③无法胜任原本熟悉的事;④空间定位能力下降,失去时间感及方向感;⑤抽象性的思考有困难,出现幻觉、妄想和易激惹等精神症状;⑥语言表达或书写能力出现困难;⑦错放熟悉物品,并且没有回头寻找的意识;⑧判断能力变差或减弱;⑨失去原动力,行为变得被动;⑩由于未知原因的情绪化和个性的变化。

表 4-1-1 认知功能障碍的预警

条目	定义
记忆力下降	表现为东西拿了不知道放回哪里去,重复做同一件事情,无法回忆近期发生过的事情。常出现"丢三落四""说忘就忘""同一问题反复提问"
执行能力下降	注意力下降,做决定困难,交代的事情难以完成,无法按计划完成新的任务
精神症状	出现睡眠障碍、抑郁、焦虑、淡漠、幻觉和妄想等精神症状
行动力迟缓	行动力减弱,肢体不协调等问题会导致活动性变差
语言表达能力减弱	表现为不愿意和人交流
学习能力减弱	不愿意动脑,学习新知识、理解新知识的能力减退

(二)认知障碍的筛查量表

神经心理学测验是发现和诊断认知功能障碍、评估病情进展及药疗效评价的重要工具。通过神经心理学测验可以分析神经功能现状及病情严重程度、指导康复训练和护理。认知功能的筛查工具见表 4-1-2。

表 4-1-2 认知功能筛查工具

	筛查与评估工具	总分	特点
1	简易精神状态量表（MMSE）	30	应用广泛,操作简单,受教育程度低的人群也适用
2	蒙特利尔认知评价量表（MoCA）	30	预测 MCI 敏感性和特异性较高,适用于受教育年限较高的人群
3	痴呆筛查问卷（AD8）	8	操作简单,适用于大范围筛查
4	简易认知量表（Mini-Cog）	5	操作简便,时间简短,适用于养老院、社区等大范围筛查
5	记忆损害筛查量表（MIS）	8	不受教育程度影响(无需要书写部分),适用于初筛痴呆患者
6	认知能力筛查量表2.0（CASI2.0）	8	更适用于文盲等教育程度较低的人群,适用于初筛痴呆患者
7	长谷川痴呆量表修订版（HDS-R）	30	操作简单,对 MCI 敏感性高,更适用于东方国家老年人群
8	老年人快速认知筛查量表（QCSS-E）	90	适用于社区和养老院等初筛痴呆和 MCI 患者
9	简易老年人认知筛查问卷（BECSI）	39	简单易评,适用于社区和养老院等初筛认知障碍人群
10	记忆与执行筛查量表（MES）	100	测试时间短,易操作,适用于筛选 MCI
11	轻度认知损害筛查量表（sMCI）	30	适用于我国受教育程度较低人群

（三）认知障碍的评定

认知障碍根据临床症状的严重程度分为以下几种类型,见表 4-1-3。

认知障碍评定:①测试者或知情者主观感受有认知功能下降;②客观检查(如神经心理测试、影像学检查以及其他辅助检查)有认知功能受损;③日常生活功能基本正常;④不符合痴呆的诊断标准。

表 4-1-3　国际疾病分类法 -11（ICD-11）认知障碍分类

条目	定义
MCI	记忆力出现下降,容易忘记刚才做过的事,不影响日常生活
痴呆	认知能力减退,包括记忆力、定向力、辨识能力、沟通能力等,并且日常生活活动能力下降,直至末期长期卧床,生活完全依赖他人,思维处于停滞状态
谵妄	指一组综合征,又称为急性脑综合征。表现为认知功能下降、行为异常、注意力无法集中。通常起病急,病情波动明显
遗忘	是一种记忆的丧失。遗忘分为暂时性遗忘和永久性遗忘,前者指在适宜条件下还可能恢复记忆的遗忘

四、认知功能障碍筛查与临床诊断思路

（一）认知功能障碍筛查与评估流程

认知功能障碍筛查与评估流程,见图 4-1-1。

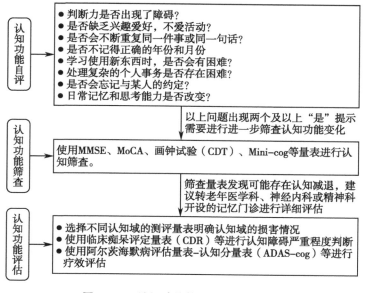

图 4-1-1　认知功能筛查与评估流程图

1. 认知功能筛查的操作流程,见表 4-1-4。

表 4-1-4　认知功能筛查的操作流程

实施步骤	具体内容
评估前准备	物品准备:准备评估量表、笔、白纸以及评估用具;测试者需要准备好眼镜、助听器等工具 环境准备:评估环境需要安静、舒适,并尽可能保证以后的测试在相同的环境中进行。房间中不能有测试者可看到的钟表、日历等工具
	指导语:接下来我要问您一些问题,来检查您的注意力和记忆力。这些问题有些比较容易,有些比较难,您知道就回答,不知道也没关系。您准备好了我就开始问了。 时间定向力 今年是哪一年?　　　/1 现在是什么季节?　　　/1 现在是几月份?　　　/1 今天是几号?　　　/1 今天是星期几?　　　/1 地点定向力 这是什么城市(名)?　　　/1 这是什么区(城区名)?　　　/1 这是什么街道(地名)?　　　/1 这是第几层楼?　　　/1 这是什么地方(地址、门牌号)?　　　/1
	指导语:现在我要告诉您三样东西的名称,我说完后请您重复一遍。请您记住这三种东西,过一会儿我还要再问您(仔细请说清楚,每样东西 1 秒) 记忆力: 复述:皮球　　　/1 复述:国旗　　　/1 复述:树木　　　/1

续表

实施步骤	具体内容
	指导语:现在请您计算一下,用 100 减去 7,然后所得的数再减去 7,请您将每一次减 7 后的答案告诉我,直到我说"停"为止 注意力和计算力: 计算 100-7 ____/1 计算 93-7 ____/1 计算 86-7 ____/1 计算 79-7 ____/1 计算 72-7 ____/1
	指导语:现在请您说出刚才我让您记住的是哪三样东西 回忆力: 回忆:皮球 ____/1 回忆:国旗 ____/1 回忆:树木 ____/1
	指导语:分别出示"手表"和"铅笔",并且询问受试者分别是什么 语言能力 - 命名 ____/1 ____/1
	语言能力 - 复述: 请您跟我说"四十四只石狮子" ____/1
	指导语:给受试者一张卡片,上面写着"请闭上您的眼睛",请您念一念这句话,并按照上面的意思去做 语言能力 - 阅读 ____/1

续表

实施步骤	具体内容
	指导语:我将给您一张纸,请您按照我说的去做。现在开始,用右手拿起这张纸,用两只手把这张纸对折起来,然后将它放在您的大腿上 语言能力 - 理解 右手拿起这张纸 ____/1 双手将这张纸对折 ____/1 把纸放在大腿上 ____/1
	语言能力 - 书写 请您写下一个完整的句子(包含主语和谓语) ____/1
	指导语:请您照着这张图,把它画下来。 语言能力 - 视觉空间 ____/1
注意事项	开始评估前进性友好的交谈,避免测试者负性情绪。 语言前后一致、简明扼要。 不要让测试者感到焦虑、烦躁或者愤怒。

注:MMSE 总分满分 30 分,依据不同教育程度作出的划界值:文盲组≤17 分、小学组≤20 分、中学或以上组≤24 分,低于划界值为认知功能受损。MMSE 评分可以对已经临床确诊的患者进行病情严重程度分级,轻度,MMSE≥21 分;中度,MMSE10~20 分;重度,MMSE≤9 分。

2. 认知评估的操作流程 选择不同认知域的测评量表明确认知域的损害情况。比如 MMSE 中物体命名项目得分差,只能提示语言(命名)能力可能存在障碍,还需要采用针对该结构域的量表进行进一步的诊断如 BNT 进行语言功能检查。使用 CDR 等量表工具可以用于描述认知障碍严重程度以及痴呆的判断。使用认知功能评价和日常生活能力评价量表如 ADAS-cog 等进行疗效评估。

（二）认知障碍临床诊断思路

认知障碍临床诊断思路,见表 4-1-5。

表 4-1-5　认知障碍临床诊断思路

实施步骤		具体内容
病史采集		现病史采集:详细采集认知功能下降的起病时间、具体表现、进展方式、诊治经过及转归;认知障碍是否对日常能力产生影响;是否伴有精神和行为症状,具体表现以及认知障碍发生的先后顺序
		既往病史采集:详细采集患者的既往病史,尤其询问是否有可能导致认知障碍的疾病,如脑血管病、脑外伤、脑炎、癫痫、长期腹泻或营养不良(维生素缺乏)等
		实验室检查结果:血液检查、脑脊液检查以及基因检查
评估内容	项目	条目
	认知功能	记忆力评估:韦氏记忆量表(WMS)、听觉词语学习测试(AVLT)等
		注意力:数字广度、连线试验 A(TMT-A)等
		执行功能评估:色词测验(Stroop)、连线试验 B(TMT-B)等
		语言功能评估:言语流畅性测验(VFT)、波士顿命名检验(BNT)等
		视空间结构能力评估:画钟测验、积木测验等
		总体认知功能评估:韦氏智力量表、总体衰退量表等
	日常和社会能力	基本日常能力:日常生活活动能力量表(ADL)、社会功能活动问卷(FAQ)等
		工具性日常能力:工具性日常生活活动能力量表(IADL)
	精神行为症状	老年抑郁量表(GDS)、神经精神问卷(NPI)、阿尔茨海默病病理行为学评定(ADAS)、额叶功能量表(FAB)、中文版轻度行为损害列表(MBI-C)、阿尔茨海默病行为病理评定量表(BEHAVE-AD)等
整理记录		1. 语言　针对地区老人的理解力选择方言或普通话进行询问
		2. 记录　记录认知功能评估情况

续表

实施步骤	具体内容
注意事项	1. 准备放大镜、老花镜、助听设备等保证评估顺利进行 2. 评估过程规范指导语,不提醒 3. 选择患者情绪稳定的时间段进行评估,最大程度提高依从性

注:根据患者的情况选择不同量表,根据不同量表的界值,结合患者病史、文化程度、影像学检查以及其他辅助检查进行认知功能下降的诊断。

五、认知功能障碍的综合管理

对初筛认知功能障碍的老年人首先查找其潜在的、可引起记性下降、行为症状或精神症状的因素。早期干预其中可逆因素,延缓认知功能下降的时间。

(一)非药物干预

主要包括:认知训练、运动疗法、感官刺激疗法、饮食疗法、心理干预和护理等干预内容。①认知训练,可改善整体认知功能和训练相关的认知表现,既可以针对单一认知域,也可针对多个认知域开展,训练效果具有迁移性和时效性。计算机辅助的认知训练,已成为认知障碍疾病预防和干预的重要手段。建议每次训练时间不短于30分钟,每周不少于3次训练,持续训练的总时间不低于20小时。②运动疗法是有效改善认知状态的方法。推荐每周150分钟中等强度有氧运动。③感官刺激疗法,包括音乐疗法、光照治疗、芳香疗法等,对精神行为症状有一定疗效。④饮食疗法,老年人的食物需要营养均衡、粗细搭配、松软,易于消化吸收,在此基础上再注意补充各种必要的营养要素,推荐地中海饮食。⑤心理干预,家属和知情者对于患者的沟通交流,也是非常重要的因素。以家庭为中心针对老人认知功能下降实施正确的心理干预和护理,可以延缓病情的进展,使患者的认知功能维持在相对稳定的水平。⑥护理,认知功能下降的老人部分往往伴有多种情绪问题——沮丧、易怒、激越、抑郁、妄想、淡漠、幻想。同时也会有日常生活能力的下降。因此照料者需要为老人创造一个安全舒适的环境，减少环境对认知功能障碍老人的影响。

（二）药物治疗

认知障碍疾病的治疗药物主要集中在 AD，虽然尚不能治愈，但是通过合理的药物治疗可以有效延缓病情进展。用于 AD 治疗的药物包括：胆碱酯酶抑制剂（多奈哌齐、卡巴拉汀、加兰他敏），兴奋性谷氨酸受体拮抗剂（美金刚）。最近，海藻提取物甘露特钠在我国获得有条件上市，抗淀粉样蛋白的抗体（阿杜那单抗、仑卡奈单抗）被 FDA 批准有条件上市，为 AD 治疗提供了新的选择。

（三）其他

目前有研究证明人工智能技术（artificial intelligence，AI）可以预测患者认知功能障碍的进展速度。利用 AI 技术，通过收集和分析患者的脑功能和生物标记物来帮助识别老年痴呆，准确率可达 94%，能提前预测 6~10 年后是否会发病。2021 年 6 月，Altoida 公司开发了用于阿尔茨海默病和痴呆症预测诊断的人工智能软件，并且获得了美国 FDA 授予的突破性医疗器械认定。这可能影响患者疾病发展的方向。通过 AI 预测技术预测患者从 MCI 到 AD 的进展速度，这关系到患者预后和患者对药物治疗的反应的预测。

（吕　洋　钟富馨）

第二节　焦虑、抑郁评估

一、焦虑的评估

焦虑是一种内心的紧张不安，担心或者预感到将要发生某种不利情况同时又感到难以应对不愉快的情绪体验，可伴有自主神经系统症状和运动不安。老年焦虑障碍是指发病于老年期

（60岁以后），以焦虑症状为主要临床表现的一种精神障碍，也包括青少年时期患有该病，延续至老年期复发的患者。老年焦虑障碍主要包括：惊恐障碍（panic disorder，PD）和广泛性焦虑障碍（general anxiety disorder，GAD）。老年焦虑障碍患者躯体症状突出，容易误诊、漏诊，影响患者生活质量及预后。

（一）患病率

国外研究显示，55岁以上老年人焦虑障碍的发生率为1.2%~15.0%。我国一项荟萃分析显示中国老年人群中焦虑障碍的患病率为7.1%。

（二）危险因素

1. 不可控的危险因素

（1）遗传因素：遗传因素在老年焦虑障碍的发病过程中起着重要的作用，焦虑障碍患者常具有家族聚集性。

（2）年龄：增龄所致5-羟色胺、去甲肾上腺素、γ-氨基丁酸等神经递质紊乱，以及杏仁核、海马和下丘脑等组成的边缘系统功能紊乱。

（3）性格特征：内向、羞怯、自卑、敏感等容易导致个体产生焦虑情绪。

2. 可控的危险因素：未婚、教育程度低、低收入，以及负性生活事件（如离异、丧偶、失业等），老年人共患躯体疾病等都是焦虑障碍发病的危险因素。

（三）焦虑的筛查与评估

1. 老年焦虑障碍筛查与评估需要结合临床表现、精神检查、体格检查、辅助检查及相关量表评估等。

（1）临床表现：①惊恐障碍：又称急性焦虑障碍，主要表现为惊恐发作、预期焦虑、回避行为。患者在没有明显现实因素或特定情境的条件下，突然起病，表现为异常的紧张、害怕和恐惧，常伴有濒死感或失控感，并伴有严重的自主神经功能失调症状。惊恐发作常突然发作、迅速终止、反复发作、不可预测，一般历时5~20分钟。一次惊恐发作后，患者常出现持续地害怕再次发作，患者会主动回避预期会发生惊恐发作的情境。惊恐障碍在老年期并不突出,老年期首次发病提示可能存在器质性疾病。②广泛性焦虑障碍:又称为慢性焦虑障碍,常表现为精神性焦虑、躯体性焦虑、自主神经功能紊乱。患者常常出现缺乏明确对象和具体内容的提心吊胆、紧张不安,以及对现实生活中的某些事情或亲人表现出过分地担心或烦恼。患者担心过度且内容泛化,常伴有显著的自主神经紊乱、肌肉紧张和运动性不安。患者的社会功能受损,症状持续存在至少6个月。

（2）体格检查和辅助检查:有助于评估躯体状况,排除躯体疾病可能,也有助于发现一些作为患病诱因的躯体疾病。

2. 快速筛查　通过"90秒4问题询问法"快速筛查有无焦虑症状,具体如下:

你认为你是一个容易焦虑或紧张的人吗?

最近一段时间,你是否比平时更感到焦虑或忐忑不安?

是否有一些特殊场合或情景更容易使得你紧张、焦虑?

你曾经有过惊恐发作吗,即突然发生的强烈不适感或心慌、眩晕、感到憋气或呼吸困难等症状?

如果回答阳性（即是或有）有2项或以上,则需进一步做精神检查。

3. 量表评估　常用的焦虑评估量表主要包括自评量表和他评量表,见表4-2-1。

表 4-2-1　常用焦虑评估量表汇总

	评估量表	特点
自评量表	焦虑自评量表（Self-Rating Anxiety Scale,SAS）	操作简单,应用广泛
	贝克焦虑量表（Beck Anxiety Inventory,BAI）	操作简单,应用广泛
	医院焦虑抑郁量表（Hospital Anxiety and Depression Scale,HAD）	应用于综合医院中患者的焦虑和抑郁情绪的筛查

续表

评估量表	特点
自评量表	广泛性焦虑障碍量表（Generalized Anxiety Disorder-7，GAD-7）	操作简单，可用于筛查
	状态 - 特质焦虑调查表（State-Trait Anxiety Inventory，STAI）	直观反映患者的主观感受
	老年焦虑量表（Geriatric Anxiety Inventory，GAI）	目前尚没有统一的汉化版
他评量表	汉密尔顿焦虑量表（Hamilton Anxiety Scale，HAMA）	目前使用最为广泛的焦虑量表，但对评估人员资质要求高

（1）焦虑自评量表，见表 4-2-2。

表 4-2-2　焦虑自评量表（SAS）

指导语：下面有 20 条文字，请仔细阅读每一条，把意思弄明白。然后根据你最近 1 周的实际情况在适当的方格里面划"√"。

	项目	没有或很少时间	少部分时间	相当多时间	绝大部分或全部时间
1	我觉得比平常容易紧张或着急				
2	我无缘无故地感到害怕				
3	我容易心里烦乱或觉得惊恐				
4	我觉得我可能将要发疯				
5	*我觉得一切都很好，也不会发生什么不幸				
6	我手脚发抖打颤				

续表

	项目	没有或很少时间	少部分时间	相当多时间	绝大部分或全部时间
7	我因为头痛、颈痛和背痛而苦恼				
8	我感觉容易衰弱和疲乏				
9	*我觉得心平气和,并且容易安静坐着				
10	我觉得心跳得很快				
11	我因为一阵阵头晕而苦恼				
12	我有晕倒发作或觉得要晕倒似的				
13	*我吸气呼气都感到很容易				
14	我手脚麻木和刺痛				
15	我因为胃痛和消化不良而苦恼				
16	我常常要小便				
17	*我的手脚常常是干燥温暖的				
18	我脸红发热				
19	*我容易入睡并且一夜睡得很好				
20	我做噩梦				

注:*指反向评分项目,评分为 4、3、2、1 分,其余均为正向评分项目,评为 1、2、3、4 分。将 20 个项目的各个得分相加,即得粗分;用粗分乘以 1.25 以后取整数部分,即得到标准分。按照中国常模结果:SAS 标准分的分界值为 50 分,得分 50 分以下为正常,50~59 分为轻度焦虑,60~69 分为中度焦虑,69 分以上为重度焦虑。

（2）汉密尔顿焦虑量表,见表4-2-3。

表4-2-3　汉密尔顿焦虑量表（HAMA）

指导语:请选择最适合患者情况的答案。

序号	项目	无症状	轻	中等	重	极重
1	焦虑心境					
2	紧张					
3	害怕					
4	失眠					
5	认知功能					
6	抑郁心境					
7	肌肉系统症状					
8	感觉系统症状					
9	心血管系统症状					
10	呼吸系统症状					
11	胃肠道症状					
12	生殖泌尿系统症状					
13	自主神经系统症状					
14	会谈时行为表现 （1）一般表现 （2）生理表现					

　　注:采用0~4分的5级评分法:0无症状;1轻;2中;3重;4极重。总分超过29分,可能为严重焦虑;超过21分,肯定有明显焦虑;超过14分,肯定有焦虑;超过7分,可能有焦虑;小于6分,没有焦虑。

（四）焦虑筛查与评估流程图及标准操作流程

1. 焦虑筛查与评估流程图,见图4-2-1。

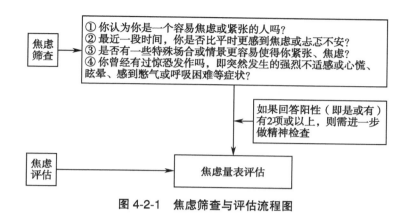

图 4-2-1　焦虑筛查与评估流程图

2. 焦虑评估的标准操作流程,见表 4-2-4。

表 4-2-4　焦虑评估的标准操作流程

实施步骤	具体内容
工作准备	1. 环境准备　评估环境宽敞明亮,地面干净整洁、无障碍物
	2. 评估员准备　工作服穿着整洁,距离合适,态度和蔼
	3. 老人准备　意识清楚,穿着舒适。让老人保持舒适体位:取坐位或卧位。核对老人信息,向老人讲述本次评估的目的、所需时间,以取得老人的配合。评估老人状态,明确老人是否适合进行检查
	4. 物品准备　评估量表、纸、笔等
评估内容	1. 焦虑自评量表(SAS)
	①评定时间:现在或过去一周
	②评定要求:如果老人的文化程度太低,不能理解或看不懂问题内容,可由工作人员念给他听,逐条念,让老人独立地自己作出评定
	2. 汉密尔顿焦虑量表(HAMA)
	①评定时间:评定当时或最近一周的情况,评定一次需要10~15 分钟
	②评定要求:需要由两名经过培训的评定者对患者进行联合检查,一般采用交谈与观察的方式,检查结束后两名评定者分别独立评分

续表

实施步骤	具体内容
整理记录	1. 整理物品　整理用物，协助老人休息 2. 记录、报告　记录老年人情绪状态并书写评估报告
注意事项	1. 评估建议选择在老人情况稳定时进行，尽量取得老人配合 2. 评估过程中注意老人隐私保护

（五）焦虑的综合管理

1. 非药物干预　一般治疗包括加强护理、基础疾病治疗和营养支持治疗等。

2. 药物治疗　①具有抗焦虑作用的抗抑郁药：选择性 5- 羟色胺再摄取抑制剂（selective serotonin reuptake inhibitor, SSRIs）如舍曲林、氟西汀、帕罗西汀、氟伏沙明、西酞普兰、艾司西酞普兰等，选择性 5- 羟色胺和去甲肾上腺素再摄取抑制剂（selective serotonin and norepinephrine reuptake inhibitors, SNRIs）如文拉法辛、度洛西汀等。老年患者常以 SSRIs 类药物为首选，常常治疗有效，且药物不良反应少。②抗焦虑药：包括苯二氮䓬类药物和非苯二氮䓬类药物。苯二氮䓬类药物包括地西泮、氯硝西泮、劳拉西泮、阿普唑仑、艾司唑仑等。起效快，但容易造成跌倒及成瘾，应该从小剂量开始，不宜长期使用。非苯二氮䓬类药物，如 5- 羟色胺 1A 受体部分激动剂，常用的有丁螺环酮、坦度螺酮等，没有镇静作用，无依赖性，但起效较慢。

3. 其他治疗　主要包括心理治疗、物理治疗、中医治疗等。心理治疗主要包括心理健康教育、认知行为治疗、支持性心理治疗等。物理治疗包括生物反馈疗法、重复经颅磁刺激等。

二、抑郁的评估

抑郁障碍（depressive disorder）以心境低落、兴趣和愉快感丧失、精力降低为核心症状，常伴思维迟缓、认知功能损害、自杀观念和行为、精神运动性迟滞或激越等心理症候群,以及睡眠障碍、食欲下降、性功能障碍等躯体症候群,严重者可出现幻觉、妄想等精神病性症状。老年期抑郁障碍(late life depression,LLD)指年龄 60 岁及以上的老年人中出现的抑郁障碍,也包括首次发病于青壮年期,延续到老年期复发的患者。部分患者预后不良,不仅损害了患者的生活质量和社会功能,而且增加了照料者的负担。

(一)患病率

国外的研究提示,在社区 65 岁以上的老年人中,抑郁障碍的患病率为 5.0%。我国部分省市的调查显示,抑郁障碍在≥55 岁老年人患病率为 3.8%。

(二)危险因素

1. 不可控的危险因素

(1)遗传因素:遗传因素是抑郁发病的重要因素之一,40%~70% 的抑郁症患者有遗传倾向,但是随着年龄的增大,遗传因素在抑郁症发病中的作用逐渐减少。

(2)增龄:增龄所致海马、额叶皮质、杏仁核、腹侧纹状体等脑区萎缩;5- 羟色胺、去甲肾上腺素、多巴胺、γ- 氨基丁酸等神经递质功能紊乱;下丘脑 - 垂体 - 肾上腺皮质轴功能异常,血浆中皮质醇浓度增高、昼夜分泌节律改变等。

(3)性格特征:明显的焦虑、强迫、过于内向或过于好强、冲动等都容易发生抑郁障碍。

2. 可控的危险因素　老年人的心理防御能力及心理适应能力逐渐减退,遭受各种心理应激的机会越来越多,负性生活事件(如亲人丧失、离异、独居、失业、社会地位的改变、经济问题、严重躯体疾病、使用药物影响等)都可能导致抑郁障碍的发生。

(三)抑郁障碍的筛查与评估

1. 老年抑郁障碍的临床筛查与评估主要根据临床表现、精神检查、体格检查、辅助检查及相关量表评估等。

(1)临床表现:抑郁障碍主要表现为情绪低落、思维迟缓和意志活动减退等,多为发作性病程,给患者造成痛苦,对患者的社会功能造成显著的影响。老年期抑郁发作常不典型,老年期抑郁障碍常见临床特征包括以下内容:①焦虑/激越:常具有精神运动性激越和迟滞,通常表现为随意运动缺乏或缓慢,有时会出现易激惹和烦躁。②躯体不适主诉突出:老年抑郁患者常以多种多样的躯体不适为主诉,如乏力、消化道症状、胸部症状、自主神经系统症状以及多部位的慢性疼痛。疑病症状多见,并容易产生疑病妄想。有时抑郁症状被躯体症状所掩盖,又称为"隐匿性抑郁"。③精神病性症状:可伴有幻觉、妄想等精神病性症状。疑病、虚无、被遗弃、贫穷和灾难以及被害等是老年期抑郁障碍常见的妄想症状。④自杀观念或行为:老年抑郁患者自杀观念频繁且牢固,自杀计划周密,自杀成功率往往很高,需要引起重视。⑤认知功能损害:常伴有注意力不容易集中、计算力下降、记忆减退、思维迟缓等,可导致抑郁症性假性痴呆,是可逆性认知功能障碍。⑥睡眠障碍:包括入睡困难、睡眠不深、易醒、早醒以及矛盾性失眠等。失眠加重常提示抑郁症状加重。

(2)体格检查和辅助检查:有助于排除器质性疾病,也可帮助发现一些作为患病诱因的躯体疾病。

2. 快速筛查 通过"90秒4问题询问法"快速筛查抑郁症状,问题如下:

过去几周(或几个月)是否感到无精打采、伤感,或对生活的乐趣减少了?

除了不开心之外,是否比平时更悲观或想哭?

经常有早醒吗(事实上并不需要那么早醒来)?

近来是否经常想到活着没意思?如果回答皆为阳性(即是或有),则需要进一步精神检查。

3. 量表评估 常用的抑郁评估量表主要包括自评量表和他评量表,见表4-2-5。

(1)老年抑郁量表,见表4-2-6。

(2)汉密尔顿抑郁量表,见表4-2-7。

表 4-2-5 常用抑郁评估量表汇总

	评估工具	特点
自评量表	抑郁自评量表（Self-Rating Depression Scale，SDS）	操作简单，应用广泛
	贝克抑郁问卷（Beck Depression Inventory，BDI）	操作简单，应用广泛
	老年抑郁量表（Geriatric Depression Scale，GDS-15）	评估老年人的抑郁情绪
	医院焦虑抑郁量表（Hospital Anxiety and Depression Scale，HAD）	应用于综合医院中患者的焦虑和抑郁情绪的筛查
	患者健康问卷（Patient Health Questionnaire-9，PHQ-9）	操作简单，可用于筛查
他评量表	汉密尔顿抑郁量表（Hamilton Depression Scale，HAMD）	目前使用最为广泛的抑郁量表，但对评估人员资质要求高
	蒙哥马利抑郁量表（Montgomery-Asberg Depression Rating Scale，MADRS）	对评估人员资质要求高

表 4-2-6 老年抑郁量表（GDS-15）

指导语:请选择最近 1 周来最适合您的感受。

序号	项目	是	否
1	*您对自己的生活基本上满意吗?		
2	您是否放弃了很多以往的活动和爱好?		
3	您是否觉得自己生活不够充实?		
4	您是否常常感到心烦?		
5	*您是否多数时候都感到心情愉快呢?		
6	您是否担心有不好的事情发生在自己身上?		
7	*您是否多数时候都感到幸福?		
8	您是否常常感到无依无靠?		

续表

序号	项目	是	否
9	您是否宁愿在家,也不愿去做自己不太熟悉的事情?		
10	您是否觉得自己的记忆力要比其他老人差?		
11	*您是否认为活到现在真是太好了?		
12	您是否觉得自己很没用?		
13	*您是否感到精力充沛?		
14	您是否觉得自己的处境没有希望?		
15	您是否觉得多数人比你强很多?		

注:*项答"否"者记1分,其他题答"是"者记1分;参考《2023年中国老年患者术后谵妄防治专家共识》,分数≥10分表示抑郁,分数>5分提示可能抑郁,需要进行后续综合评估。

表 4-2-7　汉密尔顿抑郁量表(HAMD)

指导语:请选择最适合患者情况的答案

序号	项目	无	轻度	中度	重度	极重度
1	抑郁情绪	0	1	2	3	4
2	有罪感	0	1	2	3	4
3	自杀	0	1	2	3	4
4	入睡困难	0	1	2		
5	睡眠不深	0	1	2		
6	早醒	0	1	2		
7	工作和兴趣	0	1	2	3	4
8	阻滞	0	1	2	3	4
9	激越	0	1	2	3	4
10	精神性焦虑	0	1	2	3	4
11	躯体性焦虑	0	1	2	3	4
12	胃肠道症状	0	1	2		

续表

序号	项目	无	轻度	中度	重度	极重度
13	全身症状	0	1	2		
14	性症状	0	1	2		
15	疑病	0	1	2	3	4
16	体重减轻	0	1	2		
17	自知力	0	1	2		
18	日夜变化	0	1	2		
19	人格解体或现实解体	0	1	2	3	4
20	偏执症状	0	1	2	3	4
21	强迫症状	0	1	2		
22	无助感,能力减退感	0	1	2	3	4
23	绝望感	0	1	2	3	4
24	自卑感	0	1	2	3	4

注:总分超过 35 分,可能为严重抑郁;超过 20 分,可能是轻或中等程度的抑郁;超过 9 分可能存在抑郁症状;如小于 8 分,没有抑郁症状。

(四)抑郁筛查与评估流程图及标准操作流程

1. 抑郁筛查与评估流程图,见图 4-2-2。

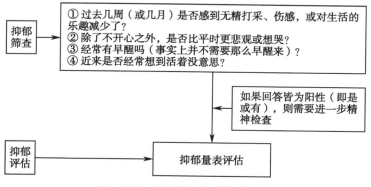

图 4-2-2　抑郁筛查与评估流程图

2. 抑郁评估的标准操作流程,见表 4-2-8。

表 4-2-8　抑郁评估的标准操作流程

实施步骤	具体内容
工作准备	见表 4-2-4
评估内容	1. 老年抑郁量表(GDS-15)(表 4-2-6) ①评定时间:评定时间范围为最近 1 周 ②评定人群:评定老年人抑郁情绪 ③评定要求:如果老人的文化程度太低,不能理解或看不懂问题内容,可由工作人员念给他听,逐条念,让老人独立地自己作出评定 ④评定项目:原量表为 30 项,后来发展了很多简版,这里介绍的是 15 项版本 2. 汉密尔顿抑郁量表(HAMD)(表 4-2-7) ①评定时间:评定当时或前一周的情况,评定大约需要15~20 分钟 ②评定人群:评定成年患者的抑郁症状 ③评定要求:本量表应由经过培训的两名评定者采用交谈和观察的方法进行评分,待检查结束后,两名评定者分别独立评分 ④评定项目:本量表目前有 17 项、21 项和 24 项 3 种版本,现在介绍的是 24 项版本
整理记录	见表 4-2-4
注意事项	见表 4-2-4

(五)抑郁的综合管理

1. 非药物干预　一般治疗包括基础疾病治疗、心理治疗(支持性心理治疗、认知行为治疗等)、物理治疗(重复经颅磁刺激、改良电抽搐治疗、脑深部电刺激等)、营养支持治疗、加强护理等。

2. 药物治疗　抗抑郁药物治疗,SSRIs 为常用的药物,包括:舍曲林、氟西汀、帕罗西汀、氟伏沙明、西酞普兰和艾司西酞普兰,是老年抑郁障碍患者治疗的一线药物。SNRIs 类药物也较为常用,包括文拉法辛和度洛西汀。这些药物不良反应相对较少,容易耐受。老年人应当个体化合理用药,起始剂量要小,加药速度要慢,治疗剂量相对较小,尽可能单一用药,同时注意药物相互作用。

3. 其他治疗　中医药治疗、中医推拿针灸、人工 AI 康复训练等。

(陈旭娇　吕丹梅)

第三节　睡眠障碍评估

睡眠对脑功能和生理心理健康至关重要,对老年人群提高睡眠质量是慢病康复的基础。

一、患病率

《2022 中国国民健康睡眠白皮书》调查显示约一半的老年人报告有失眠困扰,失眠患病率21%。老年人睡眠呼吸暂停发病率高达 60%。多达 25% 的老年人存在不宁腿综合征(restless leg syndrome,RLS),没有其他神经系统疾病的老年人中多达 57% 存在睡眠中周期性肢体运动(periodic limb movements of sleep,PLMS)。

二、危险因素

(一)不可控危险因素

随着年龄增长,老年人的睡眠功能逐渐减退。夜间睡眠时间减少,而日间睡眠增多、难以保持觉醒和日间习惯小睡,许多老年人就寝和起床时间往往提前,并且夜间觉醒次数增加,难以维持睡眠,维持睡眠的难度甚至高于入睡难度。对另一些人来说,缺乏固定的作息时间可能影响睡眠卫生,甚至导致睡眠时相延迟障碍。

（二）可控的危险因素

1. **睡眠卫生习惯** 许多老年人在退休后生活规律被打破，缺乏身体的活动和日照，卧床过多，存在不健康的生活习惯，如睡前饮酒、喝浓茶、躺床上看电视、白天睡眠过多等严重干扰睡眠。

2. **精神心理因素** 社交隔离、孤独以及焦虑、抑郁等精神心理疾病与老年人睡眠障碍相关，睡眠障碍主诉有时可作为前驱症状。

3. **躯体疾病** 老年人睡眠障碍常与躯体疾病共存，如神经系统疾病、慢性阻塞性肺疾病、慢性疼痛、慢性肾脏病、心衰、前列腺增生所致夜尿、痴呆、抑郁和焦虑等。

4. **药物因素** 老年人服用多种药物会引起睡眠问题，某些镇静催眠药会加重睡眠呼吸暂停；利尿药会增加夜尿，导致频繁觉醒；抗组胺药（如苯海拉明、氯苯那敏和羟嗪）、多巴胺受体拮抗剂（如丙氯拉嗪、氯丙嗪、甲氧氯普胺）、抗抑郁药、抗精神病药物等会导致不宁腿症状，类固醇激素会致入睡困难。

5. **环境因素** 丧偶或离异、生病住院可能会导致起居环境的改变，包括光线、声音、温湿度、床舒适度等也会影响老年人的睡眠。

三、睡眠障碍的分类

老年人常见的睡眠障碍包括失眠、睡眠呼吸障碍、异态睡眠、日间嗜睡、不宁腿综合征/睡眠中周期性肢体运动、昼夜节律失调性睡眠-觉醒障碍。

（一）失眠

主要表现为入睡困难、睡眠维持困难和早醒，通常需要≥30分钟才能入睡（入睡困难），或夜间清醒时间≥30分钟（睡眠维持困难），睡眠终止时间比期望醒来时间提前至少30分钟（晨间早醒）。根据症状持续时间，分为短期失眠和慢性失眠。短期失眠又称适应性失眠或急性失眠，通常持续数日或数周，短于3个月，由可识别的应激源引发。慢性失眠是指每周出现至少3次失眠症状,持续至少 3 个月,影响日间功能,排除其他疾病。

（二）睡眠呼吸障碍

睡眠呼吸障碍（sleep disordered breathing,SDB）是一种以睡眠期间出现呼吸暂停和低通气为特征的疾病,包括阻塞性睡眠呼吸暂停（obstructive sleep apnea,OSA）、中枢性睡眠呼吸暂停（central sleep apnea,CSA）和混合性睡眠呼吸暂停。可表现为夜间入睡困难、打鼾、呼吸节律异常、呼吸暂停及其所引发的睡眠维持困难等,严重者可能出现睡眠觉醒抑制,导致睡眠中死亡。清晨觉醒后,患者多主诉有头痛、疲乏、日间过度思睡、注意力不集中、记忆力减退、情绪不稳定等症状。

（三）异态睡眠

在入睡、睡眠期间或从睡眠中觉醒时发生的非自主性躯体行为或体验。快速眼动睡眠期行为障碍（rapid eye movement sleep behavior disorder,RBD）是常见的 REM 期异态睡眠,由于 REM 睡眠期间肌张力失弛缓导致,可能是 α- 突触核蛋白神经变性疾病的前驱症状。血管性、脱髓鞘性、肿瘤性和创伤性病因引起的脑干结构性病变也可触发梦境表演。RBD 症状主要发生在睡眠期的后半段,患者常存在鲜活、恐怖或暴力的梦境,在 REM 睡眠期间伴随梦境出现相关肢体活动、梦呓和情绪反应。部分患者的暴力行为可能伤害自身及同床者。

（四）日间思睡

日间思睡（excessive daytime sleepiness,EDS）定义为无法在日间主要清醒期间保持觉醒和警觉,并且几乎每日都会在无意间或在不适当的时间睡觉,持续至少 3 个月。常表现为难以抑制的困倦欲睡,甚至突然入睡,造成意外风险,可能伴有注意力、记忆和认知的下降。原发性发作性睡病较少见于老年人,罕见情况下如肿瘤、血管畸形、脑卒中等可引起继发性发作性睡病。

（五）不宁腿综合征 / 睡眠中周期性肢体运动

RLS 是一种常见的睡眠相关运动障碍,PLMS 临床相对少见,PLMS 的数量增加到一定程度引起的临床睡眠障碍称周期性肢体运动障碍（periodic limb movement disorder, PLMD）。RLS 及 PLMD 通常同时存在,可导致睡眠剥夺、失眠,增加卒中及认知损害的风险,可能跟遗传、低铁储备、神经系统病变、周围神经病、肾衰竭相关。与 PLMS 相关的其他疾病包括发作性睡病、OSA 和 PD。RLS 主要表现为在夜间睡眠时或处于安静状态下,双下肢出现极度难以抑制的不适感,如麻刺感、烧灼感、蚁行感,具有强烈的活动肢体的愿望,多于傍晚或夜间出现,活动后可暂时缓解,造成患者入睡困难。最常见于腿部,部分患者也可累及上肢、髋部、躯干和面部。超过 80% 的 RLS 患者伴有 PLMS,可伴或不伴从睡眠中觉醒,表现为睡眠期间周期性出现反复、高度刻板的肢体运动,以下肢远端常见（偶见于上肢）,典型表现是大踇趾伸展,常伴有踝关节、膝关节部分性屈曲,有时也可累及髋部,可导致日间嗜睡。

（六）昼夜节律失调性睡眠 - 觉醒障碍

昼夜节律失调性睡眠 - 觉醒障碍（circadian rhythm sleep-wake disorders, CRSWDs）是一种因昼夜时间维持系统、诱导系统变化或内源性昼夜节律与外部环境间不同步所引起的各种睡眠觉醒障碍,包括:睡眠时相延迟障碍、睡眠时相提前障碍、非 24 小时睡眠觉醒节律障碍、无昼夜节律的睡眠障碍、轮班、时差、非特指的昼夜睡眠 - 清醒障碍。因睡眠 - 觉醒模式的紊乱可出现入睡困难、睡眠维持困难、睡眠片段化、晨起困难及日间睡眠增多等症状,影响患者的日间生活功能。

四、睡眠障碍的筛查

（一）病史

1. 睡眠卫生习惯和环境　在评估老年人的睡眠时,病史需结合自我报告和照料者或床伴报告,尽可能详尽采集有关睡眠卫生习惯和环境的信息,如就寝时间、就寝到入睡的时长、觉醒次数和觉醒时长、最终觉醒时间、起床时间、打鼾和日间小睡时间、小睡时长,询问咖啡因、酒精及其他物质的使用情况。

2. 睡眠史　睡眠史的询问集中在 3 个主要的睡眠领域:入

睡和睡眠维持困难、日间嗜睡,以及异常的睡眠相关行为或运动,包括症状及持续时间。出现夜间行为异常时应特别注意夜间异常发声或行为的出现时间。睡眠增多时应询问患者在低刺激情境下是否容易睡着,还应询问患者日间嗜睡的影响程度,嗜睡是否影响生存质量、人际关系、专注能力、工作效率及心境。失眠时应询问躺在床上或坐位时是否渴望活动双腿,特别是症状主要发生在夜晚时。

3. 伴随疾病　询问伴随症状及共存疾病,用药史,如心力衰竭和脑卒中、近期心理创伤事件、痴呆、抑郁和焦虑、帕金森病、贫血、肾衰竭等。

通过询问病史寻找可能的病因及合并症,鉴别是正常衰老导致的睡眠结构变化还是睡眠疾病或睡眠卫生不良、药物影响或躯体疾病导致。大多数睡眠障碍可通过病史诊断,必要时需要测量工具的辅助。

(二)筛查

1. 睡眠日记　要求患者记录每天的睡眠情况,如就寝时间、起床时间、入睡时间、醒来的次数和持续时间、起床时间、总的睡眠时间;记录睡眠卫生习惯,如是否有睡前饮食、饮酒、喝茶、运动等;记录白天嗜睡和疲劳等症状。

2. 筛查量表　睡眠筛查量表见表 4-3-1,大部分以自评为主。

表 4-3-1　常用的睡眠量表

筛查与评估工具	条目数	判断标准	特点
阿森斯失眠量表	8	总分 0~24,<4 分为无睡眠障碍,4~5 分为可疑失眠,≥6 分失眠,需要寻求治疗	国际公认的睡眠质量自评量表,可评估失眠严重程度
失眠严重程度指数量表	7	0~7 分:没有临床意义的失眠;8~14 分:亚临床失眠;15~21 分:临床中度失眠;22~28 分:临床重度失眠	筛查失眠,操作简便

续表

筛查与评估工具	条目数	判断标准	特点
匹兹堡睡眠质量指数	19个自评和5个他评	总分 0~21,得分越高,表示睡眠质量越差。0~5 睡眠质量很好;6~10 睡眠质量还行;11~15 睡眠质量一般;16~21 睡眠质量很差	用于评估过去 1 个月内出现睡眠问题的频率和总体的睡眠质量,可用于监测症状变化
柏林问卷	10（分 3 部分）	量表评分过程复杂,3 部分问题中至少 2 部分阳性则认为发生 OSA 的风险高	需要测量血压、身高、体重,明确个体是否存在睡眠呼吸暂停高风险,更适用于评估中重度患者
STOP-BANG 问卷	8	总分≥3 认为 OSA 高风险	筛查 OSA
RBD 筛查问卷	13	普通人群以 5 分为界,帕金森患者以 6 分为界	可用于 RBD 筛查
RBD 问卷（中国香港版）	13	17	可用于评估 RBD 的发作频率和严重程度
Mayo 睡眠问卷	10	–	由照料者或床伴评估,可用于 RBD 筛查
Epworth 嗜睡量表	8	总分 24 分,评分 >6 分提示嗜睡,>11 分则表示过度嗜睡,>16 分提示有危险性的嗜睡	主观的嗜睡测量方法,评估在日常生活不同情景下的嗜睡程度,可用于筛查是否有过度嗜睡
国际 RLS 评定量表	10	0~40 分,分数越高表示不宁腿的症状越严重,对患者影响越大	最常用的 RLS 症状严重程度评估量表
RLS 生活质量问卷	18	评分相对复杂	是应用较为广泛的 RLS 患者生活质量的评估量表

五、睡眠障碍的客观评定工具

1. 体动记录仪（actigraphy，ACT）　外观设计类似手表，佩戴在手腕上，传感器可测量肢体的运动，间接反映出睡眠 - 觉醒情况，可以补充睡眠日记中的主观数据，尤其适用于不能完成睡眠日记的患者。

2. 多导睡眠图（Polysomnography，PSG）　为客观测量睡眠的"金标准"，可提供睡眠脑电、心电、下颌肌电、眼电、腿动、胸腹运动、血氧饱和度等多个睡眠参数，进一步分析睡眠结构、睡眠效率等信息。有助于鉴别 RBD、NREM 期异态睡眠、夜间癫痫发作、周期性肢体运动、睡眠呼吸障碍等疾病。便携式睡眠记录仪可方便患者带回家中监测进行初筛。当日间睡眠过多时可进行多次睡眠潜伏期试验（multiple sleep latency test，MSLT）。

3. 其他检查　进一步证据提示神经系统疾病时，需进行更多检查，如神经影像学检查、脑电图和神经心理学量表。

六、睡眠障碍的筛查操作流程

睡眠障碍的筛查操作流程（以匹兹堡睡眠质量指数为例），见表 4-3-2。

表 4-3-2　睡眠障碍筛查操作流程

实施步骤	具体内容
工作准备	1. 环境准备　评估环境安静私密，无打扰。地面干净整洁、无障碍物 2. 评估员准备　核对老人信息，向老人讲述本次评估的目的、所需时间，保护老人安全等 3. 老人准备　意识清楚，穿着舒适，配合评估 4. 物品准备　测评问卷（电子版或纸质版）、打印机 5. 指导语　下面一些问题是关于您最近 1 个月的睡眠情况，请选择或填写最符合您近 1 个月实际情况的答案。请回答下列问题

续表

实施步骤	具体内容
评估内容	1. 打开问卷,填写老人信息 2. 让老人自行作答,评分员从旁协助进行指导并解答疑惑,不得干预问题的选择
整理记录	1. 整理物品　整理用物,协助老人离开,确保安全 2. 记录、报告　记录老人评估情况,统计得分
注意事项	用于评定被试最近 1 个月的睡眠质量。由 19 个自评和 5 个他评条目构成,其中第 19 个自评条目和 5 个他评条目不参与计分。家属或照料者可以协助回答

注:总分 0~21 分,得分越高,表示睡眠质量越差。0~5 分为睡眠质量很好;6~10 分为睡眠质量还行;11~15 分为睡眠质量一般;16~21 分为睡眠质量很差。

七、睡眠障碍的综合管理

睡眠障碍的治疗根据主要症状的不同而不同,以改善睡眠质量,提高日间功能为治疗目标。

1. 非药物干预

1)睡眠环境重建及睡眠卫生教育:建立安静昏暗、安全舒适的睡眠环境,睡眠卫生教育是改善睡眠的基础,保证起居生活规律化,纠正不良睡眠习惯,尽量减少或消除咖啡因、尼古丁和酒精摄入,睡前放松训练等。在预期入睡时间前至少 2 小时避免参加让人兴奋的活动,增加日间活动内容与活动量,白天增加光照,避免长时间日间小睡。

2)认知行为治疗:认知行为治疗(cognitive behavioral therapy,CBT)是治疗慢性失眠的一线治疗选择。

3)体位干预治疗是缓解 OSA 的一种简单、易行、费用低且有效的方法,应尽量保证侧卧位睡眠或抬高床头,对于中重度及体位治疗无效的 OSA 患者,持续正压通气治疗(continuous positive airway pressure,CPAP)是治疗的一线方法。其他替代方法包括口腔矫治器、上气道手术以及舌下神经刺激等。重症患者必要时可考虑有创辅助通气治疗。

4）光照疗法：光线是昼夜节律重要的调节因素，早晨光照会使昼夜节律提前，从而纠正睡眠 - 觉醒时相延迟，缓解日间嗜睡和疲劳。策略性避免夜间光照可能也有益。

5）运动：有氧运动结合抗阻训练均可改善老年人的睡眠，但需注意疾病相关风险及跌倒和运动损伤。

2. 药物治疗

1）失眠的药物治疗：包括苯二氮䓬类、非苯二氮䓬类（唑吡坦、佐匹克隆、右佐匹克隆、扎来普隆等）、褪黑素受体激动剂（阿戈美拉汀）、有镇静作用的抗焦虑抑郁药物（曲唑酮、米氮平等）、双食欲素受体拮抗剂（莱博雷生）。老年患者的药物治疗应个体化，首选非苯二氮䓬类，间断使用，按需服用，控制剂量和使用疗程、不同镇静药交替使用，注意药物相互作用，防范成瘾及跌倒风险。

2）睡眠呼吸障碍的药物治疗：首先避免可能加重睡眠呼吸障碍的因素，控制体重，改善生活方式，谨慎服用镇静催眠药物、肌肉松弛剂酌情应用褪黑素、褪黑素受体激动剂，也可以直接针对失眠或日间过度嗜睡进行治疗。

3）RBD 的药物治疗：尽可能停用或避免使用已知会加重 RBD 的药物，如 5- 羟色胺能抗抑郁药，同时治疗并发的其他睡眠障碍等。大剂量褪黑激素（6~18mg）和小剂量氯硝西泮（0.5~1mg）均能有效抑制大多数患者的 RBD 行为。老年 RBD 患者使用氯硝西泮时需要权衡呼吸抑制、肌松及跌倒风险等。

4）不宁腿综合征的药物治疗：首先需要识别潜在的危险因素，纠正可能的铁缺乏，保证充足的睡眠，如减少或停用相关药物。药物治疗主要包括 α-2-δ 电压门控钙通道配体（如普瑞巴林、加巴喷丁）、多巴胺能药物（如普拉克索、罗匹尼罗）、阿片类和苯二氮䓬类。药物治疗从小剂量开始，晚上服用。难治性患者可考虑联合用药，PLMD 的治疗方法与 RLS 相似。

3. 其他治疗　中医药或中医推拿针灸治疗等，但需辨证论治，随证加减，在医生指导下使用。

（王春雪　张　宁　王　铄）

第四节　谵妄评估

谵妄（delirium）是一种急性、短暂、通常可逆的神经精神综合征。通常表现为意识障碍和注意力损害，伴有知觉、思维、记忆、精神运动、情绪，以及睡眠 - 觉醒周期功能紊乱，急性起病，波动性病程，往往在夜间恶化，以往也被称为"急性脑病综合征""代谢性脑病""中毒性精神病""急性精神错乱状态"。谵妄在老年患者中发病率高、预后差、院内病死率增加、住院时间延长，增加了医疗成本，甚至在出院后仍有长期影响，如认知能力和日常活动能力低下等，给患者及照顾者带来了极大的负担。然而在临床中超过一半的谵妄患者并未获得有效的管理，未能被医护人员和家属 / 照护者识别，所以目前迫切需要对医护人员和家属 / 照护者进行相关知识技能的培训。

一、患病率

据报道，55 岁以上的普通人群谵妄的发生率为 1.1%，65 岁后每增加 1 岁，谵妄的发病风险增加 2%。不同的疾病状态下，谵妄的患病情况存在差异，《综合医院谵妄诊治中国专家共识（2021）》总结了谵妄在不同科室的发生率，ICU 患者谵妄的发生率 33.1%，老年患者髋部骨折术后谵妄发生率 30%，老年前列腺增生术后患者谵妄发生率 12.5%，老年胃肠道手术患者术后谵妄的发生率 25.4%，65 岁及以上非心脏手术患者术后谵妄的发病率 11.1%，其中开颅术后谵妄发病率最高，达 57.1%。在新冠肺炎疫情流行期间，谵妄在重症新冠肺炎患者中也并不少见。

二、危险因素

（一）易感因素

高龄、认知障碍、衰弱、药物 / 酒精依赖、听力或视力障碍、罹患多种躯体疾病等是常见的易感因素。认知障碍的影响最明显:认知障碍程度越重,发生谵妄的风险越高。2019 年英国国家临床医学研究所(NICE)建议,对新入院患者要进行谵妄风险评估,下列危险因素中有任何一个存在,就是谵妄高危个体:①65 岁以上;②轻度认知功能障碍或痴呆,若认知障碍不肯定,需用标准化的评估手段进行认知功能评价;③新发髋部骨折;④重症疾病。

(二)诱发因素

1. **脑部疾病**　包括脑外伤、脑卒中、硬膜下血肿、脑炎、癫痫等。

2. **其他系统性疾病**　包括呼吸系统疾病(低氧或二氧化碳增高)、心血管疾病(低血压、心肌梗死)、感染(泌尿系、肺部、关节、瓣膜等部位感染)、营养及代谢疾病(贫血、叶酸、维生素 B_1、B_{12} 缺乏、低血糖、脱水、电解质紊乱、酸中毒)、便秘或泌尿系统疾患和操作(尿潴留、导尿等)、外伤(如骨折)、手术和麻醉、中毒或戒断(酒精、毒品)、疼痛等。

3. **环境因素**　噪声、感觉剥夺、活动受限、居住环境改变、情感打击等。

4. **药物因素**　以下物质和药物会增加谵妄的发生风险:酒精中毒、酒精或药物戒断、阿片类药物、苯二氮䓬类药物、非苯二氮䓬类安眠药物、抗组胺药、二氢吡啶类药物、三环类抗抑郁药、部分抗精神病药物、抗帕金森病药物等。药物过量或相互作用也可能会导致谵妄的发生。

三、谵妄评估

(一)病史

重点评估老年人是否有饮酒嗜好,饮酒的种类、每日次数、每次饮酒量、是否有渴求。评估老人的临床表现:①活动亢进型:患者表现高度警觉、烦躁不安、易激惹、可有幻觉和妄想、有攻击性精神行为异常,是最容易被发现的一种类型。②活动抑制型:表现为睡眠增多、表情淡漠、语速及动作缓慢,因症状不容易被察觉,常被漏诊。③混合型谵妄:表现为上述两种谵妄类型交替出现,反复波动。④亚综合征型:表现为部分谵妄症状,只符合部分谵妄诊断标准,常被忽视。⑤迁延型或持续型谵妄:相对较少,多见于既往存在认知功能障碍的患者,或谵妄继发于颅内新发病变者。

（二）诱发因素的筛查

①血常规、C- 反应蛋白、血肝肾功能、血糖、电解质、血培养、尿常规、尿培养、动脉血气分析等。②胸片、肺部 CT、心电图等。③ 24 小时液体出入量。④老年人由于记忆或情绪因素,漏服或过量服用药物,还可以检测常服药物的血药浓度。⑤根据病史和体格检查,完善特殊的检查。

（三）谵妄评估方法（CAM）

综合医院谵妄诊治中国专家共识（2021）推荐谵妄评定方法（Confusion Assessment Method, CAM）、4A 测试（4A test, 4AT）、谵妄分级量表（Delirium Rating Scale, DRS）用于谵妄评估,见表4-4-1。CAM 是由美国 Inouye 教授编制的谵妄诊断用量表,根据 DSM-III-R 谵妄的诊断标准,辅助老年谵妄的临床诊断,具有比较好的信度和效度,其研究成果被广泛引用。有研究根据我国临床的实际情况和特点,对 CAM 原有的项目建立等级评定,设立评分定义,进行信度、效度和可操作性评价,开发了 CAM-CR 的计算机辅助诊断程序,使之成为适合国内临床使用的老年谵妄评定工具,见表 4-4-2。对未经精神科培训的医护人员,推荐采用 4AT 量表进行评估,对经过相关培训的人员推荐使用 CAM、CAM-ICU 和 DRS-R-98,见表 4-4-1、表 4-4-2。

表 4-4-1　谵妄评估工具比较

	谵妄评估工具	条目数	判断标准	特点
1	谵妄评定方法（CAM）	11	具备 3 项及以上	评估快速,具有较高的敏感性和特异性,检查者需接受专业培训。有各种衍生量表,常被做进病历系统

续表

	谵妄评估工具	条目数	判断标准	特点
2	4A 测试（4AT）	4	≥4 分提示谵妄	简便易行，简单培训即可进行
3	谵妄分级量表 -98 修订版（DRS-R-98）	16	总分≥18 或严重程度分≥15 即诊断为谵妄	能更为详尽地描述谵妄症状的演变过程，以及对药物治疗的反应；同时还能有效地与其他精神障碍，特别是与痴呆等进行鉴别，比较专业

表 4-4-2　CAM 量表

1. 急性起病（判断从前驱期到疾病发展期的时间）
患者的精神状况有急性变化的证据吗？
　　不存在
　　较轻：3 天至 1 周
　　中度：1 天至 3 天

2. 注意障碍（请患者按顺序说出 21~1 之间的所有单数）
患者的注意力难以集中吗？例如，容易出现注意涣散或难以交流吗？
　　不存在
　　轻度：1~2 个错误
　　中度：3~4 个错误
　　严重：5 个或 5 个以上的错误

3. 思维混乱　患者的思维是凌乱或不连贯的吗？例如，谈话主题散漫或不中肯，思维不清晰或不合逻辑，或者从一个话题突然转到另一话题？
　　不存在
　　轻度：偶尔短暂的言语模糊或不可理解，但尚能顺利交谈
　　中度：经常短暂的言语不可理解，对交谈有明显的影响
　　严重：大多数的时间言语不可理解，难以进行有效的交谈

续表

4. 意识水平的改变　总体上看,您是如何评估该患者的意识水平?

不存在:机敏(正常)

轻度:警觉(对环境刺激高度警惕、过度敏感)

中度:嗜睡(瞌睡,但易于唤醒)或昏睡(难以唤醒)

严重:昏迷(不能唤醒)

5. 定向障碍　在会面的任何时间患者存在定向障碍吗? 例如,他认为自己是在其他地方而不是在医院,使用错的床位,或错误地判断一天的时间或错误地判断以 MMSE 为基础的有关时间或空间定向?

不存在

轻度:偶尔短暂存在时间或地点的定向错误(接近正确),但可自行纠正

中度:经常存在时间或地点的定向的错误,但自我定向好

严重:时间、地点及自我定向均差

6. 记忆力减退(以回忆 MMSE 中的 3 个词的为主)　在面谈时患者表现出记忆方面的问题吗? 例如,不能回忆医院里发生的事情,或难以回忆指令(包括回忆 MMSE 中的 3 个词)?

不存在

轻度:有 1 个词不能回忆或回忆错误

中度:有 2 个词不能回忆或回忆错误

严重:有 3 个词不能回忆或回忆错误

7. 知觉障碍　患者有知觉障碍的证据吗,例如幻觉、错觉或对事物的曲解(如,当某一东西未移动,而患者认为它在移动)?

不存在

轻度:只存在幻听

中度:存在幻视,有或没有幻听

严重:存在幻触、幻嗅或幻味,有或没有幻听

8. 精神运动性兴奋　面谈时,患者有行为活动不正常的增加吗? 如坐立不安,轻敲手指或突然变换位置?

不存在

轻度:偶有坐立不安,焦虑、轻敲手指及抖动

中度:反复无目的地走动、激越明显

严重:行为杂乱无章,需要约束

9. 精神运动性迟缓　面谈时,患者有运动行为水平的异常减少吗? 例如懒散,缓慢进入某一空间、停留某一位置时间过长或移动很慢?

　　不存在

　　轻度:偶尔地比先前的活动、行为及动作缓慢

　　中度:经常保持一种姿势

　　严重:木僵状态

10. 波动性　患者的精神状况(注意力、思维、定向、记忆力)在面谈前或面谈中有波动情况吗?

　　不存在

　　轻度:一天之中偶尔地波动

　　中度:症状在夜间加重

　　严重:症状在一天中剧烈波动

11. 睡眠—觉醒周期的改变:(患者日间过度睡眠而夜间失眠)患者有睡眠—觉醒周期紊乱的证据吗? 例如日间过度睡眠而夜间失眠?

　　不存在

　　轻度:日间偶有瞌睡,且夜间时睡时醒

　　中度:日间经常瞌睡,且夜间时睡时醒或不能入睡

　　严重:日间经常昏睡而影响交谈,且夜间不能入睡

注:19 分以下提示该患者没有谵妄;20~22 分提示该患者可疑有谵妄;22 分以上提示该患者有谵妄。

四、CAM 的操作流程

　　根据 2023 年发布的《中国老年患者术后谵妄防治专家共识》,非精神科医护可采用 CAM 量表,评估量表中的前 4 项诊断谵妄,见表4-4-3。

表 4-4-3　CAM 操作流程

实施步骤	具体内容
工作准备	1. 环境准备　环境明亮安静,除患者外,周围人员建议在 3 人以内

续表

实施步骤		具体内容	
工作准备		2. 评估员准备 穿戴整齐,七步洗手法洗净双手,核对患者和亲属信息,向亲属询问疾病史、个人史和既往史 3. 患者准备 患者体位相对自然,尽量不要约束双手,没有用镇静剂 4. 物品准备 CAM量表、笔	
评估内容	条目	询问内容	结果
	1. 意识状态急性改变或波动	与基线状况相比,患者的意识状态是否发生急性改变? 或在过去的24小时内,患者的意识状态是否有波动?	□无→无谵妄 □有→继续第二题
	2. 注意力障碍	"当我读到数字'8'时,捏一下我的手"。 按顺序读下列数字:6 8 5 9 8 3 8 8 4 7 错误:读'8'时没有捏手或读其他数字时做出捏手动作 如果不能完成数字法,改用图片	□ 0~2个错误→无谵妄 □ 3及3个以上错误→继续第三题
	3. 意识水平改变	非清醒状态,有烦躁或嗜睡、镇静的情况	□ 1.2.3阳性,谵妄存在 □阴性
	4. 思维混乱	石头是否能浮在水面上? 海里是否有鱼? 1斤是否比2斤重? 您是否能用榔头钉钉子? 执行指令: "伸出这几根手指"(检查者在患者面前伸出2根手指) "现在用另一只手伸出同样多的手指"(这次检查者不做示范)或"再增加一根手指"(如果患者只有一只手能动)	□ >1个错误且第三题阳性,谵妄存在 □ 0~1个错误,第三题阴性,无谵妄
注意事项		保持测试环境安静,答题过程中所有人不允许提醒	

注:1+2+3 或 1+2+4,就诊断为谵妄。

五、谵妄的综合管理

对因治疗是谵妄管理的关键,对症治疗首选非药物治疗,不推荐常规使用抗精神病药物。谵妄的药物预防虽目前研究很多,但尚无明确推荐使用的药物。及早发现谵妄危险人群,尽量避免诱发因素,及时予以非药物干预,是目前研究已证实的最为有效的方式。

(一)非药物干预

①改善环境因素、提高患者舒适度有助于减少谵妄的发生。②早期活动既可降低谵妄的发生率,又可缩短谵妄的持续时间。③重视和强化与患者的沟通和交流,家庭成员的参与有助于减少患者谵妄的发生,促进谵妄的恢复。④通过耳塞和眼罩,联合轻缓的音乐可以不同程度地改善睡眠,减少谵妄的发生。

(二)药物治疗

①尽可能纠正谵妄的病因,如病因未明,可在急诊科先补充葡萄糖和维生素 B_1。②苯二氮䓬类药物是酒精戒断导致的震颤谵妄的一线药物,能缩短谵妄时间,可以口服或静脉使用,对其他类型已经发作的谵妄应尽量避免使用该类药物。③有疼痛症状的患者,评估后使用止痛药物。④应用抗精神病药物治疗谵妄时,应警惕其对心律的影响。常用药物如氟哌啶醇、奥氮平、喹硫平等,应用前应权衡利弊、告知家属,从少量开始。

(张 滢 魏红辉)

第五章

常见老年综合征评估

第一节 肌少症评估

肌少症（sarcopenia）是一种增龄相关的肌肉量减少、肌肉力量下降和/或躯体功能减退的老年综合征。肌少症可导致跌倒、失能和死亡等不良结局风险增加，严重损害老年人的生活质量和健康。随着老年人口数量增加，肌少症患者的数量和比例也不断增长，将给家庭和社会造成沉重的负担。由于肌少症起病隐匿，进展缓慢，缺乏特异的临床表现，容易被忽视，需要定期评估，有助于早期发现和干预。

一、患病率

目前全球约有 5 000 万人罹患肌少症，至 2050 年预计肌少症患者数将高达 5 亿。各国以及各地区的肌少症流行病学数据差异较大，可能受到研究人群差异的影响，使用的评估方法和诊断阈值不同也导致结果差异。中国人群的流行病学调查显示，社区老年人肌少症的患病率为 8.9%~38.8%，80 岁及以上老年人患病率高达 67.1%。

二、危险因素

（一）不可控的危险因素

1. 遗传 遗传因素可以部分解释个体间肌肉强度、下肢功能和日常生活能力变异的差异性。虽然目前发现了一些与肌少症相关的风险基因,但是尚未得到不同种族、更多人群一致的证实。

2. 年龄　增龄相关的激素变化、神经-肌肉功能减弱、促炎细胞因子升高、肌细胞凋亡等因素都参与了肌少症的发生。

（二）可控的危险因素

1. 疾病消耗　急性和慢性疾病状态,如感染、肿瘤、心力衰竭、慢性阻塞性肺病、自身免疫性疾病等都与肌少症有关。

2. 运动缺乏　久坐不动、活动减少是肌少症的主要因素之一,而肌少症又导致活动能力进一步降低。

3. 营养不良　老年人厌食、能量和/或蛋白质摄入不足、吸收障碍等因素造成营养不良,可致肌肉蛋白合成降低。

三、肌少症筛查

（一）自我筛查量表

SARC-F 与 SARC-CalF 皆是非常好的肌少症快捷筛查工具。目前,欧洲老年肌少症工作组(European Working Group on Sarcopenia in Older People,EWGSOP)共识 2、国际肌少症和衰弱研究会议(International Conference on Sarcopenia and Frailty Research,ICFSR)、恶病质和消耗性疾病学会(Society of Sarcopenia,Cachexia and Wasting Disorders,SCWD)均推荐使用 SARC-F 对肌少症进行筛查。SARC-CalF 是 SARC-F 中添加了小腿围作为一项评估参数,其敏感性和特异性高于 SARC-F,中国老年人肌少症诊疗专家共识(2021)推荐用于肌少症的自我筛查。SARC-CalF 量表介绍,见表 5-1-1。

表 5-1-1　SARC-CalF 量表

检测项目	问题	评价指标	分数
力量	搬运 10 磅（≈4.5kg）重物是否困难?	没有困难	0
		有些困难	1
		很困难 / 不能完成	2

续表

检测项目	问题	评价指标	分数
行走	在房间里行走是否困难？	没有困难	0
		有些困难	1
		很困难/需要使用辅助工具/不能完成	2
起身	从床上或椅子起身是否困难？	没有困难	0
		有些困难	1
		很困难/需要别人帮助/不能完成	2
爬楼梯	爬10层台阶是否困难？	没有困难	0
		有些困难	1
		很困难/不能完成	2
跌倒	过去一年跌倒次数？	从没	0
		1~3次	1
		4次或以上	2
小腿围		男≥34cm，女≥33cm	0
		男<34cm，女<33cm	10

注：评定标准：得分≥11分为阳性。

（二）SARC-CalF 量表

SARC-CalF 量表筛查标准操作流程，见表 5-1-2。

表 5-1-2　SARC-CalF 量表流程

实施步骤	具体内容
工作准备	1. 环境准备　评估环境宽敞明亮，地面干净整洁、无障碍物 2. 评估员准备　穿戴整齐，七步洗手法洗净双手，核对老人信息，向老人讲述本次评估的目的、所需时间 3. 老人准备　意识清楚，穿着舒适，配合评估 4. 物品准备　SARC-CalF 量表、笔、软尺
筛查内容	见 SARC-CalF 量表（表 5-1-1）

续表

实施步骤	具体内容
整理记录	1. 整理物品 整理用物,协助老人休息 2. 洗手、记录、报告 洗净双手,记录老人肌少症筛查情况,阳性者可进一步行肌少症评估

(三)小腿围测量

小腿围测量的敏感度 80.4%,特异度达 71.8%,推荐用于肌少症的自我筛查。标准操作流程见表 5-1-3。

表 5-1-3 小腿围筛查流程

实施步骤	具体内容
工作准备	1. 环境准备 评估环境宽敞明亮,地面干净整洁、无障碍物 2. 评估员准备 穿戴整齐,七步洗手法洗净双手,核对老人信息,向老人讲述本次评估的目的、所需时间,保护老人安全等 3. 老人准备 意识清楚,穿着舒适,配合评估 物品准备:软尺 指导语:现在我将测试您的小腿围,进行肌少症的筛查
筛查内容	1. 老人坐位时小腿自然下垂,垂直地面;卧位时屈膝,双足平放床上 2. 用软尺测两侧小腿,沿较粗小腿的腓肠肌最宽处,水平绕其一周,测量小腿围,单位为 cm,精确到小数点后 1 位
整理记录	1. 整理物品 整理用物,协助老人休息 2. 洗手、记录、报告 洗净双手,记录老人筛查情况,阳性者可进一步行肌少症评估

注:男 <34cm,女 <33cm 判定为筛查阳性。

四、肌少症评估

评估和诊断肌少症的主要参数为肌肉量、肌肉力量和躯体功能。

（一）肌肉量测定

1. 肌肉量评估工具介绍　四肢骨骼肌量（appendicular skeletal muscle，ASM）是肌肉量评价的重要指标，量化肌肉量时需用 ASM/ 身高 ^{2} 校正。ASM 的评估包括生物电阻抗分析（bioelectrical impedance analysis，BIA）、双能 X 射线吸收仪（dual energy X-ray absorptiometry，DXA）、超声、CT、MRI 等，见表 5-1-4。肌肉超声可以测量肌肉厚度、横截面积、肌纤维长度等，CT 和 MRI 可以测量腰部、大腿的肌肉，由于尚缺乏明确的截点值，目前主要用于科研。

表 5-1-4　四肢骨骼肌量指数常用评估方法

评估方法	诊断标准（ASM/ 身高 ^{2}）		特点
BIA	男性 <7.0kg/m^2 女性 <5.7kg/m^2	为异常	价格低廉、设备便携
DXA	男性 <7.0kg/m^2 女性 <5.4kg/m^2	为异常	准确性高、设备昂贵 不可移动，非便携，有辐射

2. 肌肉量评估　标准操作流程，见表 5-1-5、表 5-1-6。

表 5-1-5　BIA 评估流程

实施步骤	具体内容
工作准备	1. 环境准备　评估环境宽敞明亮，地面干净整洁、无障碍物 2. 评估员准备　穿戴整齐，七步洗手法洗净双手，核对老人信息，向老人讲述本次评估的目的、所需时间，保护老人安全等 3. 老人准备　意识清楚，穿着舒适，配合评估 4. 物品准备　BIA、打印机 5. 指导语　①现在我要给您做一个人体成分分析的检查，检测您的肌肉量；②请脱掉鞋袜
评估内容	1. 打开仪器，填写信息 2. 卧位　老人需躺在一张平坦的床上，双脚并拢，双手平放在身体两侧，BIA 仪器的电极贴在老人的手和脚上，保持身体放松不动，等待测试完成

续表

实施步骤	具体内容
评估内容	3. 站立位　老人需站在 BIA 仪器上,双脚平放在仪器上的电极上,老人双手拿手柄,大拇指放在金属接触片上,双臂展开 30° 角,保持该姿势,不说话,指导测试结束,并协助老人坐到旁边的椅子上
整理记录	1. 整理物品　整理用物,协助老人休息 2. 洗手、记录、报告　洗净双手,记录老人评估情况,阳性者可进一步行相关知识宣教
注意事项	1. BIA 间接测定肌肉和脂肪量 2. 受较多因素干扰:含水量、饮食状态、肥胖程度等 3. 不同体位会对测试结果产生一定影响,因此在进行连续的测试时,应尽可能保持相同的体位 4. 有心脏起搏器或金属植入物的患者不能进行测试

注:男性 $<7.0kg/m^2$,女性 $<5.7kg/m^2$ 判定为肌肉量减少。

表 5-1-6　DXA 评估流程

实施步骤	具体内容
工作准备	1. 环境准备　评估环境宽敞明亮,地面干净整洁、无障碍物 2. 评估员准备　穿戴整齐,七步洗手法洗净双手,核对老人信息,向老人讲述本次评估的目的、所需时间,保护老人安全等 3. 老人准备　意识清楚,穿着舒适,配合评估 4. 物品准备　DXA、打印机 5. 指导语　①现在我要给您做一个双能 X 线检查,检测您的肌肉量;②请您将金属饰品、钥匙等物品取下
评估内容	1. 登记患者信息 2. 老人躺在检测床上,保持身体平躺、放松肌肉 3. 选择肌肉评估,开始全身扫描
整理记录	1. 整理物品　整理用物,协助老人休息 2. 洗手、记录、报告　洗净双手,记录老人评估情况,阳性者可进一步行相关知识宣教

续表

实施步骤	具体内容
注意事项	DXA 有一定辐射,需要提前告知老人

注:男性 <7.0kg/m^2,女性 <5.4kg/m^2 判定为肌肉量减少。

(二)肌肉力量测定

肌肉力量是指一个或多个肌肉群所能产生的最大力量。握力器测量上肢握力是最常用的方法。膝关节屈伸力量是评估下肢肌肉力量的方法,由于设备昂贵操作复杂,目前多用于科研。握力评估的标准操作流程,见表 5-1-7。

表 5-1-7 握力评估流程

实施步骤	具体内容
工作准备	1. 环境准备 评估环境宽敞明亮,地面干净整洁、无障碍物 2. 评估员准备 穿戴整齐,七步洗手法洗净双手,核对老人信息,向老人讲述本次评估的目的、所需时间,保护老人安全等 3. 老人准备 意识清楚,穿着舒适,鞋跟不超过 3cm,配合评估 4. 物品准备 握力计 5. 指导语 ①请问您平时习惯用哪只手?②现在我将测试您的最大握力;③请您竭尽全力紧握握力计保持 2~3 秒,然后松开;④我将为您测量共 2 次
评估内容	1. 弹簧式握力计 使老人呈站立位,双脚自然分开,手臂自然下垂,使测试肢体与躯体保持 15° 角,并用力握紧保持 2~3 秒,然后放松 2. 液压式握力计 使老人保持坐位,使肘关节呈直角(测试肢体与躯体保持 15° 角),并用力握紧保持 2~3 秒,然后放松
整理记录	1. 整理物品 整理用物,协助老人休息 2. 洗手、记录、报告 洗净双手,记录老人评估情况,阳性者可进一步行相关知识宣教

续表

实施步骤	具体内容
注意事项	1. 测试优势手 2 次，间隔至少 15s，取最大值
	2. 必要时可双手都做测试进行比较，取最大值
	3. 若被测量者存在单侧 / 双侧手部肿胀、感染、严重疼痛、骨折或受伤等无法配合完成测量的情况，则不进行该侧 / 双侧手部握力测量，并记录写明原因
	4. 提前评估患者病情，疾病急性期（脑梗死、心肌梗死、呼吸衰竭、心力衰竭、脑出血等）、血流动力学不稳定者不宜进行此评估
	5. 避免与其他检查冲突，如老人已经做了较多的检查，体能受限，不宜进行评估
	6. 注意保护老人的安全，避免跌倒
	7. 老人有头晕等不适，立即停止评估，待其稳定后再进行，如休息后不能缓解立即终止评估，做好病情监测

注：男性 <28kg，女性 <18kg 判定为肌肉力量下降。

（三）躯体功能测定

躯体功能是指客观测得的全身性躯体运动功能。常用的躯体功能评估方法包括步速、简易机体状况量表（Short Physical Performance Battery，SPPB）、5 次起坐试验、起立 - 行走试验（timed up and go test，TUG）、长距离步行等。TGUG 可反映平衡和步行能力，长距离步行可检测步行能力和耐力，但对体能要求高，耗时较长，目前主要应用于科研。

1. 步速评估标准操作流程，见表 5-1-8。

表 5-1-8　步速评估流程

实施步骤	具体内容
工作准备	1. 环境准备　评估环境宽敞明亮，地面干净整洁、无障碍物
	2. 评估员准备　穿戴整齐，七步洗手法洗净双手，核对老人信息，向老人讲述本次评估的目的、所需时间，保护老人安全等

续表

实施步骤	具体内容
工作准备	3. 老人准备　意识清楚,穿着舒适,鞋跟不超过 3cm,配合评估 4. 物品准备　米尺、胶带、计时器 5. 指导语　①请您以日常步行速度通过测试区域,中途不要加速或者减速;②如果您平时使用助步器或者拐杖,测试中允许使用
评估内容	1. 测试区域由 0 米起始至 8 米结束。应用米尺和胶带做好地面指示标志,测量中间匀速步行 8 米的步速 2. 老人起始位置在 0 米边缘,在"开始"口令后,老人以平时步行速度向前走,完整走过 8 米距离后说"停止" 3. 测试者在老人单足越过测试区 1 米标志时开始计时,在其单足迈过测试区 7 米标志时结束,以秒为单位,换算后单位为米 /s 4. 测量 2 次,计算平均数值
整理记录	1. 整理物品　整理用物,协助老人休息 2. 洗手、记录、报告　洗净双手,记录老人评估情况,阳性者可进一步行相关知识宣教
注意事项	1. 老人与老人保持适当距离,以不影响其行走速度为准 2. 老人可使用辅助工具,但每次测试需记录下来 3. 无须向老人说明计时区的起点与终点,在调整速度的区域中,不进行计时 4. 病情评估如表 5-1-7 注意事项 4 所述 5. 避免与其他检查冲突,如老人已经做了较多的检查,体能受限,不宜进行评估 6. 注意保护老人的安全,避免跌倒 7. 老人有头晕等不适,立即停止评估,待其稳定后再进行,如休息后不能缓解立即终止评估,做好病情监测

注:<1m/s 判定为躯体功能下降。

2. 5 次起坐试验　标准操作流程,见表 5-1-9。

表 5-1-9　5 次起坐试验评估流程

实施步骤	具体内容
工作准备	1. 环境准备　评估环境宽敞明亮,地面干净整洁、无障碍物 2. 评估员准备　穿戴整齐,七步洗手法洗净双手,核对老人信息,向老人讲述本次评估的目的、所需时间,保护老人安全等 3. 老人准备　意识清楚,穿着舒适,鞋跟不超过 3cm,配合评估 4. 物品准备　46cm 高的座椅(无扶手)、计时器 5. 指导语　①现在我将请您做 5 次起坐试验,目的是评估您下肢肌力的情况;②请您双手交叉置于胸前,后背不能靠在椅子上,脚不能依靠椅子,当我喊"开始",请您以最快的速度起立坐下,站立时膝关节必须伸直,并重复动作 5 次
评估内容	1. 老人需要坐在 46cm 高的座椅(无扶手)上,请老人双手交叉置于胸前,后背不能靠在椅子上,脚不能依靠椅子 2. 当测试者喊"开始",请老人以最快的速度起立坐下,站立时膝关节必须伸直,并重复动作 5 次 3. 当"开始"命令下达开始计时,老人最后一次坐下,臀部接触椅面时结束计时
整理记录	1. 整理物品　整理用物,协助老人休息 2. 洗手、记录、报告　洗净双手,记录老人评估情况,阳性者可进一步行相关知识宣教
注意事项	1. 若老人需要借助扶手或借助手臂支撑其他部位才能站立或超过 1 分钟无法站立,则判定为无法完成该测试 2. 病情评估如表 5-1-7 注意事项 4 所述 3. 避免与其他检查冲突,如老人已经做了较多的检查,体能受限,不宜进行评估 4. 注意保护老人的安全,避免跌倒 5. 老人有头晕等不适,立即停止评估,待其稳定后再进行,如休息后不能缓解立即终止评估,做好病情监测

注:≥12.0s 判定为躯体功能下降。

3. SPPB 量表

(1) SPPB 量表,见表 5-1-10。

表 5-1-10　SPPB 量表

项目	内容	评价指标	得分
三姿测试	并联站立试验	≥10 秒	1
		<10 秒或未尝试	0
	半串联站立试验	≥10 秒	1
		<10 秒或未尝试	0
	串联站立试验	≥10 秒	2
		3~9.99 秒	1
		<3 秒或未尝试	0
步速	步行 4 米所用时间	<4.82 秒	4
		4.82~6.2 秒	3
		6.21~8.7 秒	2
		>8.7 秒	1
		不能完成	0
5 次起坐试验	患者不需要借助双臂完成 5 次坐立所用时间	≤11.19 秒	4
		11.20~13.69 秒	3
		13.7~16.69 秒	2
		≥16.7 秒	1
		>60 秒或不能完成	0

注:得分≤9 分为阳性。

（2）SPPB 评估标准操作流程,见表 5-1-11。

表 5-1-11　SPPB 评估流程

实施步骤	具体内容
工作准备	1. 环境准备　评估环境宽敞明亮,地面干净整洁、无障碍物 2. 评估员准备　穿戴整齐,七步洗手法洗净双手,核对老人信息,向老人讲述本次评估的目的、所需时间,保护老人安全等

续表

实施步骤		具体内容	
工作准备		3. 老人准备　意识清楚,穿着舒适,鞋跟不超过 3cm,配合评估 4. 物品准备　SPPB 评估表、米尺、胶带、46cm 高的座椅(无扶手)、计时器	
评估内容		项目	条目	结果
	三姿测试 (图 5-1-1)	并联站立试验 指导语:现在请您像我一样将双脚合并(检查者做示范),并尽您的最大能力站立到我说停止,整个过程您的双脚不能移动,但为了保持平衡,您可借助改变手臂位置、弯曲膝盖或摆动身体以保持平衡 评估内容:若能够保持 10秒,则记录"完成";若不能保持 10 秒或无法完成该项测试,则记录坚持秒数	≥10 秒　　□ 1 <10 秒或未尝试　□ 0
		半串联站立试验 指导语:现在请您像我一样将一只脚平行并挨着放在另一只脚的一半(检查者做示范),并尽您的最大能力站立到我说停止,整个过程您的双脚不能移动,但为了保持平衡,您可借助改变手臂位置、弯曲膝盖或摆动身体以保持平衡 评估内容:若能够保持 10秒,则记录"完成";若不能保持 10 秒或无法完成该项测试,则记录坚持秒数	≥10 秒　　□ 1 <10 秒或未尝试　□ 0

续表

实施步骤		具体内容	
评估内容	三姿站立测试（图 5-1-1）	串联站立试验 指导语:现在请您像我一样在找到自己平衡姿势的前提下,将一只脚放在另一只脚的前面(检查者做示范),并尽您的最大能力站立到我说停止,整个过程您的双脚不能移动,但为了保持平衡,您可借助改变手臂位置、弯曲膝盖或摆动身体以保持平衡 评估内容:若能够保持 10 秒,则记录"完成";若不能保持 10 秒或无法完成该项测试,则记录坚持秒数	≥10 秒　□ 1 <10 秒或未尝试　□ 0
	步速	步行 4 米所用时间见表 5-1-8,评估距离为 4 米	<4.82 秒　□ 4 4.82~6.2 秒　□ 3 6.21~8.7 秒　□ 2 >8.7 秒　□ 1 不能完成　□ 0
	5 次起坐试验	患者不需要借助双臂完成 5 次起坐所用时间,见表 5-1-9	≤11.19 秒　□ 4 11.20~13.69 秒　□ 3 13.7~16.69 秒　□ 2 ≥16.7 秒　□ 1 >60 秒　□ 0
整理记录		1. 整理物品　整理用物,协助老人休息 2. 洗手、记录、报告　洗净双手,记录老人评估情况,阳性者可进一步行相关知识宣教	

续表

实施步骤	具体内容
注意事项	1. 病情评估如表 5-1-7 注意事项 4 所述 2. 避免与其他检查冲突,如老人已经做了较多的检查,体能受限,不宜进行评估 3. 注意保护老人的安全,避免跌倒 4. 老人有头晕等不适,立即停止评估,待其稳定后再进行,如休息后不能缓解立即终止评估,做好病情监测

注:≤9 分判定为躯体功能下降。

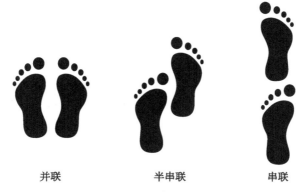

并联　　　　　半串联　　　　　串联

图 5-1-1　三姿站立测试

五、肌少症诊断流程图与标准操作流程

肌少症筛查和诊断流程参考中国老年人肌少症诊疗专家共识(2021),见图 5-1-2。

六、肌少症的综合管理

(一)非药物干预

1. 改善病因及生活方式　肌少症与多种慢性疾病密切相关,积极治疗基础疾病、尽早改变吸烟、喝酒、久坐不动的不良生活方式,以预防和逆转肌少症的发生和发展。

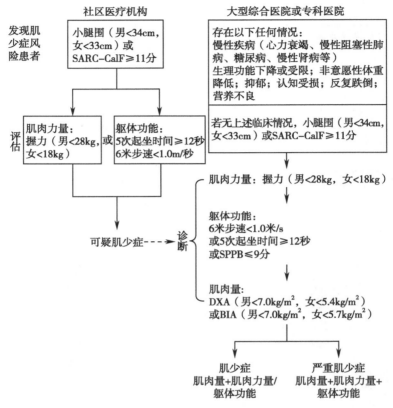

图 5-1-2　肌少症筛查与评估流程图

2. 营养管理　营养不良是肌少症发生的重要原因,推荐进行营养风险筛查。对于肌少症患者建议在保证能量基础上,每日蛋白质补充量为 1.2~1.5g/kg·d,平均分布于每日的 3~5 餐中。营养不良或营养风险的肌少症患者在自由进食的同时,个体化选择适宜的肠内营养制剂进行口服营养制剂的补充(oral nutritional supplements,ONS)。

3. 运动疗法　建议制定个体化的运动处方,进行包括有氧运动、抗阻运动、拉伸运动以及平衡运动等联合性运动。在基础疾病稳定后,循序渐进,避免造成运动损伤。

（二）药物治疗

在过去的 10 多年间，出现了很多肌少症药物治疗的新研究，但大多数药物因其作用有限，比如仅能增加肌肉量，对肌肉力量和躯体并无显著改善，或者因其副作用难以耐受，大多停滞于Ⅱ期临床试验。

（三）其他

肌少症的预防对于提升老年人生活质量，减少不良健康结局至关重要。期待对肌少症的深入研究和探索，有更好的治疗方案为临床提供选择。

（张　勤）

第二节　衰 弱 评 估

衰弱（frailty）是指老年人随着年龄增加，各脏器生理储备功能减退，应激适应能力及维持自身稳态的能力下降，机体易损性增加，外界较小刺激即可引起不良临床事件发生的一种非特异性状态。这种状态增加了不良健康结局（如跌倒、骨折、失能、残疾、入住养老机构、死亡等）的易感性。衰弱老年人的致残、致死率均显著高于非衰弱老年人，及时识别、评估和干预，可使老年人死亡发生率降低 3%~5%。目前，尚未发现最佳的生物学标记物能识别衰弱。衰弱有逆转的可能，衰弱前期可逆转至健康状态，一些衰弱状态也可逆转至衰弱前期。

一、患病率

由于各项研究对衰弱的定义不同，其患病率报道也不太一致，但总趋势是随年龄而增加，女性高于男性，医疗机构中老年人患病率高于社区。我国 60 岁及以上的社区老年人中约有 10% 患有衰弱，75~84 岁老年人约 15%，85 岁以上老年人约 25%，住院老年人约 30%。

二、危险因素

（一）不可控的危险因素

1. 病理生理因素　基因多态性可能影响衰弱的临床表现。年龄相关的激素改变，炎症介质长期暴露，应激反应和代谢系统改变都与衰弱相关。

2. 年龄　随增龄衰弱的患病率成倍上升，这与增龄相关的器官退行性变和储备能力下降相关。

3. 女性　绝经后妇女雌激素迅速丢失，对肌肉力量、神经肌肉功能和姿势稳定性产生了负面影响，导致老年女性衰弱的发病率升高。

（二）可控的危险因素

1. 社会人口学特征　健康自评差、文化水平低、未婚或丧偶、独居、社会孤立和经济状况差的人群中，衰弱患病率较高。

2. 不良生活方式　缺乏体力活动，如久坐、缺乏锻炼、吸烟、酗酒等，可加重衰弱。

3. 共病　疾病与衰弱有密切关系，同时患有两种或两种以上疾病与衰弱发展有重要关系，共病的数量与衰弱呈正相关。

4. 营养不良　衰弱会导致营养不良，而营养不良会导致多系统功能减退，进一步加重衰弱，两者具有相关性，可互为因果，形成恶性循环。

5. 精神心理因素　焦虑、抑郁、睡眠障碍等严重影响老年人的生活质量，在一定程度上可增加衰弱的发生率。

6. 不合理用药　不合理的多重用药情况可增加衰弱的发生。研究证实，抗胆碱能药物和抗精神病药物与衰弱有关，过度使用质子泵抑制剂可引起维生素 B_{12} 缺乏、减少钙吸收，增加衰弱的发生率。

三、衰弱筛查

目前存在着各种各样的衰弱筛查工具，各工具侧重点和适应对象不同。2019 年国际衰弱与肌肉减少症研究会议

（International Conference of Frailty and Sarcopenia Research, ICFSR）工作组发布了《身体衰弱识别和管理的国际临床实践指南》，建议对 65 岁及以上的老年人筛查衰弱状况。ICFSR 工作组推荐的筛查工具包括加拿大学者 Rockwood 的临床衰弱量表（Clinical Frailty Scale，CFS）、FRAIL 量表和埃德蒙顿的衰弱量表（Edmonton Frail Scale，EFS）。目前临床实践中常应用的衰弱筛查工具是 FRAIL 量表。

（一）衰弱筛查常见方法比较

衰弱筛查常见方法比较，见表 5-2-1。

表 5-2-1　衰弱筛查常见方法比较

	衰弱筛查工具	条目数	判断标准	特点
1	FRAIL 量表（FS）	5	FRAIL≥3	操作简便耗时短，可预测不良事件发生率
2	临床衰弱量表（CFS）	1	1~9 分对应不同状态，超过 5 分提示衰弱	长时间综合判断，医师判断具有一定主观性
3	步行速度（WS）	1	低于 1.0 米 /s	敏感性高，不同地区异质性高
4	计时起立 - 行走试验（TUGT）	1	超过 10 秒	涉及多个系统功能
5	握力（HG）	1	低于相同年龄与性别的最低 5 分位数	简单快速、不同地区异质性高
6	埃德蒙顿衰弱量表（EFS）	9	8 分及以上提示衰弱，得分越高衰弱程度越重	简单易评，适用于临床亚专科
7	社区衰弱老人评估表（PRISMA-7）	7	3 项及以上异常提示衰弱，分数越高衰弱程度越重	简单快速，便于筛查，存在一定假阳性

续表

衰弱筛查工具	条目数	判断标准	特点
8　衰弱快速筛查问卷（FSQ）	5	3分以上提示衰弱	目前唯一基于我国老年人群开发的快速衰弱筛查工具

（二）FRAIL 量表

2008年由国际老年营养学会提出,见表5-2-2。

1. FRAIL 量表介绍,见表5-2-2。

表 5-2-2　FRAIL 量表

条目	询问方式
疲乏	一周内,多数时间（≥3 天）您是否觉得需要努力或不能去完成日常做的事情了
阻力增加 / 耐力减退	在不用任何辅助工具和 / 或不用他人帮助的情况下,中途不休息爬 1 层楼梯有困难
自由活动下降	在不用任何辅助工具和 / 或不用他人帮助的情况下,走完 1 个街区（500 米）较困难
疾病情况	医生是否曾经告诉您存在 5 种以上如下疾病？包括高血压、糖尿病、急性心脏病发作、脑卒中、恶性肿瘤（微小皮肤癌除外）、充血性心力衰竭、哮喘、关节炎、慢性肺病、肾脏疾病、心绞痛等
体重下降	在 1 年或更短时间内出现非刻意体重下降≥5% 或 4.5kg

2. FRAIL 量表筛查标准操作流程,见 5-2-3。

表 5-2-3　FRAIL 量表筛查标准操作流程

实施步骤	具体内容
工作准备	1. 环境准备　评估环境宽敞明亮,地面干净整洁、无障碍物 2. 评估员准备　穿戴整齐,七步洗手法洗净双手,核对老人信息,向老人讲述本次评估的目的、所需时间

续表

实施步骤	具体内容
工作准备	3. 老人准备 意识清楚,穿着舒适,配合评估 4. 物品准备 FRAIL 量表、笔、体重秤
筛查内容	见表 5-2-2
整理记录	1. 整理物品 整理用物,协助老人休息 2. 洗手、记录、报告 洗净双手,记录老人衰弱评估情况,满足 1~2 条为衰弱前期,满足 3 条以上为衰弱期,可进一步行 Freid 衰弱表型评估

四、衰弱评估

(一)病史

衰弱老年人可以有以下一种或几种临床表现:①非特异性表现:虚弱、疲乏、无法解释的体重下降和反复感染;②跌倒:平衡功能下降和步态受损,即使轻微的疾病或刺激也不足以维持步态完整性而致跌倒;③谵妄:应激时可导致脑功能障碍加剧而出现谵妄;④波动性失能:功能状态变化较大,常表现出功能独立和需要照顾交替出现。

(二)衰弱评估工具

目前的衰弱评估工具种类较多,且标准各异,国际上还没有关于衰弱诊断的推荐意见和专家指南,见表 5-2-4。

表 5-2-4 衰弱评估工具比较

	衰弱评估工具	条目数	判断标准	特点
1	Freid 衰弱表型(FP)	5	具备 3 项及以上	应用于临床及社区调查,不同人群异质性大
2	衰弱指数(FI)	≥30	FI≥0.25	评估范围全面,适用于社区调查,耗时久
3	蒂尔堡衰弱指标(TFI)	15	5 分及以上提示衰弱, 得分越高衰弱程度越重	自评类、可预测 1 年内不良事件发生

续表

衰弱评估工具	条目数	判断标准	特点
4 格罗宁根衰弱指标（GFI）	15	4分及以上提示衰弱，得分越高衰弱程度越重	多维度评估，不同地区异质性高

（三）Fried 衰弱评估

ICFSR 指南建议对所有筛查为衰弱或衰弱前期的老年人进行临床衰弱评估,推荐临床衰弱评估的标准是生理衰弱表型,即 Fried 衰弱表型。Fried 衰弱表型具有坚实的病理生理基础,不仅能准确识别衰弱,而且对衰弱造成的不良结局也具有良好的预测效度。但该量表仍有一定的缺点,未纳入社会、心理、环境等因素,不适用于患有认知功能障碍及精神心理疾病的老人;不能真实反映机体功能受损或处于疾病急性期老人的实际握力和步速情况。由于种族、体能差异,评估指标切点尚无统一标准,如亚太地区握力切点标准与欧美地区存在显著差异。

1. Fried 衰弱表型评估工具介绍,见表 5-2-5。

表 5-2-5　Fried 衰弱表型评估标准

条目	定义
体重下降	一年内,在没有节食、锻炼或手术干预等非意识情况下,体重下降≥4.5kg 或≥5% 体重
疲乏	一周内,多数时间（≥3 天）做日常生活活动感到疲乏
握力下降	采用握力计（机械或电子）测量优势手握力
步速减慢	从静止开始,测量步行 6 米所需时间,计算步速
体力活动下降	男性体力活动量 <383kcal/ 周（约散步 2.5 小时）女性 <270kcal/ 周（约散步 2 小时）

注:本表中的握力下降及步速减慢截断值均参考《老年人肌少症防控干预中国专家共识(2023)》肌肉力量减少标准为:男性 <28kg;女性 <18kg;步速减慢标准为:步行 6 米,步速 <1.0 米 /s。体力活动下降采用国际体力活动量表 IPAQ 中文版问卷,散步 60 分钟约消耗 150kcal 能量。具备表中 5 条中 3 条及以上被诊断为衰弱;不足 3 条为衰弱前期;0 条为无衰弱健康老人。

2. Fried 衰弱表型评估标准操作流程,见表 5-2-6。

表 5-2-6　Fried 衰弱表型评估

实施步骤		具体内容	
工作准备		1. 环境准备　评估环境宽敞明亮,地面干净整洁、无障碍物 2. 评估员准备　穿戴整齐,七步洗手法洗净双手,核对老人信息,向老人讲述本次评估的目的、所需时间,保护老人安全等 3. 老人准备　意识清楚,穿着舒适,配合评估 4. 物品准备　Freid 衰弱评估表、笔、握力仪(机械或电子)、秒表、身高体重仪、椅子(46cm 高度)	
评估内容	项目	条目	结果
	体重下降	您过去一年,是否出现不明原因的体重下降≥4.5kg 或≥5% 体重? (无饮食控制或锻炼)	□是 □否
	疲惫	过去一周内,多数时间(≥3 天)日常生活活动时感觉疲惫? 选项:□ <1 天;□ 1~2 天;□ 3~4 天;□ >4 天 选择 <3 天记"否",选择≥3 天记"是"	□是 □否
	握力下降	1. 首选站姿为伸肘(双肘下垂)测量;两臂自然下垂置于身体两侧,双脚分开与肩同宽,单手尽最大力气紧握测力计手柄 2. 如果老人不能独立站立,则选用坐姿,肘部屈曲 90°,前臂中立位,腕关节弯曲 0°~30° 之间,尺骨偏斜 0°~15°。姿势摆合适后,握紧测力仪 3. 评估者可喊:使劲,使劲,使劲。测试优势手共 3 次,每次休息 5 分钟,取 3 次的最大值 4. 通常使用受试者的惯用手,如受试者手臂有深静脉置管,要避免该侧的握力测试。如有起搏器,也要避免起搏器同侧的肢体握力测试 5. 结果:男性握力 <28kg 记"是",女性握力 <18kg 记"是",否则记"否"	□是 □否

实施步骤	具体内容	
握力下降	 站立测握力	
步速减慢	1. 选择标记 6 米长的直线距离,受试者双脚站在起点线上,让患者以舒适的步伐(不能有人搀扶,可使用助行器)从一侧走向另一侧,计时点取中间 4 米的步行时间,第 1 米和第 6 米不在计时范围。计时以第一只脚到达 1 米线时开始计时,第一只脚跨过 5 米线时结束计时 2. 重复 2 次,测试中间充分休息,取 2 次的最佳值 3. 结果:步速 <1.00 米 /s 记"是",步速≥1 米 /s 记"否" 6 米线	□是 □否

注:评估内容一列"握力下降""步速减慢"归于"评估内容"。

续表

实施步骤		具体内容	
评估内容	步速减慢	步速测试	
	体力活动下降	您每周户外散步时间 <2.5 小时（男性）或 2 小时（女性）?	□是 □否
整理记录		1. 整理物品　整理用物,协助老人休息 2. 洗手、记录、报告　洗净双手,记录老人衰弱评估情况,满足 3 条以上则为衰弱期,应向患者宣教相关知识	
注意事项		1. 病情评估如表 5-1-7 注意事项 4 所述 2. 避免与其他检查冲突,如老人已经做了较多的检查,体能受限,不宜进行评估 3. 注意保护老人的安全,避免跌倒 4. 老人有头晕等不适,立即停止评估,待其稳定后再进行,如休息后不能缓解立即终止评估,做好病情监测	

注:具备表中 5 条中 3 条及以上被诊断为衰弱;不足 3 条为衰弱前期;0 条为无衰弱健康老人。

五、衰弱的综合管理

1. 非药物干预　衰弱筛查呈阳性的老年人首先筛查其潜在的、未治愈的、可引起疲乏、体重降低或营养摄入减少的疾病和因素,早期干预其可逆因素。以改善功能为目标,多学科团队合作的医疗护理模式进行共病和多重用药管理,指导老人进行运动锻炼(阻力运动和有氧运动),营养补充(能量、蛋白质和维生素 D)等。

2. 药物治疗　目前尚无药物推荐用于治疗衰弱。

3. 其他治疗　中医认为,衰弱通常与气血不足、脾肾亏虚以及五脏虚损密切相关。经过实践证明,针对虚损性疾病,综合治疗如调补脾肾的膏方,以扶正为主的足三里、肾俞穴的针灸及穴位贴敷的效果良好。未来可探索中西医结合联合干预策略。

衰弱是多因素共同作用导致的力量减弱和生理机能失常综合征,严重影响患者的生活质量和临床结局。及时筛查和评估以早期识别衰弱对指导早期干预至关重要。衰弱涉及生理、心理、社会等诸多因素,衰弱的评估也从主观的、单一的评估方式向客观的、复合型评估形式转变,但全球尚无公认的测量"金标准"。目前衰弱筛查与评估工具较多,各工具侧重点和适应对象不同,存在混用现象,且大部分工具由国外专家及机构提出,不能很好地用于我国人群。因此,开发符合我国人群的衰弱筛查与评估工具,并基于筛查和评估的结果给予规范化的干预是我国衰弱防治的努力方向。

(陈旭娇　解艳红　管惠兰)

第三节　营养不良评估

营养不良是指由于营养摄入不足或利用障碍引起能量或营养素缺乏的状态,进而导致人体组分改变,生理功能和精神状态下降,有可能导致住院时间延长、并发症发生率和病死率增加等不良临床结局。"营养风险"的定义为因营养有关因素对患者临床结局（如感染相关并发症、理想和实际住院日、生命质量调整年、生存期等）产生不利影响的风险；而"营养不良风险"是指发生营养不良的风险，不涉及临床结局。

一、患病率

中华医学会肠外肠内营养学分会（Chinese Society for Parenteral and Enteral Nutrition, CSPEN）老年营养支持学组组织的包括全国14个城市30家大医院10 184例≥65岁住院患者的大样本营养调查，结果显示营养风险发生率46.42%，明显高于成年住院患者。

二、危险因素

（一）不可控危险因素

增龄带来能量和蛋白质消耗的改变，器官和细胞生理储备功能不足，胃肠道、心脏、肺、肾等器官功能减退，免疫功能下降，疾病易感性增加等容易导致营养不良。

（二）可控危险因素

各种急慢性疾病影响，口腔问题带来的咀嚼功能不足，神经等疾患导致的吞咽功能障碍，多重用药，以及社会和精神问题等因素，导致老年人营养不良发生率明显升高。

三、营养不良筛查

（一）相关概念

营养筛查是一个快速而简单过程，通过营养筛查如果发现患者存在营养风险，即可制订营养计划。营养风险筛查是识别与营养问题相关特点的过程，目的是发现个体是否存在营养不足或有营养不足的危险，是否需要进一步进行全面营养评估的过程。

（二）营养筛查的工具

按发布时间有：预后营养指数（1980年）、预后炎性营养指数（1985 年）、营养风险分类（1991 年）、伯明翰营养风险评分（1995 年）、营养不良筛查工具（1999 年）、营养不良通用筛查工具（2000 年）、简单筛查工具（2001 年）、微型营养评定简表（2001 年）营养风险筛查 2002（2003 年）、简单营养评定问卷（2005 年）、马斯特里赫特指数（2006 年）等。

适用于老年患者的营养筛查工具主要有：营养风险筛查 2002（nutritional risk screening 2002，NRS2002）、微型营养评定简表（mini-nutritional assessment short-form，MNA-SF）、危重症营养风险评分（nutrition risk in critically ill score，NUTRIC）和改良危重症营养风险评分（modified nutrition risk in critically ill score，mNUTRIC）等。

（三）老年医学科推荐的营养筛查工具

1. NRS2002　适用于所有住院患者（包括老年患者）的营养筛查工具，简便易行，由营养状态受损评分、疾病严重程度评分和年龄评分三方面组成，建议在住院后 24 小时完成，当总评分≥3 分时为有营养风险，即有营养干预的指征。该工具由丹麦 J.Kondrup 牵头的专家组基于 12 篇文献（主要是 RCT）开发，利用 10 篇文献为评分基准，通过对 128 篇 RCT 研究的回顾性进行了有效性验证。中华医学会颁布关于老年患者的营养指南都推荐使用 NRS2002 作为营养筛查的主要方法。NRS2002 量表，见表 5-3-1。

表 5-3-1　NRS2002 量表

一、疾病状态		
疾病状态	分数	若"是"请打勾
骨盆骨折或者慢性病患者合并有以下疾病：肝硬化、慢性阻塞性肺病、长期血液透析、糖尿病、肿瘤	1	
腹部重大手术、中风、重症肺炎、血液系统肿瘤	2	

续表

颅脑损伤、骨髓抑制、加护病患（APACHE>10分）	3	
二、营养状态		
营养状况指标（单选）	分数	若"是"请打钩
正常营养状态	0	
3个月内体重减轻>5%或最近1个星期进食量（与需要量相比）减少20%~50%	1	
2个月内体重减轻>5%或BMI18.5~20.5或最近1个星期进食量（与需要量相比）减少50%~75%	2	
1个月内体重减轻>5%（或3个月内减轻>15%）或BMI<18.5（或血清白蛋白<35gL）或最近1个星期进食量（与需要量相比）减少70%~100%	3	
三、年龄		
年龄≥70岁加算1分	1	
合计		

注：NRS2002≥3分为营养不良风险。

2. MNA-SF　2001年美国学者鲁本斯坦（L.Rubenstein）将微型营养评定量表的18条项目和评分结果进行相关性分析得出的6条相关性最强的项目，包括：体重指数、体重下降、急性疾病或应激、卧床、精神状态及食欲下降或进食困难。2011年ASPEN把MNA-SF纳入成人患者营养筛查的推荐工具。MNA-SF兼具筛查和评定的双重作用，用于识别营养不良或有发生营养不良可能性的人群。国内老年营养指南建议MNA-SF用于住院、社区居家、养老机构的老年患者，为开展规范化营养支持提供依据。MNA-SF量表，见表5-3-2。

表 5-3-2　微型营养评定简表（MNA-SF）

问题	得分
过去三个月内有没有因为食欲不振、消化问题、咀嚼或吞咽困难而减少食量？ 0= 食量严重减少；1= 食量中度减少；2= 食量没有减少	
过去三个月内体重下降的情况 0= 体重下降大于 3kg；1= 不知道；2= 体重下降 1~3kg；3= 体重没有下降	
活动能力 0= 需长期卧床或坐轮椅；1= 可以下床或离开轮椅、但不能外出；2= 可以外出	
过去三个月有没有受到心理创伤或患上急性疾病 1= 有；2= 没有	
精神心理 0= 严重痴呆或抑郁；1= 轻度痴呆；2= 没有精神心理问题	
身体质量指数（BMI）（kg/m^2） 0=BMI<19；1=19≤BMI<21；2=21≤BMI<23；3=23≤BMI 若不能获得 BMI 值，可以测量小腿围（CC） 0=CC<31cm；3=CC≥31cm	

注：总分 14 分，其中 12~14 分正常营养状态、8~11 分有营养不良风险、0~7 分为营养不良。

3. NUTRIC 评分　NUTRIC 评分是一种专用于评价重症患者（包括老年患者）的营养风险的工具，包括年龄、急性生理学和慢性健康评价Ⅱ评分、序贯性器官衰竭评估评分、引发器官不全数量、入住 ICU 前住院时间、白介素 -6 等指标。去掉其中的白介素 -6 指标为 mNUTRIC。NUTRIC 评分方法，见表 5-3-3。

表 5-3-3　危重症营养风险评分（NUTRIC）

项目	范围	得分 / 分
年龄 / 岁	<50	0
	50~	1
	>70	2

续表

项目	范围	得分 / 分
APACHE Ⅱ 评分	<15	0
	50~	1
	20~	2
	>28	3
SOFA 评分	<6	0
	6~	1
	>10	2
并发症数量 / 个	0~	0
	>2	1
入院前住院时间 / 天	0~	0
	>1	1
IL-6/（pg/ml）	0~	0
	>400	1

注：APACHE Ⅱ 评分为急性生理与慢性健康评分；IL-6 为白细胞介素 -6。总分为 0~10 分，6~10 分说明存在高营养风险。

四、营养评定的方法

对经过营养筛查确认有营养风险或营养不良风险的老年患者应进行营养评定。营养评定的目的是确定营养不良的类型及严重程度。建议完整的营养评定包括膳食调查、物理测量、实验室指标（含炎症指标及代谢指标）、人体成分分析（含肌肉量及肌力）、体能测试等多方面，临床可根据可及性、设备要求、患者情况等进行不同的选用及组合使用，为制定营养计划提供更为精准的指导。

1. 膳食调查　调查人群或个体在一定时间内通过膳食摄取的能量和氮量，以及各种营养素的数量和质量，从而了解被调查对象的膳食摄入情况、膳食结构和饮食习惯，借此评定其正常营养需要得到满足的程度。调查方法有称重法、记账法、询问法、化学分析法等。

2. 物理测量　人体物理测量指标临床简单实用,包括:身高、体重、体质量指数(BMI)、上臂围、上臂肌围、三头肌皮褶厚度、小腿围、握力、4米步速等。检查方法不复杂,关键是需要按照标准化操作过程进行。

3. 实验室检查　实验室检查不但是老年患者的疾病诊断的重要指标,也是判断营养状态和代谢功能的主要方法:白蛋白、前白蛋白、转铁蛋白、视黄醇结合蛋白、血红蛋白、微量元素和维生素,肝肾功能等。

4. 人体组分分析仪　采用生物电阻抗测定项目包括:细胞内液、细胞外液、总体水、体脂肪群、非脂肪群、体细胞群、肌肉群以及蛋白群等。

5. 综合营养评定工具　评定工具有主观全面营养评定(Subjective Global Assessment,SGA)、微型营养评定(Mini-nutritional assessment,MNA)、全球(营养)领导层倡议营养不良(Global Leadership Initiative on Malnutrition,GLIM)。SGA主要调查近2周内的体重变化、与正常饮食相比的饮食变化、胃肠道症状(持续2周以上)、活动能力、疾病与营养需求的关系(即应激反应)、皮下脂肪组织减少、肌肉消耗、踝部水肿8项评价指标,至少5项属于B或C级者,可分别被评定为中度或重度营养不良。一般认为中重度营养不良患者需要给予营养支持。MNA是ESPEN推荐用于社区老年患者营养评价工具,包括:人体测量(身高、体重及体重丧失等),整体评定(生活类型、医疗及疾病状况等),膳食问卷(食欲、食物数量、餐次、营养素摄入量及有否存在摄食障碍等)和主观评定(对健康及营养状况的自我检测等)。MNA≥24,为营养状态良好;17≤MNA≤23.5,为存在营养不良风险;MNA<17,为营养不良。GLIM标准可以预测营养不良相关的不同并发症发生风险,亦可预测肌少症、衰弱和相关的临床结局,是中国疾病诊断相关分组(Diagnosis Related Groups,DRGs)中确定营养不良和严重营养不良的重要方法,见表5-3-4。

表 5-3-4　GLIM 标准

	表型指标			病因学指标	
	体重减轻 /%	BMI/（kg/m²）	肌肉质量 ª	摄食、吸收障碍或 GI 症状	疾病负担 / 炎症
1 级 / 重度营养不良（需要 1 个表型指标和 1 个病因学指标）	过去 6 个月内达 5%~10% 或 6 个月以上达 10%~20%	70 岁以下 <20，≥70 岁者；亚洲：70 岁以下 <18.5，≥70 岁者 <20	轻中度缺乏（各种评估方法见下文）	任何摄入减少 ER>2 周，或中度吸收障碍 /GI 症状	急性疾病 / 损伤，或与慢性疾病相关
2 级 / 严重营养不良（需要 1 个表型指标和 1 个病因学指标）	过去 6 个月 >10% 或 6 个月以上 >20%	70 岁以下 <18.5，≥70 岁 <20 亚洲：TBD	严重缺乏（各种验证评估方法见下文）	摄入量低于 ER50%>1 周，或严重吸收障碍 /GI 症状	急性疾病 / 损伤，或与慢性疾病相关

GI= 胃肠道，ER= 能量需求

注：GLIM 标准诊断营养不良包括三个步骤。第一步使用营养不良筛查工具或营养风险筛查工具进行营养筛查。第二步对经筛查存在营养风险的患者，根据三项表现型指标（非自主的体重减轻，低 BMI，肌肉质量减少）和两项病因型指标（食物摄入或吸收减少，疾病或炎症）进行营养不良诊断，当满足至少一项表现型指标和一项病因型指标时认为存在营养不良。第三步根据表现型指标评定营养不良的严重程度，分为中度和重度营养不良。

· 175 ·

第五章　常见老年综合征评估

五、营养筛查的操作流程

操作流程以 MNA-SF 为例,见表 5-3-5。

表 5-3-5　营养筛查的操作流程

实施步骤	具体内容
工作准备	1. 环境准备　评估环境宽敞明亮,地面干净整洁、无障碍物 2. 评估员准备　穿戴整齐,七步洗手法洗净双手,核对老人信息,向老人讲述本次评估的目的、所需时间 3. 老人准备　意识清楚,穿着舒适,配合评估 4. 物品准备　MNA-SF 筛查量表、笔 5. 引导语　您好,下面我将问您 4 个简单的问题,需要您如实回答
筛查内容	参见表 5-3-2
整理记录	1. 整理物品　整理用物,协助老人休息 2. 洗手、记录、报告　统计总分

六、营养不良综合管理

医学营养治疗包括口服营养补充(ONS)、全肠内营养(TEN)和肠外营养(PN)三种方式,在强调"筛查、评定、诊断、干预、监测"和肠内营养优先的基础上,建议序贯选择营养干预方法。

1. 非药物干预　特殊医学配方食品是为了满足进食受限、消化吸收障碍、代谢紊乱或特定疾病状态人群对营养素或膳食特殊需要,专门加工配制而成的配方食品,也是医学营养治疗中的非药物干预方法的主要形式。分全营养配方食品、特定全营养配方食品及非全营养配方食品,可单独或与其他食品配合食用,可口服或管饲。

2. 药物治疗　将肠内制剂按氮源分为三大类:氨基酸型、短肽型,前两类也称为成分型(elemental type),以及整蛋白型,也称为非成分型(non-elemental type)。整蛋白型又可分为平衡型和疾病适用型。肠外营养处方中包括葡萄糖、氨基酸、脂肪乳、维生素和微量元素以及水和电解质。"全合一"是将患者所需的上述营养素混合后输注的方法,是国内外指南一致推荐的PN 的规范应用模式。

(朱明炜　陈丽如)

第四节　疼 痛 评 估

国际疼痛研究学会(international association for the study of pain,IASP)将疼痛定义为一种由实际或潜在组织损伤引起的或以这些损伤来描述的有关不愉快的感觉及情绪体验,是机体对有害刺激的一种保护性防御反应。由于老年患者疼痛感觉下降和社会认知不足,大部分患者存在的轻到中度持续慢性疼痛易被医生及家属忽视。准确全面的疼痛评估是镇痛治疗的必要前提和良好开端,也是判断治疗效果的依据。老年疼痛患病率高、就诊率低、治愈率低等特点,正确认识和评估老年患者的疼痛及如何有效地进行干预、防治,对老年患者的功能维护以及生活质量的改善均起重要作用。

一、患病率

国外研究显示,50% 的 65 岁以上的社区老人会经历疼痛,而护理院老人疼痛发病率则高达 80%;在对中国六大城市的慢性疼痛调查中发现,成人慢性疼痛的发病率为 40%,就诊率为 35%,老年人慢性疼痛的发病率为 65%~80%,就诊率为 85%。

二、危险因素

1. 不可控的危险因素

(1)年龄:增龄老年人疼痛阈限值降低,老年多种疾病问题,疼痛问题增多。

(2)性别:有证据显示,女性对疼痛的总体敏感性要高于男性。这可能是因为不同性别之间疼痛通路存在差异,免疫细胞

177

和激素在不同通路中发挥着极为重要作用。

（3）遗传：疼痛是遗传因素与环境因素相互作用的结果，基因多态性是影响疼痛敏感性的基础，也是造成镇痛药物标准剂量下个体药效和不良反应差异的根本原因。

2. 可控的危险因素

（1）物理因素：温度刺激是引起疼痛的常见物理因素，过高或过低的温度，接触体表后均会损伤组织，受伤的组织释放组胺等致痛物质，刺激神经末梢，导致疼痛，如高温引起的烧灼或低温导致的冻伤等。

（2）化学因素：强酸、强碱、毒素等化学性刺激，不仅直接刺激游离的神经末梢，造成疼痛，同时受伤的组织释放组胺、5- 羟色胺、缓激肽等致痛物质，再次作用于痛觉感受器，使疼痛加剧。

（3）机械损伤：刀割、针刺、碰撞、挤压、身体组织受牵拉、肌肉受压等，均可使局部组织受损，刺激痛觉神经末梢引起疼痛。大部分物理性损伤引起的组织缺血、缺氧、淤血都可促使组织释放致痛物质，从而加剧疼痛并使疼痛的时间延长。

（4）生物活性物质刺激：组织细胞发炎或损伤时释放入细胞外液中的钾离子、5- 羟色胺、乙酰胆碱、缓释肽、组胺等生物活性物质刺激均会引起疼痛。

（5）心理因素：心理因素既是导致慢性疼痛的风险因素，也可以是慢性疼痛所导致的结果。

（6）生活习惯：一些不良的生活方式或行为习惯如酗酒、熬夜、疲劳、进食冷饮或吹空调等均容易诱发疼痛。

三、评估

（一）病史

老年人疼痛的临床表现可以是局部的，也可以是全身性疾病的反应，是一种身心不舒服的感觉。不同的患者对疼痛的反应可以是生理的，如面色苍白、出汗、呼吸心跳加快、恶心呕吐等；可以是行为的，如烦躁不安、皱眉、身体蜷曲、呻吟等；也可以是情绪的,如紧张、恐惧、焦虑等。老年人疼痛的主要特点包括:①老年人常有多种疾病共存,起病慢、表现不典型、变化快、并发症多;②有些老年人对疼痛反应不敏感,主诉少;③老年人的疼痛病因中,不可治愈的疾病较多见;④老年人对疼痛治疗药物的不良反应更敏感;⑤疼痛感知易受外界因素影响,疼痛水平波动较大。

（二）评估

中国尚无一种专家认可的中国本土的疼痛量表。《疼痛评估量表应用的中国专家共识（2020版）》对现阶段中国大陆常用且国际认可的14种疼痛量表中文翻译版进行推荐见表5-4-1,其优缺点见表5-4-2。老年医学科常见的疼痛评估量表见图5-4-1~图5-4-3。

表 5-4-1　国际认可的 14 种疼痛量表中文翻译版

单维度疼痛量表	视觉模拟量表（VAS）
	Wong-Baker 面部表情疼痛评估量表（FPS）
	数字评定量表（NRS）
	口头评分法（VRS）
多维度疼痛综合评估量表	简明疼痛量表（BPI）
	麦吉尔疼痛问卷（MPQ）
	健康调查简表（SF-36）
	整体疼痛评估量表（GPS）
神经病理性疼痛筛查专用量表	ID 疼痛量表（ID pain）
	DN4 神经病理性疼痛量表
	神经病理性疼痛问卷（NPQ）
	利兹神经病理性疼痛症状与体征评价量表（LANSS）
	简版利兹神经病理性疼痛症状与体征评价量表（S-LANSS）
	疼痛识别问卷（PD-Q）

表 5-4-2　评估工具的优缺点

筛查工具	条目数	评分区间	测试时间	优点	缺点
1　VAS	1	0~100 连续数值	<1 分钟	连续变量利于统计分析	患者要具有一定的抽象思维能力
2　FPS	1	0~10 整数评分	<1 分钟	直观形象	不同患者对面孔代表的疼痛强度理解可能不同,体现疼痛微小变化差异的能力不如 VAS
3　NRS	1	0~10 整数评分	<1 分钟	分类明确,有助于患者进行评估	需要评估者有语言理解能力和抽象数字概念,由于容易在理解上产生混淆,其测量重复性差,不建议在追踪研究中使用
4　VRS	1	0~5 整数评分	<1 分钟	方便、快捷	需要评估者有一定的概念化语言理解能力,评估可能会受到文化和方言的影响

1. 视觉模拟量表(VAS)　VAS 是最常用的一种疼痛强度的单维度测量评估工具,见图 5-4-1。量表主要由一条 100mm 的直线组成,该直线的一端表示"完全无痛",另一端表示"疼痛到极点"。患者会被要求在这条线上相应的位置做标记(用一条竖线或一个"×"等)以代表他们体会到的当时的疼痛强烈程度。

请您用"×"或垂直的"∣"，在下面的横线上标出您的疼痛感受

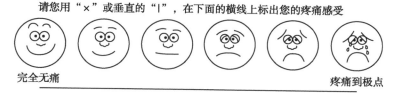

完全无痛　　　　　　　　　　　　　　　　　　　疼痛到极点

图 5-4-1　视觉模拟量表（VAS）

2. Wong-Baker 面部表情疼痛评估量表（FPS）　FPS 要求患者对整体疼痛程度进行从 0（无痛）~10（最严重的疼痛）的评分，同时 FPS 提供了 6 种面部表情的卡通图片（从微笑、悲伤到痛苦的哭泣等）来形象表达分值区域所代表的疼痛程度。评估时，患者指向表示与其疼痛程度相符的数字或卡通面孔即可，见图 5-4-2。

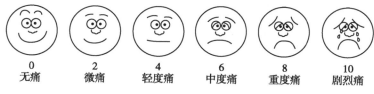

　0　　　　　2　　　　　4　　　　　6　　　　　8　　　　　10
无痛　　　微痛　　　轻度痛　　　中度痛　　　重度痛　　　剧烈痛

图 5-4-2　Wong-Baker 面部表情疼痛评估量表（FPS）

3. 数字评定量表（NRS）　NRS 评分准确简明，曾被美国疼痛学会视为疼痛评估的金标准。NRS 要求患者从四种大类别中进行选择，即无疼痛（0）、轻度疼痛（1~3）、中度疼痛（4~6）、重度疼痛（7~10）。NRS 的分类比较清晰客观，可以帮助患者进行更准确的评估，从而提高不同患者之间在评估上的可比性，图 5-4-3。

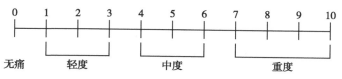

0　1　2　3　4　5　6　7　8　9　10

无痛　　　轻度　　　　中度　　　　重度

图 5-4-3　数字评定量表（NRS）

四、疼痛评估流程图与标准操作流程

（一）疼痛评估流程

疼痛筛查与评估流程图,见图 5-4-4。

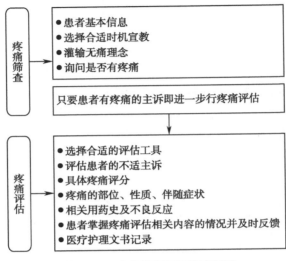

图 5-4-4　疼痛筛查与评估流程图

（二）疼痛评估标准操作流程

疼痛评估标准操作流程,见表 5-4-3。

表 5-4-3　疼痛评估标准操作流程

实施步骤	具体内容
工作准备	1. 环境准备　评估环境宽敞明亮,地面干净整洁 2. 评估员准备　着装整洁规范,仪表端庄大方,七步洗手法洗净双手,核对老人信息,向老人讲述本次评估的目的、所需时间 3. 老人准备　意识清楚,穿着舒适,配合评估 4. 物品准备　笔、纸、尺子、量表、疼痛脸谱示意图 5. 引导语　您好,我将问您几个简单的问题,回答没有正误之分,您只要说出您真实的情况即可

续表

实施步骤		具体内容	
	项目	条目	结果
评估内容	VAS	画一横线(一般为 100mm),一端代表无痛,另一端代表最剧烈疼痛,让患者根据自己所感受的疼痛程度,在直线上某一点作一记号,从起点到记号点的距离长度就是疼痛的量	(　　)mm
	NRS	将疼痛程度用 0~10 个数字一次表示,0 表示无痛,10 表示最剧烈疼痛。交由患者自己选择一个最能代表自身疼痛程度的数字,或由医护人员询问患者:"你的疼痛有多严重?"由医护人员根据患者对疼痛的描述选择相应的数字	数字(　　)
整理记录		1. 整理物品　整理用物,协助老人休息 2. 洗手、记录、报告　洗净双手,记录老人疼痛评估情况	
注意事项		要听取患者对疼痛的自我描述 选择合适恰当的疼痛评估工具 注意观察患者疼痛的伴随症状和体征	

五、疼痛的综合管理

(一)非药物干预

①加强自我管理:放松、处理策略、锻炼、适量活动、疼痛相关的健康教育等,引导其运用合适有效的方式进行疼痛的自我管理。②心理治疗:治疗前应进行适当的心理状况评估,并予以适当的治疗。通过应用理疗、生物反馈、行为调整或其他社会心理学技术等多学科治疗技术以减少或代替药物治疗。③综合康复治疗。④对因治疗:控制原发病或诱因的治疗。

(二)药物治疗

1. 非阿片类镇痛药　包括非甾体抗炎药(non-steroidal anti-inflammatory drugs,NSAIDs)和对乙酰氨基酚。NSAIDs 是最常用的临床药物之一,通常用作治疗老年人骨关节炎和类风湿关节炎的首选药物,但会增加冠心病和血栓性心血管事件的风险。适用于缓解轻度至中度疼痛。

2. 阿片类药物　主要是治疗中度及重度疼痛,尤其是癌性疼痛。老年人从小剂量开始,逐步增加至有效镇痛剂量。

3. 其他药物　局部镇痛的芬太尼和丁丙诺啡,以及佐剂和辅助镇痛药,包括抗抑郁药、抗惊厥药、局麻药、皮质类固醇等。这些药物可以单独使用,也可以合用,用于各种持续性疼痛,尤其是神经性疼痛。

(三)其他

如局部交感神经阻滞、皮质类固醇注射疗法、神经刺激疗法、神经损毁技术、神经微创介入手术、光纤疗法、电针疗法等。

（陈　琼　张付峰）

第五节　压力性损伤评估

压力性损伤(pressure ulcer)是指皮肤和/或皮下组织的局限性损伤,由压力(垂直于组织表面)或压力合并剪切力(平行于组织表面)作用所致。压力性损伤通常发生在机体骨隆突处,也可能与医疗器械或其他物体有关。损伤可表现为完整(或未破损)的皮肤或开放性伤口,可能会伴有疼痛,组织损伤是由于机体高强度或者长时间的暴露于压力和/或剪切力而造成的结果。压力性损伤虽然主要影响患者体表,但并不局限于皮肤,可发生于黏膜部位(包括呼吸道、胃肠道和泌尿生殖道)。黏膜压力性损伤主要与医疗器械有关,通常是由管路和/或其固定设备对脆弱黏膜和皮下组织施加的持续压力和/或剪切力所致。压力性损伤是老年人常见的健康问题,给患者及家庭带来痛苦的经历,但压力性损伤可以预防。

一、患病率

压力性损伤患病率是指在特定的时间内特定人群(如特定

区域、机构或者病房内的人群)中存在的压力性损伤患者的比例。机构获得性压力性损伤(facility-acquired pressure injury,FAPI)率是指在特定的时间点在指定的机构内获得性压力性损伤。有文献报道,老年患者压力性损伤的患病率 4.1%~32.2%,FAPI 比率为 1.9%~59%。

二、危险因素

(一)活动和移动受限

活动受限是指身体结构或功能异常导致个人活动的类型减少和控制身体姿势的能力下降,移动受限是指移动的类型和频率的减少或与正常有差异,包括床上和椅子上的移动,以及维持特定身体姿势(如 30° 侧卧位)的能力。活动和移动受限增加个体暴露于压力、剪切力以及由此产生的摩擦力的概率。随着年龄的增加,老年人活动能力下降,认知功能减退等因素使老年人成为压力性损伤的易患人群。

(二)皮肤状态

皮肤状态指包括皮肤完整性改变,皮肤状况变化,皮肤质量,既往皮肤问题,皮肤发红,皮肤潮湿,皮肤干燥和皮肤花斑等。老年人皮肤表皮变薄,皮肤相对干燥,皮下组织减少,组织耐受性下降使老年人患压力性损伤的风险增大。

(三)灌注、循环和氧合情况

灌注、循环和氧合情况与皮肤的易感性和耐受性相关,可能影响皮肤的生理功能、修复能力、物质传输等方面。血流灌注和循环状态,灌注不良(如外周血管疾病)或糖尿病是压力性损伤的风险因素。

(四)营养指标

营养缺乏会影响皮肤组织的力学特点、结构、生理功能和修复能力、物质传输和热学特点。营养缺乏也可导致患者暴露于不利的机械力。

(五)潮湿

潮湿既可能影响机械力(压力类型),也影响皮肤的易感性和耐受性(组织特性),皮肤潮湿时,摩擦系数会增大。由于潮湿,皮肤的酸碱度发生改变(正常皮肤的 pH 为 4.5~5.0),削弱了皮肤角质层的屏障作用,使有害物质容易通过,有利于细菌繁殖,潮湿皮肤比干燥皮肤发生压力性损伤的概率高 5 倍。老年重症患者很多会发生大小便失禁,容易造成会阴部及臀部的潮湿环境。

(六)体温

发热与压力性损伤密切相关,机体发热时,组织耗氧量增加,对氧的需求也增加,促成压力性损伤的发生。

(七)精神健康状况

患者处于精神压力之下,肾上腺素水平发生变化,导致皮肤耐受性下降。

(八)特定人群的其他危险因素

①手术患者:手术患者有额外的风险因素,特别是术前时间、手术时长和疾病严重程度。术前无法移动且术前预期时间延迟超过 12 小时的患者发生压力性损伤的可能性增加 1.6~1.7 倍。手术持续时间更长的患者发生压力性损伤的风险要高 8 倍。②危重症患者:危急重症患者重症监护住院时间、机械通气、血管加压素的使用、疾病的危重程度是压力性损伤的额外危险因素。

三、评估

(一)临床表现

NPUAP 于 2016 年 4 月将压力性损伤分为 1~4 期压力性损伤、不可分期压力性损伤和深部组织损伤。

1. 1 期压力性损伤　局部皮肤完好,但出现指压不变白的红斑或者称为指压不变色的红斑,局部皮肤温度、硬度或感觉的改变可能比观察到皮肤改变更先出现。此期的颜色改变不包括紫色或者栗色变化,因为这些颜色变化可能存在深部组织损伤,见图 5-5-1。

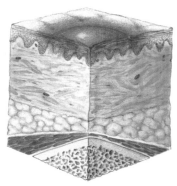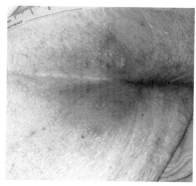

图 5-5-1　1 期压力性损伤

2. 2 期压力性损伤　部分皮层缺失伴随真皮层暴露。伤口床有活性,呈粉色或者红色,湿润,也可表现为完整或者破损的浆液性水疱。脂肪及深部组织未暴露。无腐肉、焦痂。该分期不能用于描述潮湿相关性皮肤损伤。比如失禁性皮炎,褶皱处皮炎,以及医疗黏胶相关性皮肤损伤或者创伤伤口(皮肤撕脱伤,烧伤,擦伤),见图 5-5-2。

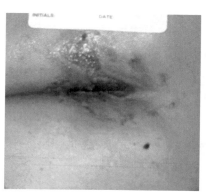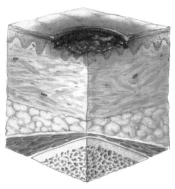

图 5-5-2　2 期压力性损伤

3. 3 期压力性损伤　全层皮肤缺失,常可见脂肪、肉芽组织和边缘内卷。可见腐肉和 / 或焦痂。不同解剖位置的组织损伤的深度存在差异,脂肪丰富的区域会发展成深部伤口。可能会出现潜行或窦道。无筋膜、肌肉、肌腱、韧带、软骨和/或骨暴露。如果腐肉或者焦痂掩盖组织缺损的深度,则为不可分期压力性损伤,见图 5-5-3。

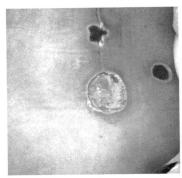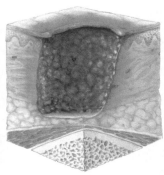

图 5-5-3 3 期压力性损伤

4. 4 期压力性损伤 全层皮肤和组织缺失,可见或者可直接触及到筋膜,肌肉,肌腱,韧带,软骨或骨头。可见腐肉和/或焦痂。常常会出现边缘内卷,窦道和/或潜行。不同解剖位置的组织损伤的深度存在差异,如果腐肉或焦痂掩盖组织缺损的深度,则为不可分期压力性损伤,见图 5-5-4。

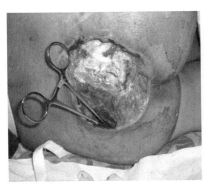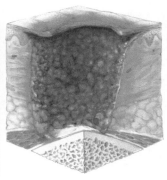

图 5-5-4 4 期压力性损伤

5. 不可分期的压力性损伤　全层皮肤和组织缺失,由于被腐肉和/或焦痂掩盖,不能确认组织损失的程度。只有去除足够的腐肉和/或焦痂,才能判断损伤是 3 期还是 4 期。缺血肢端或足跟的稳定型焦痂(干燥,紧密粘附,完整无红斑和波动感)不应去除,见图 5-5-5。

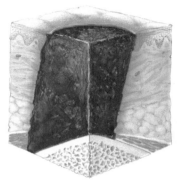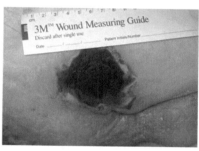

图 5-5-5　不可分期压力性损伤

6. 深部组织损伤　完整或破损的局部皮肤出现持续的指压不变白的深红色、栗色或紫色,或表皮分离呈现黑色的伤口床或充血水疱。疼痛和温度变化通常先于颜色改变出现。深色皮肤的颜色表现可能不同。这种损伤是由于强烈和/或长期的压力和剪切力作用于骨骼和肌肉交界面导致。该期伤口可迅速发展暴露组织缺失的实际程度,清创后才能准确分期,见图 5-5-6。

（二）评估

预防压力性损伤的第一步就是能够识别压力性损伤的危险人群、判断危险程度,识别危险因素等,以采取针对性措施。

1. 好发部位的评估　身体受压部位尤其是骨隆突处为压力性损伤的好发部位。卧床成人骶尾部、股骨大转子、足跟、足踝、肘部、枕部及耳廓等容易发生压力性损伤,截瘫或坐位者坐骨结节最容易发生压力性损伤,70% 的医疗器械相关性压力

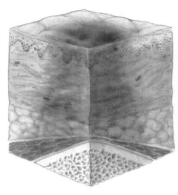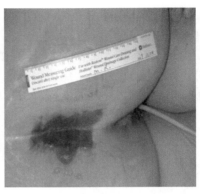

图 5-5-6　深部组织损伤

性损伤容易发生在头面颈部,如由胃管引起的鼻黏膜压力性损伤,通气面罩引起的鼻梁部压力性损伤等。

2. 老年高危人群的评估　①神经系统疾病患者:自主活动受限,长期卧床,身体局部组织长时间受压;②肥胖者:承受部位的压力增大;③使用镇静剂的患者:自主活动减少;④水肿患者:皮肤抵抗力降低;⑤疼痛患者:处于强迫体位,活动减少;⑥石膏固定者:活动受限;⑦大小便失禁者:皮肤经常受到污物及潮湿的刺激;⑧发热患者;⑨身体衰弱,营养不佳者。

3. 评估工具　经过信效度检验并被指南推荐的风险评估工具有 Braden 量表、Norton 量表、Waterlow 量表等。其中 Norton 量表是源于老年人研究而建立的四分量表,特点是简单、便捷、便于使用。普遍适用于老年病房,该表敏感性为 63%~100%,特异性为 26%~89%。Norton 评估表有 5 项评估内容,包括体力状况、精神、活动、运动、大小便失禁,见表 5-5-1。

表 5-5-1　Norton 压力性损伤危险评估表

项目	评估内容	分值
身体状况	良好	4
	尚可	3

续表

项目	评估内容	分值
身体状况	虚弱	2
	非常差	1
精神状况	清醒	4
	淡漠	3
	模糊	2
	木僵	1
活动程度	活动自如	4
	协助行走	3
	依赖轮椅	2
	卧床	1
移动情况	完全自主	4
	轻微受限	3
	严重受限	2
	完全受限	1
失禁	无失禁	4
	偶尔失禁	3
	经常失禁	2
	大小便失禁	1

注:每项评分 1~4 分,评分范围为 5~20 分,随分值的降低发生压疮的危险性相应增加。14 分以下获得压力性损伤的机会为 32%;12 分以下属高危组。

4. 创面评估　包括创面类型、部位、长度、宽度、深度、潜行、窦道、伤口颜色及周围皮肤情况、渗出液的特点、气味、感染征象、疼痛程度。

（1）长度、宽度、深度　以身体矢状轴为伤口长,冠状轴为伤口宽,垂直于皮肤表面为伤口深度,记录为:长(cm)×宽(cm)×深(cm)。潜行、窦道的测量:伤口皮肤边缘与伤口床之间的袋状空穴为潜行;周围皮肤与伤口床之间形成的纵行腔隙,能探到腔隙的底部或盲端称窦道,见图5-5-7。

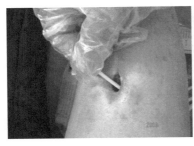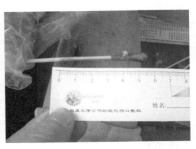

图 5-5-7　创面评估

（2）伤口的组织类型　①红色伤口:为有健康血流的肉芽组织。②黄色伤口:表示伤口有腐肉组织。③黑色伤口:为缺乏血流的坏死组织,常伴有软和硬的结痂。④混合伤口:伤口内上述各颜色。

（3）渗出液的评估

1）颜色性质:渗出液的颜色可分为澄清黄色,粉红或红色,绿色,黄色或褐色,混浊灰白色,灰色和蓝色,从渗出液的粘稠度可分为高粘稠度和低粘稠度。

2）渗液量:①少量:24小时渗出液小于5ml,通常敷料浸湿小于1块纱布;②中量:24小时渗出液5~10ml,通常敷料浸湿小于1~3块纱布;③大量:24小时渗出液大于10ml,通常敷料浸湿大于3块纱布。

3）气味:伤口渗出液通常无特殊气味,渗液异味可见于感染等。揭开一些密封性敷料时也会闻到异味,这是敷料溶解的原因,伤口清洗后,气味会消失。

（4）伤口疼痛:从疼痛频率可分为:①无疼痛;②只在换药时疼痛;③间断疼痛;④持续疼痛。疼痛强度可以使用疼痛的数字评分法或者面部表情评分法。

四、压力性损伤的综合管理

（一）非药物干预

①定时翻身：翻身间隔一般 2 小时更换体位一次，2 小时翻身如皮肤出现可见反应性充血反应，15 分钟内消退则认为皮肤可以承受 2 小时压力，如 15 分钟内皮肤发红不消退，翻身时间应缩短至 1 小时。②皮肤护理：摆放患者体位时，尽量避免红斑区域受压；保持皮肤清洁干燥，床单整齐无褶皱；不可按摩或用力擦洗有压力性损伤风险的皮肤；失禁患者排便后及时清洗皮肤；使用皮肤屏障保护产品，避免皮肤暴露过度潮湿环境中，降低压力性损伤的风险；考虑使用液体敷料来保持皮肤干燥，降低皮肤损伤风险。③选择支撑面覆盖物时，考虑是否需要温湿度控制；任何与皮肤接触的表面都有可能影响微环境，总体效应取决于支撑面的性质及覆盖物类型；不要将热装置（如热水瓶，热垫，电褥子）直接放在皮肤表面上，高温会提高代谢率，引起出汗，并降低组织对压力的耐受程度。④预防性敷料：在经常受压的骨隆突处（如足跟，骶尾部）使用预防性敷料。使用预防性敷料时，应继续使用其他预防措施。若预防性敷料破损、移位、松动或过湿，则需要更换。⑤增加营养：制定合理饮食，改善营养状况，必要时请营养师会诊，不能由口进食者予管饲饮食，监测患者的摄入与排出，以保持机体营养动态平衡。

（二）护理要点

1. 皮肤检查　至少每天检查一次全身皮肤，特别是骨突处（如枕部、骶尾部、足跟等）可使用透明敷料、水胶体敷料或泡沫敷料进行局部保护。对于高危人群，可考虑在高发部位使用多层软硅胶类泡沫敷料予以预防，见图 5-5-8。

2. 如何鉴别 1 期压力性损伤　发红区域指压后短暂变白，是早期局部受到压力的表现。手指按压三秒发红区皮肤按压后变白，说明组织未受到损害，发红区域指压后仍然为红色，提示局部组织已经受损，使用透明按压片易于观察，见图 5-5-9。

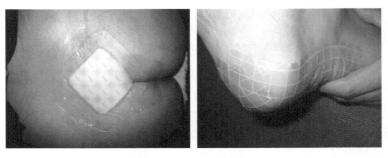

图 5-5-8　皮肤保护

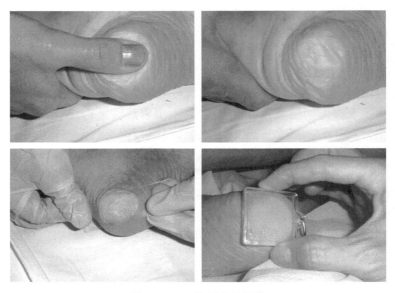

图 5-5-9　1 期压力性损伤

3. 处理方法

（1）1 期压力性损伤的处理：①完全减压，可以使用泡沫敷料；②选择大于病变面积 2~3cm² 的溃疡贴或透明贴保护，并促进淤血吸收，硬结软化；③促进血运，避免再受压。

（2）2 期压力性损伤的处理：①完全减压；②生理盐水清洗伤口或疱皮下创面，蘸干伤口周围皮肤；③渗出液较少时，使用水胶体敷料覆盖伤口;④如果渗出液较多时,可使用泡沫敷料覆盖;⑤促进上皮爬行保护新生上皮组织。

（3）3期压力性损伤的处理:①完全减压;②生理盐水清洗伤口刮去或剪除腐肉,可使用水凝胶敷料和抗菌敷料或泡沫敷料处理;③减少死腔,促进肉芽组织生长,预防和控制感染。

（4）4期压力性损伤的处理:①完全减压;②生理盐水清洗伤口,外科清创或自溶性清创,在骨骼,肌腱,肌肉暴露部位使用水凝胶敷料保湿;③无感染但有焦痂,渗液少的,可在外层覆盖水胶体敷料;④无感染但渗液多的外层覆盖渗液吸收贴;⑤有感染的使用抗菌敷料。

（5）深部组织损伤的处理:①完全减压;②无血疱,黑硬者选择大于病变面积 $2\sim3cm^2$ 的水胶体敷料,促进淤血吸收,软化硬结;③有血疱,黑软者,无菌操作剪开疱皮,彻底引流,使用泡沫敷料覆盖,促进愈合;④密切观察发展趋势,好转者可 $2\sim3$ 天更换敷料,恶化者依据 $3\sim4$ 期治疗原则处理。

（6）不可分期压力性损伤的处理:①完全减压;②生理盐水清理伤口;③外科清创或自溶性清创;④难切除的焦痂和腐肉,可用无菌手术刀片在表面划痕后,使用水凝胶敷料和水胶体敷料溶解。

（赵培玉）

第六章

其他老年问题评估

第一节　老年人共病评估

共病是指一个人同时患有 2 种及以上的疾病,随着年龄的增长,共病的患病率显著增加,并且与单一疾病相比,共病增加了失能甚至死亡的风险。共病的管理不是多个专科疾病治疗的叠加,共病评估工具可以更好的帮助临床医生评估共病模式,帮助评估不良预后的发生概率,协助医生可以为老年患者制定个体化的诊疗方案。

一、患病率

根据 2018 年全国第六次卫生服务统计调查报告,老年人慢病患病率为 59.1%,多病共患的情况较多,有 23.8% 的老年人患有 2 种及以上慢性病。老年共病会增加不良结局。研究发现心脏病和膝骨关节炎同时存在会使躯体功能下降的相对风险增加至 13.6,而仅有膝骨关节炎或心脏病的患者躯体功能下降的相对风险分别为 4.4 和 2.3。

二、共病的评估

老年医学科常见的共病评估多采用量表的工具,具体如下:

1. Charlson 共病指数(Charlson comorbidity index,CCI)　由 Charlson 等人于 1984 年提出, 选取 16 个慢性疾病(19 项共病), 分别赋分 1~6 分,0 分(Grade 1),1~2 分(Grade 2),3~4 分

（Grade 3）以及 >4 分（Grade 4）。CCI 应用方便、耗时短,但老年退行性疾病如帕金森病、老年性精神障碍、除心肌梗死以外的其他心脏病等未纳入评估。因此,CCI 在老年人群的应用有待进一步研究与细化。

2. 老年共病指数　老年共病指数（geriatric index of comorbidity,GIC）是由 Renzo Rozzini 等人于 2002 年提出的专门针对老年人的共病评估工具,纳入了老年患者常见的 15 种疾病,并分别对其严重程度由 0 分（无）~4 分（危及生命）进行评估。按照疾病严重程度最高分及疾病数量将共病状态分为 4 个等级,严重程度分级越高,1 年死亡风险越高。GIC 与老年住院患者院内病死率、1 年内院外病死率、再住院率、5 年预后等密切相关,对制定医疗计划具有重要参考意义。与其他共病评估方法相比,GIC 在老年住院患者不良预后及生存结局的预测方面具有良好的预测效度,见表 6-1-1。

表 6-1-1　老年共病指数

疾病	疾病严重程度				
	0= 没有 疾病	1= 无症状 疾病	2= 有症状 疾病, 需要药物 治疗但 控制满意	3= 有症状 疾病 但未用 药物 控制	4= 危及 生命或 疾病 最严重 的情况
1　缺血性或器质性心脏病					
2　原发性心律失常					
3　非缺血性或非器质性心脏病					
4　高血压					
5　卒中					

续表

疾病	疾病严重程度				
	0= 没有 疾病	1= 无症状 疾病	2= 有症状 疾病， 需要药物 治疗但 控制满意	3= 有症状 疾病 但未用 药物 控制	4= 危及 生命或 疾病 最严重 的情况
6 外周血管疾病					
7 糖尿病					
8 贫血					
9 胃肠疾病					
10 肝胆疾病					
11 肾脏疾病					
12 呼吸系统疾病					
13 帕金森病和非血管性神经疾病					
14 肌肉骨骼疾病					
15 恶性肿瘤					
总分					

严重程度分级

一级	有≥1个疾病严重程度≤1分
二级	有≥1个疾病严重程度≤2分
三级	有1个疾病严重程度=3分，其他疾病严重程度≤2分
四级	有≥2个疾病严重程度=3分，或≥1个疾病严重程度=4分

3. 疾病累积评分量表 疾病累积评分量表(cumulative illness rating scale,CIRS)是由 Linn 等人在 1968 年提出的,与 CCI 相比,CIRS 包含的疾病谱更广,较 CCI 更敏感,可提供更多预后信息。Miller 等人将其衍生为老年疾病累积评分量表(Cumulative Illness Rating Scale for Geriatrics CIRS-G);评分原则与 CIRS 相同,见表 6-1-2。

表 6-1-2 疾病累积评分量表

心血管 - 呼吸系统		
1	心脏	心脏相关疾病
2	血管	血液,血管和细胞,骨髓,脾脏,淋巴系统
3	呼吸系统	肺、支气管
4	五官	眼、耳、鼻、喉、咽
消化系统		
5	上消化道	上消化道(食管,胃,十二指肠,胆管和胰腺)
6	下消化道	下消化道(肠道,疝气)
7	肝脏	肝脏相关疾病
泌尿生殖系统		
8	肾脏	肾脏相关疾病
9	泌尿系统	输尿管、膀胱、尿道、前列腺、生殖器
肌肉 - 骨骼 - 皮肤系统		
10	肌肉骨骼皮肤系统	肌肉,骨骼,皮肤
神经精神系统		
11	神经系统	脑、脊髓、神经
一般系统		
12	内分泌代谢	包括弥漫性感染,中毒

续表

每个系统严重程度

0分	无	该器官/系统无损害
1分	轻度	损害不影响正常活动;可能需要也可能不需要治疗;预后良好。(例如:皮肤病变、疝气或痔疮)
2分	中度	损害影响正常活动;需要治疗;预后良好。(例如胆结石、糖尿病或骨折)
3分	严重	损害是致残性的;迫切需要治疗;预后是有保障的。(例如可切除的癌症、肺气肿或充血性心力衰竭)
4分	极端严重	损害危及生命;治疗是紧急的或无济于事的;预后严重。(例如,心肌梗死、脑血管意外、胃肠道出血或栓塞)。应该强调的是,每个例子中都存在严重程度,为了决定所涉及的损害,医生必须根据所有其他患有此类疾病的人进行判断。

4. 共存病指数　共存病指数(index of coexistent disease, ICED)包括疾病严重程度指数(index of disease severity, IDI)和功能下降指数(index of physical impairment, IPI)两方面的评估。根据两项评估相加的总分,将共病状态分为无、轻、中和重4种程度。ICED是目前唯一的疾病相关性功能受损评估的共病量表,见表6-1-3。

表6-1-3　共存病指数

严重级别	疾病严重程度指数	躯体功能下降指数
0	没有疾病,没有症状	无明显下降,功能正常
1	几乎没有或有很少的症状	轻度/中度下降,症状性,可能需要日常生活活动的帮助
2	有症状,但经过治疗得到控制,需要持续治疗	躯体功能严重下降
3	治疗后仍有中度、严重的症状	—

续表

疾病 / 功能	疾病	功能
	缺血性心脏病 充血性心力衰竭 心律失常 其他心脏病 高血压 脑血管疾病 糖尿病 呼吸系统疾病 肿瘤 肝胆疾病 胃肠疾病 神经系统疾病 关节炎 血液系统疾病 获得性免疫缺陷综合征 凝血功能紊乱	循环功能 呼吸功能 神经系统功能 精神心理功能 排尿 排便 进食 活动 视力 听力 讲话

严重级别	疾病严重程度指数	躯体功能下降指数
0	没有疾病,没有症状	无明显下降,功能正常
1	几乎没有或有很少的症状	轻度 / 中度下降,症状性,可能需要日常生活活动的帮助
2	有症状,但经过治疗得到控制,需要持续治疗	躯体功能严重下降
3	治疗后仍有中度、严重的症状	—

评分方法	躯体功能下降评分			
		0	1	2
疾病严重程度评分	0			
	1			
	2			
	3			
ICED 评分总分	0(正常)	1(轻度)	2(中度)	3(重度)

Zekry 从日内瓦老年医院随机选择 444 名老年住院患者（平均年龄 85.3 岁）作为研究对象，对 CCI、CIRS-G、ICED、GIC 等共病评估方法在老年住院患者中的应用进行比较，结果显示在单因素分析中，GIC 是所有结果的最佳预测因子。3 级或 4 级患者的死亡风险高出 30 倍，住院时间延长的风险高出 8~9 倍。在校正的 logistic 回归模型中，GIC 仍然是住院期间死亡的最佳预测因子。CIRS-G 是长期住院和入住长期照护机构的强预测因子。但是目前在中国老年人群中尚缺乏对这些量表的比较，因此结论是否同样适用中国老年患者还有待进一步验证。

（康　琳　李园园）

第二节　多重用药评估

多重用药（polypharmacy）通常指患者同时服用多种药物，WHO 对多重用药的定义常指患者常规服用的药物数量超过 5 种，包括处方药、非处方药、中成药和膳食补充剂等。但现在对多重用药定义尚未达成共识，从用药数量和用药时长等角度进行定义可因医疗场所及研究方案的不同而不同。从用药合理性角度分析，多重用药强调患者使用了不必要 / 不需要的药物，即使用的药物超过了患者的临床指征、缺乏循证医学证据或有临床用药适应证但剂量不当等，可使患者因过度或不适当处方造成一些潜在的不良临床后果，包括药物不良反应（adverse drug reactions，ADRs）、药物相互作用等。

一、患病率

随着年龄的增长，衰老致人体机能的减退，增加老年人罹患多种慢性疾病的风险，导致老年人多重用药现象非常普遍，且服药数量随着年龄的增长而增加。据统计，加拿大老年人多重用药约占 70%，20% 使用 9 种以上药物；爱尔兰老年人多重用药占 60.4%，12.9% 使用 10 种以上药物。从 1988—2010 年，美国

65 岁以上社区居住老年人中至少 90% 服用一种处方药,服用药物数量大于 5 种人数占比从 12.8% 上升至 39%,平均服用处方药数量从 2 种上升至 4 种。我国居家老年共病患者多重用药率达到了 70.8%,每日平均服用药物数量达到 8.6 种,ADRs 发生率达到 29%,因此老年人多重用药问题即对老年人生活质量和健康带来巨大挑战,又对我国的社会和经济带来巨大负担。

二、影响因素

(一)医疗保健系统因素

由于现代医疗体系临床分科过细,老年患者经常同时经多位专科医生诊治,而专科诊疗医生往往从自己的专业角度出发,以单一专科疾病指南推荐的药物治疗方案开具相关治疗药物,忽视了患者其他共存疾病的严重程度及整体用药情况,加之老年患者用药循证证据缺乏,医疗文书记录不完整且患者用药信息未互联互通进行共享,临床医生在没有全面评估患者用药治疗方案基础上加用本专科相关治疗药物,导致患者多重用药及用药错误的发生。

(二)患者自身因素

年龄是老年人多重用药最主要的影响因素。随着年龄增高,老年人慢性疾病患病率和不适躯体症状日益增加,且共患疾病数量和治疗药物数量之间具有正相关性,在控制所有其他变量的情况下,共病数量≤3 种的老年人中多重用药比例为 25%,而共病数量≥10 种的老年人中多重用药治疗的比例高达 62%。

由于长期居住养老机构老年人的认知功能障碍、衰弱、失能状态通常需要多种药物治疗,多达 91% 的长期护理患者每天至少服用 5 种药物。另外,患者的用药素养差、用药常识的匮乏等自身原因促使患者自行服用医生医嘱以外的药品,进一步增加了多重用药风险。

三、多重用药的不良后果

多重用药可使老年患者药物费用支出的增加,服用 5 种或

5 种以上药物的患者处方药支出增加了 6.2%,服用 10 种或 10 种以上药物的患者相应支出增加了 7.3%。

多重用药使老年人更容易发生药物相互作用,发生潜在性药物毒性和 ADRs 的风险大大增加。研究表明同时服用 2 种药物的患者发生药物相互作用的不良风险为 13%,同时服用 4 种药物使这不良风险上升至 38%,而同时服用 7 种或 7 种以上的药物的不良风险则高达 82%。

老年人服药数量多、治疗方案复杂、服药后易出现 ADRs 等因素可降低老年患者的用药依从性,继而影响临床治疗效果。

多重用药可使老年患者住院风险和病死率增加,加重患者的尿失禁症状,增加老年人跌倒、营养不良等风险,严重影响患者的生活质量。

四、多重用药评估内容和方法

老年多重用药评估是在 CGA 的基础上,以患者为中心全面整体地评估其药物治疗方案,识别和预防潜在药物相关问题,优化患者药物治疗方案,做好医患沟通和用药教育,提高患者的合理用药水平和生活质量。老年人多重用药管理的核心前提是定期审查和评估,以确认药物治疗方案的必要性、适宜性、安全性、依从性和可及性,最大限度地降低老年患者的用药风险。

(一)用药必要性评估

老年人多重用药管理不仅局限于治愈某个慢性病,而是采用连续的、综合的手段控制慢性疾病症状,维持脏器功能和日常生活能力,提高生活质量。因此在多重用药评估之前,首先应通过与主诊医师及患者充分沟通后识别和明确老年患者目前急需解决的问题或不适症状,进一步在 CGA 评估的基础上确定目前患者的功能状态和治疗预期目标,评估患者用药的获益/风险,判别临床诊断与用药的吻合度,识别不必要用药、循证证据不足用药或治疗效果不佳用药,为下一步优化治疗方案奠定基础。

结合患者临床症状和相关检查数据,遵循有关药物临床应用指导原则、临床诊疗指南和药品说明书等对患者用药合理性进行审核。

（二）用药适宜性评估

潜在不适当用药（potentially inappropriate medication，PIM）是指在药物使用过程中出现的非预期药物相关不良事件及后果（如体液潴留、体位性低血压、心动过缓、高钾血症、跌倒等）高于药物使用的临床获益。目前，尚无成熟且统一地用于评价老年多重用药 PIM 的评估工具和流程。针对老年患者 PIM 评估，全球已经有多个国家颁布了评价标准，旨在辅助临床医师和药师选择适宜的药物治疗方案。老年患者 PIM 评估方法主要有两类：

第一类是基于客观标准的明确（explicit）方法：如 Beers 标准、STOPP/START 准则和《中国老年患者潜在不适当用药判断标准（2017 版）》等。以上评价标准直观显示了患者 PIM 评估依据，评价过程不需要太多的临床判断，但很多药品现在已经很少使用或淘汰；其共性特点在于用药种类越多，PIM 的风险越高。PIM 判断标准或准则主要用于明确老年患者用药的潜在风险和注意事项，提高老年人安全用药水平。

第二类是基于主观判断的模糊（inplicit）方法，如药物适宜性指数（medication appropriateness index，MAI）等，MAI 指数列出用药适宜性的 10 个必需因素，并按主次顺序设置权重因子，见表 6-2-1。权重因子显示相应条款的重要性，其中适应证、有效性和重复用药 3 项可直接评价多重用药或潜在不适宜处方；也可在实际用药中不考虑权重系数，按每一条款直接判别患者用药存在的用药问题。该方法以患者为中心，适合所有的医疗场所进行用药适宜性判定，并使多重用药评估过程标准化。但 MAI 指数的缺点是要求医务人员具备扎实的专业知识和经验，同时每次评价需要 10 分钟以上，更需要患者的配合，尚未完全推广。

药物相互作用是多重用药评估工作中的一项重要内容。当前，国内外评价药物相互作用的数据库主要有 Lexicomp、Drug-

Reax、Pharmavista 等,在药物相互作用评价时应关注其严重程度和证据分级,如 Lexicomp 数据库将药物相互作用级别设为五级:X 级(avoid),避免使用;D 级(consider therapy modification),调整方案;C 级(monitor therapy),监测下使用;B 级(no action needed),无需调整;A 级(no known interaction),未报道相互作用。结合患者治疗的必要性和替代程度,经医疗团队沟通和反馈后进行药物治疗方案的确定。

表 6-2-1　药物适宜性指数(MAI)

项目	权重	不适宜用药情况
药物适应证	3	
药物的有效性	3	
药物剂量	2	
药物的用法	2	
是否是最适宜的给药途径	1	
临床重要的药物 - 药物相互作用	2	
临床重要的疾病 - 药物相互作用	2	
不必要的重复用药	1	
治疗的疗程是否适宜	1	
最经济的药物	1	

(三)用药安全性评估

老年人是发生 ADRs 的高危人群。美国 1/7 入院老年患者可能因 ADRs 导致入院治疗,住院老年患者中有 1/3 经历 ADRs。每年因 ADRs 导致住院天数延长所花费英国卫生部门 5 亿英镑。

80% 以上 ADRs 与药物使用剂量有显著相关性,因此老年人 ADRs 绝大多数是可以预防的。老年人 ADRs 具有非典型性和非特异性的特点,用药后出现神志不清、嗜睡、跌倒、消化不良和便秘等症状常被误认为是老年患者出现了新的临床症状,导致处方级联(prescribing cascade)的发生。因此老年人服药过程中出现新的不适症状时,应先判别所用药物与不适症状间的因果关系,以评估发生的药物不良事件是否与目标药物相关。目前常用 ADRs 因果关系评估方法常用的有 Narenjo's 评分法等,见表 6-2-2。

表 6-2-2　Naranjo's 评分法

	问题	是	否	不知道
1	以前有类似的报道吗?	+1	0	0
2	不良事件是在应用可疑药物之后出现的吗?	+2	−1	0
3	当撤药后或应用特定的对抗药后不良反应有所好转吗?	+1	0	0
4	当再次用药后,不良反应又出现吗?	+2	−1	0
5	有其他非药物因素可引起该不良反应吗?	−1	+2	0
6	使用安慰剂后,不良反应再次出现了吗?	−1	+1	0
7	药物血(或其他体液)浓度达到中毒浓度了吗?	+1	0	0
8	增加(或减少)药物剂量,不良反应加重(或减轻)了吗?	+1	0	0
9	患者以前暴露于该药或同类药有类似的反应吗?	+1	0	0
10	该不良事件可被其他客观证据证明吗?	+1	0	0

注:总分≥9 肯定(definite);5~8 很可能(probable);1~4 可能(possilbe);≤0 可疑(doubtful)。

(四)用药依从性评估

用药依从性是指患者在用药过程中对药物治疗方案的遵守

程度,主要包括按照医生的要求定时服药、服药剂量准确、服药次数正确、坚持长期不间断服药 4 个方面。老年人多重用药可使患者用药依从性下降,进而使患者疗效降低和病情加重,导致医疗资源浪费。例如 48% 哮喘患者死亡与患者用药依从性相关,同时用药依从性差可使老年患者心脏病发作引起的死亡风险增加 3.8 倍。

目前国内外用于评估患者用药依从性的方法有自我报告、数药丸、血药浓度监测、疗效观察和电子药物记录等,但各评估方法评估标准并不统一,各有利弊,且除非直接观察药物摄入,否则所有的依从性衡量标准,无论是客观的还是主观的,都可能高估或低估特定个体的依从性。

服药依从行为是一个动态变化过程,需坚持长期随访调查才能较为准确反映患者的服药依从性。主观评估依从性量表由于经济有效是国内外应用最为广泛的评估工具,如 Morisky 依从性量表、配药与再配药依从性量表(ARMS 量表)等,但应取得原作者的授权后在国内特定人群进行信效度的验证后使用,必要时可根据具体情况同时采用主观评估方法与客观测量方法。

五、老年多重用药精简评估流程图与标准操作流程

(一)老年多重用药精简评估流程

用药精简(deprescribing)是在评估患者的生命预期、功能状态、共患疾病、合并用药和个人意愿等基础上削减对患者已有/潜在伤害的药物或者风险大于收益的药物,更是对患者的所用药物进行重整和优化的过程。用药精简并不停用对患者治疗有效的药物,而是一个积极的、以患者为中心的优化用药方案的规范处方过程,注重对患者多重用药进行优先排序,调整用药方案后的临床观察、监测和转归,强调患者的用药意愿和医患的紧密沟通协作,以期提高患者的用药质量和安全。老年多重用药精简评估流程图,见图 6-2-1。

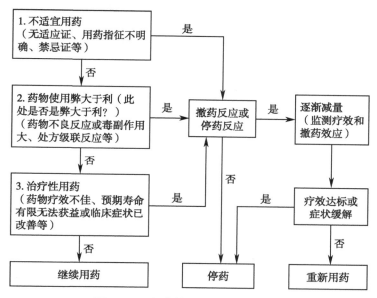

图 6-2-1　用药精简及优先级流程图

（二）老年多重用药精简的标准操作流程

老年多重用药精简的标准操作流程，见表 6-2-3。

表 6-2-3　老年多重用药精简的标准操作流程

主要步骤	具体内容
整理汇总老年患者完整的用药清单	完整的用药清单即包括患者长期使用的药物，更应询问患者间歇性、按需临时所用的药品。这些药品包含处方药、非处方药、中药以及保健品 详实的药物信息：用药剂量、频次、剂型、给药途径、用药疗程和用药原因等信息 积极与患者及其家属积极沟通，记录患者以往药物过敏史、不耐受药品和 ADRs 等信息
老年患者用药依从性评估	用药依从性评估 依从性不佳原因分析：如药品价格无法承受、认知功能障碍、吞咽困难等

续表

主要步骤	具体内容
处方精简目标的确立和潜在不合理用药的识别	明确老年患者目前罹患疾病和老年综合征情况 综合考虑药物和患者等多种因素识别潜在的不合理用药,药物的因素包括所用药品的数量、高警示药品、药物禁忌、药物不良反应、潜在的相互作用等;患者的因素包括年龄、预期寿命、认知功能、共病情况、治疗目标等
老年患者临床用药适宜性和安全性评估	用药适应证是否适宜 用药的循证依据是否充足 所用药物控制病症是否有效或改善 预防用药是否有必要或获益 有无处方级联情况 所患病症有用药指证需要增加处方药物 识别老年人用药问题:避免使用药物、用药禁忌、药剂剂量过高 / 过低、药物 - 药物(疾病)相互作用等
优化老年患者治疗方案	坚持患者知情同意,医患共同参与决策原则,通过医患沟通交流,知晓患者的治疗期望和倾向,以及用药方面困难或 / 和负担 患者用药精简是一个循序渐进的过程,应采用缓慢停药、逐渐减量的原则优化患者用药方案 遵循的停药原则:①危害最大获益最小的药物;②撤药后发生戒断反应或导致疾病复发可能性最小的药物;③患者主观最想停用的药物
实施并监测新的治疗方案	加强与老年患者沟通、告知新的、具体的用药方案以及新治疗方案预期的不适反应和应对措施,尊重患者的选择权,根据患者的实际情况及时优化改进用药方案 加强新治疗方案调整后的临床监测,并做好患者的宣教工作(药物、生活方式等) 加强医生、药师、护士之间沟通交流,并做好资料的记录和登记,确保记录的完整清晰

六、老年多重用药管理

用药精简目的是改进老年患者临床用药的效果,提高患者的生活质量,因此需要在用药精简过程中,积极发挥临床药师在老年慢病管理中的作用,以患者为中心开展用药精简和优化,加强医患的沟通和交流,将用药依从性评估、用药宣教、潜在不合理用药评价等诸多措施有机融合,切实提高患者用药的安全性和有效性。

尽量简化治疗方案,提高老年人用药依从性在老年人多重用药管理中发挥着重要作用。因此,在制定和优化老年人用药方案时,应尽量减少患者使用药物的种类和数量,使用易于吞服的药物剂型,并尽量选用长效和缓控释剂型的药物,采用一日一次的服药方法方便老年人用药的日常管理。同时可针对特定的人群采用一些辅助方法帮助患者提高用药依从性,切实保障患者用药的规范性和可及性。

药物治疗是老年人最常用的治疗手段,但并不是唯一的手段。老年人多重用药管理应在老年综合评估的基础上,既要保证患者用药的合理性和安全性,更应强调采用饮食、运动、康复和生活方式干预等进行综合管理措施,切实提高患者的生活质量。

用药教育是提高用药依从性和患者合理用药意识的重要手段,应针对不同病患群体开展个体化的用药教育,采用患者易于理解和使用的信息,提高患者对疾病和药物治疗的正确认识和科学管理意识,增强患者慢病管理的主动性和参与度,切实提高患者慢病管理的水平。

老年人用药循证依据相对不足为临床诊疗过程带来巨大挑战,今后应以临床问题为导向开展老年人临床用药评价和研究,不断提升老年人合理用药水平。

(沈　杰　郑松柏)

第三节　排泄功能评估

一、老年便秘评估

便秘(constipation)是指排便次数减少(每周排便 <3 次)、粪便干硬和／或排便困难。慢性便秘则是指便秘的病程至少为 6 个月。

慢性便秘是一种常见的老年综合征,表现为排便次数减少、粪便干结和／或排便困难,目前主要根据患者主诉和罗马 Ⅳ(Rome Ⅳ)标准进行诊断,症状在诊断前出现至少 6 个月,其中至少近 3 个月有症状,且至少 25% 的排便情况符合下列 2 项及以上:排便费力感、干球粪或硬粪、排便不尽感、肛门直肠梗阻感和／或堵塞感、甚至需手法辅助排便,且每周排便少于 3 次。

(一)患病率

便秘在成年人群的患病率约为 16%,在 60~101 岁的老年人群患病率为 33.5%。慢性便秘在女性、老年人和社会经济地位较低的人群中更为常见。慢性便秘的患病率随年龄增长而增加,在 60~80 岁人群中患病率为 15%~20%,80 岁及以上可达 20%~37.3%,在行动不便需要长期接受照护的老年人中甚至高达 80%。

(二)危险因素

1. 非疾病性因素

(1)液体摄入少:老年人随增龄机体功能下降,特别是消化和口渴感觉功能下降,进食饮水量减少,每天总液体量(包括食物内的水分)摄入少于 1 500ml 时,可以造成粪便干结及粪便量减少,导致便秘。

(2)膳食纤维少:膳食纤维可增加粪便保水性能,保持粪便体积,并形成凝胶从而软化润滑粪便,并且可促进肠道的蠕动,利于排便。但老年人由于牙齿松动、缺齿,咀嚼功能减退、吞咽困难及消化功能不良等问题,常会选择柔软的低纤维食物,膳食纤维摄入不足(<25g/d),导致便秘。

(3)活动量少:活动量减少会增加便秘的风险。老年人身体活动的减少可能是由于行动不便和身体虚弱,使他们无法做到锻炼。躯体功能障碍,长期缺乏运动,特别是坐轮椅、久卧床的老年人,肠道蠕动功能减退,粪便在肠道内滞留时间过长,水分被吸收,大便干结,诱发和加重便秘。运动减少导致腹肌萎缩、肌力降低,屏气乏力,也不利于排便。活动量减少相关的便秘在衰弱以及久病卧床的老年住院患者中最为常见。

(4)环境因素:如不熟悉的排便环境、缺乏私密性、不能独立如厕、需要他人协助排便、设施不便利等,均可引起老年人便意抑制,诱发或加重便秘。

(5)精神心理因素:老年人常面临多种疾病共存、空巢或丧偶等问题,焦虑、抑郁等心理因素以及不良生活事件对老年人造成负面的影响。精神心理因素影响胃肠道的感觉、运动和分泌功能,通过对副交感神经的抑制,钝化排便反射,诱发或加重便秘。

(6)缺乏社会支持:社会支持包括物质上、经济上的援助以及稳定的家庭关系,还包括老年人受尊重、被关怀、被理解的情感上的满意程度。同时,社会支持还包括老年人对社会支持的利用度。老年人慢性便秘与社会支持关系密切,缺乏社会支持可以增加老年人便秘的发病率。

2. 疾病因素 肠道疾病、神经肌肉疾病、内分泌和代谢性疾病、电解质紊乱、心脏疾病及神经心理疾病等可能引起便秘。阿片类镇痛药物、抗抑郁药、抗组胺药、钙剂及利尿剂等可能导致或加重便秘。

(三)老年慢性便秘分型

1. 功能性便秘 慢性功能性便秘是老年人最常见的便秘类型,根据患者的肠道动力和直肠肛门功能改变的特点分为4个亚型。

(1)慢传输型便秘:随着年龄增长,胆碱能神经元、神经胶质细胞数目减少,神经元退行性改变,同时结肠各段起搏细胞数量随着年龄增加而减少,结肠的传输减慢,其特点是结肠传输时间延长,主要表现为排便次数减少、粪便干硬、排便费力。老年人易发生该型便秘。

（2）排便障碍型便秘:又称出口梗阻型便秘,老年人肛门直肠感觉功能受损,伴直肠推进力不足,内脏下垂,盆底下降等,肛门括约肌松弛障碍。主要表现为排便费力、排便不尽感、肛门直肠堵塞感、排便时间长、甚至需要手法辅助排便等。

（3）混合型便秘:指同时存在上述两种类型的便秘,即结肠传输延缓和肛门直肠排便障碍。

（4）正常传输型便秘:多见于便秘型肠易激综合征,老年人较少见。

2. 疾病相关性便秘

（1）肠道疾病:肠道肿瘤、炎症性肠病、肠结核、憩室病、乙状结肠或盲肠扭转、直肠脱垂、巨结肠、直肠膨出、痔疮、肛裂、腹腔肿瘤或肠道肿块所致肠道狭窄和肠梗阻,既往有炎症性、缺血性、外伤性、放射性或手术所致的肠道狭窄、盆腔或肛门周围手术史等。

（2）神经系统疾病:多发性硬化症、帕金森病、卒中、脊髓损伤、截瘫、脊柱裂和自主神经病变、痴呆、认知障碍等。

（3）肌肉疾病:硬皮病、淀粉样变性、系统性硬化症等。

（4）内分泌和代谢疾病:糖尿病、卟啉病、甲状腺功能减退症、甲状腺功能亢进症等。

（5）电解质紊乱:高钙血症、低钾血症、高镁血症等。

（6）结缔组织疾病:系统性红斑狼疮。

（7）心脏疾病:充血性心力衰竭。

（8）心理疾病:抑郁、焦虑。

3. 药物相关性便秘 老年人多种疾病共存和多重用药情况普遍,有些药物会导致便秘。常用的可引起或加重便秘的药物有阿片类镇痛药、三环类抗抑郁药、抗组胺药、抗胆碱能药物、抗震颤麻痹药、神经节阻滞剂、含碳酸钙或氢氧化铝的抗酸剂、钙拮抗剂、铋剂、铁剂、利尿剂、非甾体抗炎药及某些抗菌药物等。

（四）老年人慢性便秘的综合评估

1. 危险因素评估

（1）液体摄入：每天总液体量摄入少于 1 500ml 时,肠道内水分减少,可以造成便秘。可根据患者进食水量或者尿量、皮肤弹性及口唇黏膜干燥程度帮助判断液体摄入是否充足。

（2）饮食情况：每日膳食纤维摄入不足 25g,对肠壁的刺激减少,影响结肠传输时间、肠蠕动频率以及粪便量,导致便秘。可根据老年人进食种类及数量评估。

（3）活动量：老年人活动量减少会增加便秘的风险。评估老年人躯体障碍情况及运动量。

（4）环境因素：评估是否有适宜的排便环境,保护私密、设施便利等,识别可引起老年人便意抑制的环境问题。

（5）精神心理因素：负面的精神心理因素钝化排便反射,诱发或加重便秘。可采用焦虑自评量表、抑郁自评量表等工具对患者的精神心理因素进行评估。

（6）社会支持：老年人慢性便秘与社会支持关系密切。可以通过《社会支持评定量表》初步判断患者是否缺失社会支持。

2. 临床评估

（1）便秘症状及粪便性状：①想排便次数少（每周 <3 次）或没有排便意图；②想排便但排不出；③排便时间延长；④每日或每次便量减少；⑤是否粪便干或硬；⑥是否需要手法辅助排出粪便；⑦是否排便不尽感；⑧是否伴有腹痛、胀满、肛周疼痛、梗塞感及下坠等感觉。

（2）报警征象：包括便血或粪便隐血试验,贫血（头晕、黑矇、乏力、心悸等）、食欲减退、体重减轻、腹痛、腹部包块、排便习惯改变等。了解有无克罗恩病或溃疡性结肠炎、结直肠息肉、结肠癌家族史。如存在,需完善血常规、便常规、结肠镜、肿瘤标志物及影像学等辅助检查。

（3）便秘相关器质性疾病：通过仔细询问病史、治疗情况、有否手术史,以便判断继发性便秘。对可能引起便秘的器质性疾病予以鉴别。

(4)共病与全身状况:老年人器官功能随增龄衰退,多种慢性疾病并存,询问合并慢性病史,老年人的膈肌、腹肌、提肛肌和结肠平滑肌收缩能力随增龄普遍下降,排便动力不足;另外,盆底结构的老化、病变与功能障碍,也是导致老年人尤其是老年女性慢性便秘高发的原因之一。

(5)用药情况:仔细询问导致药物性便秘的药物使用情况;是否长期或者间断服用泻药以及服用频率;是否服用处方药。

(6)认知功能状况:老年便秘患者认知功能障碍的发生率高,便秘随着认知功能障碍的加重而加重。认知功能状况评估可采用简易智力状态检查量表。

(7)体格检查:主要包括腹部和肛门直肠,尤其注意腹部压痛、包块、浅表淋巴结等。肛肠检查包括评估肛门反射和大便染色,可了解有无痔疮和肛裂、肛门狭窄、直肠脱垂、直肠肿块等病变,还可了解有无矛盾性或不松弛性的耻骨直肠收缩,以及粪便嵌塞可能。

(8)筛选检查:血常规及粪潜血试验应作为老年便秘患者的常规随访指标。有报警症状的老年患者应进一步行结肠镜、血生化、肿瘤标记物等检测以及相关影像学检查。对功能性便秘患者,可行结肠道动力测定和/或直肠压力测定,如结肠传输试验、排粪造影、肛门直肠测压、球囊逼出试验等。对高龄老年患者应充分评估,避免过度检查。

(9)便秘严重程度评估:按症状和对生活影响程度分为轻、中、重度。轻度便秘基本不影响正常生活,可通过调整生活方式、短暂使用渗透性泻药治疗恢复。重度便秘表现为症状持续且严重,明显影响工作和生活,需要长期药物治疗,甚至药物无效。中度介于轻重度之间。

3. 便秘评估量表 便秘是一种主观感受,目前主要依据罗马Ⅳ标准诊断,但该标准并不能用于便秘严重程度的评估。便秘的严重程度更多取决于个体的主观感受,受诸多因素的影响。调查发现,有一部分人认为便秘是大便形状的改变或者粪便坚硬,有些认为是大便次数减少,还有认为是腹部不适。由于当前对便秘的界定不统一,造成便秘的评估、诊断方法种类多,测评工具量表诸多。国外用于评估慢性便秘使用较广泛的量表有:便秘患者症状评估量表(Patient Assessment of Constipation Symptoms,PAC-SYM)、肠功能指数(bowel functional index,BFI)、便秘评估量表(Constipation Assessment Scale,CAS)等。国内缺乏本土文化背景下设计的测评工具量表,大多使用国外翻译量表,或国外量表:便秘评分系统(Constipation Scoring System,CSS)、Knowles-Eccersley-scott 症状评分(Knowles-Eccersley-scott Symptom Score,KESS)基础上修订而成。其中 CSS 通过患者的对便秘症状的感受与生物学指标进行相关性分析,弱化对便秘的个体主观感受,以量表筛选的方式评定,见表 6-3-1。CSS 有 8 个条目,涉及排便频率、排便费力、排便不尽感、腹痛、每次排便如厕时间、使用缓泻剂等帮助排便的方式、人工手助或灌肠、有便意但排不出的次数,符合罗马Ⅳ标准的 4 项。

PAC-SYM 是基于罗马Ⅱ标准基础上,结合患者对便秘的主观感受总结而来,主要用于评估便秘发生的频次、严重程度以及治疗效果评价。量表包括 12 个条目,3 个维度,包括粪便性状、直肠症状和腹部症状。涉及到罗马Ⅳ诊断标准的 5 项,评价内容较为全面。见表 6-3-2。

表 6-3-1　便秘评分系统(CSS)

排便频率	分值	每次如厕时间	分值
1~2 次 /1~2 天	0	少于 5 分钟	0
2 次 / 周	1	5~10 分钟	1
1 次 / 周	2	10~20 分钟	2
少于 1 次 / 周	3	20~30 分钟	3
少于 1 次 / 月	4	大于 30 分钟	4

续表

排便费力	分值	排便辅助方法	分值
从不	0	无	0
很少	1	刺激性泻剂	1
有时	2	手助排便或灌肠	2
经常	3	**每天去排便但没有排出来的次数**	**分值**
总是	4	没有	0
排便不尽感	**分值**	1~3 次	1
从不	0	3~6 次	2
很少	1	6~9 次	3
有时	2	大于 9 次	4
经常	3	**病程**	**分值**
总是	4	0 年	0
腹痛	**分值**	1~5 年	1
从不	0	5~10 年	2
很少	1	10~20 年	3
有时	2	大于 20 年	4
经常	3		
总是	4		

注:CSS 中的 7 个条目采用 Likert 5 级评分法,另 1 个条目评分范围为 0~2 分,总分 0~30 分,总分≥15 分即为便秘。

表 6-3-2　便秘患者症状评估量表(PAC-SYM)

症状(最近 2 周)		严重程度 Likert 5 级评分法				
		无	轻微	中等程度	严重	非常严重
		0分	1分	2分	3分	4分
粪便性状	粪便坚硬					
	粪量少					

续表

症状（最近 2 周）	严重程度 Likert 5 级评分法				
	无	轻微	中等程度	严重	非常严重
	0 分	1 分	2 分	3 分	4 分
直肠症状 — 排便次数减少					
直肠症状 — 排便费力					
直肠症状 — 排便疼痛					
直肠症状 — 排便不尽感					
直肠症状 — 有便意而难以排出					
直肠症状 — 直肠出血或撕裂					
直肠症状 — 直肠烧灼感					
腹部症状 — 胃痛					
腹部症状 — 腹部痉挛疼痛					
腹部症状 — 腹部胀满					
评分					

注:PAC-SYM 中 12 个条目采用 Likert 5 级评分法,总分 0~48 分,分数越高便秘程度越严重。

（五）老年慢性便秘处理

1. 生活方式调整

（1）足够的液体摄入:每天的液体摄入总量（包括食物中水分）以 1 500~2 000ml 为宜,建议定时及主动饮水,避免等口渴再饮水,每次 50~100ml,推荐饮用温开水或淡茶水。

（2）足够的膳食纤维摄入:充足的膳食纤维的摄入（≥25g/d）是防治老年人慢性便秘的基础。膳食纤维可增加粪便重量,缩短结肠运输时间,含可溶性纤维比例较高的食物口感较好,同时可以作为肠道菌群的底物,具有益生元的性质,对老年人尤为合适。建议开始每天添加 3~4g,逐渐增加至每天 20~30g 的总剂量,同时需要注意纤维的可发酵特性可能增加腹胀和腹痛。

（3）合理运动：形式不限，运动水平与自己年龄相符，以安全（不跌倒）、不感觉劳累为原则。避免久坐，建议从每天步行20分钟开始。长期卧床的老年人也应尽量坚持活动，坐起或床旁站立也是有助于排便的。腹部和盆底肌肉强化锻炼也会有额外的帮助。腹部按摩，也可以增加排便频率，减少便秘产生的不适。

（4）建立正确的排便习惯：结肠活动在晨醒、餐后最为活跃，建议患者在晨起或早餐后30分钟内尽量排便，或2小时内尝试排便，排便时集中注意力，减少外界因素的干扰。有规律的如厕习惯，确保有足够的时间排便，并确保有足够的隐私，使用马桶时用脚凳把脚抬高，可以改善粪便通过肠道的运动。

2. 疾病的治疗和用药调整　对于可能引起便秘的上述原发疾病，要进行积极的治疗，尽量解除或减少可能诱发便秘的因素，特别是肠道疾病及神经和内分泌系统疾病，并维持电解质平衡。同时注意干预老年人心理问题。此外要关注药物影响，特别是阿片类镇痛药物，抗抑郁药，抗胆碱能药，钙通道阻滞剂和钙补充剂等通常可能诱发或加重便秘，需要停止或调整用药。老年便秘分级处理，见图6-3-1。

3. 药物治疗

（1）容积性泻药：容积性泻药在肠道内不被吸收，通过滞留粪便中的水分，增加粪便含水量和粪便体积，使粪便变得松软，从而易于排出，用药过程中应注意补充适量水分，以防肠道机械性梗阻。主要用于轻度便秘患者的治疗，是老年人慢性便秘的常用药物。如欧车前、甲基纤维素、车前草、麦麸、聚卡波非钙等。

（2）渗透性泻药：这类药物口服后在肠道内形成高渗状态，保持甚至增加肠道水分，使粪便体积增加，同时刺激肠道蠕动，促进排便，适用于轻度和中度便秘患者。如聚乙二醇、乳果糖、硫酸镁等。其中乳果糖有助于促进肠道有益菌群的生长，如无不良反应，可长期使用。盐类泻药（如硫酸镁）过量应用会导致电解质紊乱。

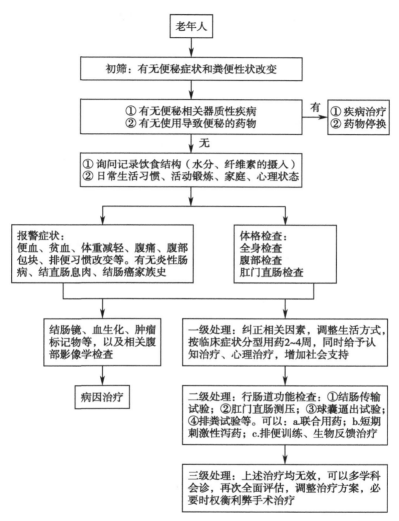

图 6-3-1 老年便秘分级处理图

（3）刺激性泻药：主要通过对肠肌间神经丛的作用,刺激结肠收缩和蠕动,缩短结肠转运时间,同时可刺激肠液分泌,增加水、电解质的交换,从而起到促进排便的作用。如比沙可啶、蓖麻油、蒽醌类药物（如大黄、番泻叶及麻仁丸等中成药）等。这类泻药物临床应用广泛,起效快、效果好,但长期应用会影响肠道水电解质平衡和维生素吸收,引起不可逆的肠神经损害,甚至导致结肠活动无力、药物依赖和大便失禁。长期服用蒽醌类药物还可导致结肠黑变病。刺激性泻药建议老年人仅在短期内或间断性服用。

(4)润滑性药物:具有软化大便和润滑肠壁的作用,使粪便易于排出,特别适用于排便障碍型便秘。包括甘油、液体石蜡、多库酯钠等,可以口服或制成灌肠剂。注意口服液体石蜡可能会增加大便失禁和肛门渗漏的风险,并且会影响脂溶性维生素A、E、D、K 的吸收,老年人还有误吸甚至窒息风险,应尽量选择栓剂和灌肠剂。

(5)促动力药:增加肠道动力,促进结肠蠕动,缩短结肠传输时间,以改善排便,主要用于排便次数少的慢传输型便秘患者。目前常用的促动力药物有多巴胺受体拮抗剂和胆碱酯酶抑制剂伊托必利、5- 羟色胺(5-HT)受体激动剂莫沙必利和普芦卡必利。

(6)促分泌药:通过刺激肠液分泌,促进排便。代表药物有鲁比前列酮、利那洛肽。

(7)微生态制剂:可改善肠道微生态,促进肠蠕动,有助于缓解便秘症状,可作为老年人慢性便秘的辅助治疗。

4. 其他治疗　加强宣教、提高老年人对便秘的认识,鼓励就诊,不延误治疗。医护人员应主动识别便秘老年人,给予专业指导。加强心理疏导,老年人应保持良好的心理状态,必要时进行心理干预。加强社会支持体系,提高老年人对社会支持的利用度。对于认知障碍的老年人,加强认知训练,行动不便的老年人应该有专业的护理人员,他们可以迅速对老年人的排便冲动做出反应,以避免便秘发生。中医药治疗,辨证论治,运用中药、针灸、推拿等有效方法,注意观察其可能发生的不良反应。认知功能正常的老年人还可使用生物反馈治疗,通过反复训练排便时腹肌、盆底肌和肛门括约肌的适时舒张和收缩,消除两者在排便过程中的矛盾运动,促进排便。

5. 手术治疗　临床上需要手术治疗的便秘并不多见,并且老年人手术风险高、术后并发症多,因此,应谨慎采用手术治疗方案,术前必须充分评估、权衡利弊。

对于慢传输型便秘患者,如综合保守治疗失败,可以考虑手术治疗。顽固性慢传输型便秘患者可考虑行全结肠切除、回肠直肠吻合术等。次全结肠切除联合不同的吻合方式也是外科治疗慢传输型便秘的术式选择。年老体弱或无法耐受其他手术时,可考虑结肠顺行灌洗、结肠或回肠造口术及结肠旷置术。中重度以上直肠内脱垂伴随出口梗阻,经保守治疗无效时可考虑手术。因直肠前突而造成的出口梗阻便秘,可考虑手术。盆底肌痉挛性便秘应该首选生物反馈治疗,也可以选择 A 型肉毒碱注射封闭,手术对其疗效尚不确定。成人巨结肠症是特殊类型的便秘,发病机制独特,手术方式有所不同,术前须明确评估。

（李　静　韩　蕊）

二、老年大便失禁评估

大便失禁(fecal incontinence,FI)是指粪便及气体不能随意控制,不由自主地流出肛门外。FI 可分为完全失禁和不完全失禁。大便完全失禁:指患者肛门对干便、稀便和气体均不能控制,肛门闭合不严,咳嗽、走路、下蹲、睡眠时常有粪便黏液外流,污染内裤,使肛门持续潮湿、瘙痒。大便不完全失禁:指患者肛门可控制干便排出,但对稀便、气体失去控制能力。

（一）患病率

FI 在全球的患病率为 4.4%~50.0%,患病率随年龄增长逐渐增加,但仅有 20.0% 的患者在就诊时报告了 FI 症状,由于患者对 FI 认识不足和羞于就医,推测 FI 的实际患病率高于已报道的患病率。据统计我国农村地区老年人(65 岁及以上)FI 患病率 12.3%,认知功能下降的老年人患病率更高。

（二）危险因素

1. 可控因素

（1）腹泻：是大便失禁最常见的危险因素，腹泻引起的稀水样大便迅速填满直肠，比正常粪便难以控制。

（2）便秘：积聚在直肠的硬便拉伸直肠肌肉，导致其伸缩力下降，使上段积聚的水样大便漏出而造成大便失禁。

（3）不良生活方式：长时间坐、躺的姿势或长期卧床会导致粪便积聚于直肠，水样大便会在较硬的大便周围渗漏，引起大便失禁。体弱卧床的老年人，大便失禁多是由此原因导致的。

2. 不可控因素

（1）病理因素：慢性病及共病是导致老年人 FI 患病率增加的危险因素。认知功能的下降、帕金森病、中风、多发性硬化、2型糖尿病、尿失禁、膀胱过度活动症、肛门手术、女性分娩导致阴部神经损伤等特定的慢性疾病也可能是 FI 发生的危险因素。

（2）年龄：年龄是决定性因素。研究发现在疾病得到控制、活动水平和整体健康改善后，年龄与 FI 发生有独立相关性。此外，与增龄相关的肌肉力量、活动能力下降，肛门括约肌功能障碍，与老年人 FI 患病率密切相关。

（3）直肠张力丧失：直肠有疤痕或发炎时会失去弹性而变僵硬，粪便容纳能力降低，使大便不自主排出。直肠手术、盆腔放疗和炎症性肠病均可导致直肠瘢痕和炎症。

（4）痔疮和直肠脱垂：痔疮和直肠脱垂都会使肛门周围的肌肉无法完全闭合，从而导致少量粪便或黏液外泄。

（三）识别与评估

1. 病史　详细的病史询问，有助于对患者的起病因素进行判断，病史包括是否有先天性肛门畸形、用药史、手术史、创伤史或放疗史、神经系统和泌尿系统疾病史，女性产伤史等。详细了解既往排便习惯、大便频率、大便性状、排便意识、大便失禁的持续时间和诊治经历等。

2. 体格检查　包括肛周视诊和肛门直肠指检。同时建议进行神经系统、认知水平和活动能力方面的查体。

3. 辅助检查

（1）必要检查：便常规,粪便培养,寄生虫、艰难梭状芽孢杆菌等病原学检查以排除感染性腹泻。

（2）选择性检查：进行专科检查,如肛门镜和直肠镜、结肠镜、肛管直肠压力测定、经直肠腔内超声检查、MRI、盆底肌电图、排粪造影、球囊逼出试验等辅助诊断。

4. 评估量表

（1）大便失禁严重程度评估：目前国际上最常用的量表是Wexner评分量表、圣马克评分量表（Vaizey）和大便失禁严重程度指数量表（FISI）,见表6-3-3。

本节选用Wexner评分量表,该量表简单、客观、准确、易于填写,包括5个事件,患者根据自身情况选择每个事件的发生频率"从不、很少、有时、常常、总是",分别计0~4分,见表6-3-4。各条目得分相加即为总分。

表6-3-3　大便失禁严重程度各评估工具的比较

评估量表	Wexner 评分表	Vaizey 评分表	FISI 评分表
适合人群及场合	各种原因导致大便失禁的患者	各种原因导致大便失禁的患者。临床上可以单独使用,也可以与Wexner评分表一起使用,起到补充和完善的作用	通过观察大便失禁情况来评价肛门功能的评分量表
优点	可以使用相对较少的问题来进行大便失禁严重程度和生活质量的评估。简单、客观、准确、易于填写,是国际上广泛使用的大便失禁评估工具	不仅包括Wexner评分表的5个事件,还可评估患者大便失禁的紧迫感	该工具各条目的权重由医生和患者共同制订,评估结果更加准确

续表

评估量表	Wexner 评分表	Vaizey 评分表	FISI 评分表
缺点	不能评估大便失禁的紧迫性和患者心理的影响	缺乏大便失禁对患者心理影响的评估	仅评估了大便失禁的严重程度,未评估大便失禁对患者生活方式、心理等方面的影响。使用 FISI 时,应结合其他大便失禁评估工具,共同评估患者大便失禁的严重程度。该量表需要汉化并进行信效度检验
用途	主要用于评估患者大便失禁的严重程度		

表 6-3-4　Wexner 评分

失禁情况	频率				
	从不	很少	有时	常常	总是
干便	0	1	2	3	4
稀便	0	1	2	3	4
气体	0	1	2	3	4
需要衬垫	0	1	2	3	4
生活方式改变	0	1	2	3	4

注:可控制的排便不计算其中。从不:在过去 4 周没有发生;很少:在过去 4 周发生 1 次;有时:在过去 4 周发生 >1 次,但在 1 周内发生 <1 次;常常(每周):每周发生次数 >1 次,但每天 <1 次;总是(每天):1 天发生次数 >1 次。

评价标准:0 分,大便能完全控制;1~3 分,大便能良好控制;4~8 分,大便轻度失禁;9~14 分,大便中度失禁;15~18 分,大便重度失禁;19~20 分,大便完全失禁。

（2）大便失禁相关皮肤问题的评估:失禁相关性皮炎（incontinence associated dermatitis,IAD）是指由于暴露于尿液或粪便所造成的皮肤损伤,是一种发生在大小便失禁患者身上的接触性、刺激性皮炎,任何年龄阶段均可发生,其影响的范围不限于会阴部位。老年人群由于皮肤老化,表皮变薄并且弹性降低,IAD 的发生率更高。因此对于失禁老年人应更加关注 IAD 发生的风险和已发生 IAD 的皮肤状态。成人失禁相关性皮炎护理实践专家共识(2020 版)指出,所有大、小便失禁的患者应每天至少进行一次皮肤评估,或可根据失禁的发生频率及患者的 IAD 危险因素进行调整。

1)失禁相关性皮炎风险评估:会阴部皮肤状况评估量表(Perineal Assessment Tool,PAT)用于评估 IAD 的发生风险,见表 6-3-5。

表 6-3-5　PAT 评估量表

评估项目	1 分	2 分	3 分
刺激的类型和强度	成型的粪便或尿液	软便或尿液	水样便或尿液
皮肤暴露与刺激的时间	床单/尿布至少每 8 小时更换	床单/尿布至少每 4 小时更换	床单/尿布至少每 2 小时更换
阴部皮肤的状况	皮肤干净完整	红斑,合并或不合并念珠菌感染	皮肤剥脱、浸渍,合并或不合并念珠菌感染
其他影响因素	0~1 个影响因素	2 个影响因素	2 个及以上影响因素

注:其他影响因素包括:低蛋白血症、抗生素使用史、管饲饮食、艰难梭状芽孢杆菌等。

评分标准:各项评分相加,共计 4~12 分,总分 <6 分,属于低风险;总分 ≥7 分,属于高风险。分值越高表示发生 IAD 的风险越高。

2)失禁相关性皮炎皮肤状态评估:失禁相关性皮炎皮肤状态评估量表(IAD Skin Condition Assessment Tool,IAD-SCAT)用于测量 IAD 的严重程度,见表 6-3-6。

表 6-3-6 IAD-SCAT 评估量表

评估项目	1分	2分	3分	4分	5分
受影响皮肤的范围	无	<20cm	20~50cm	>50cm	–
皮肤发红程度	无发红	轻度发红	中度发红	重度发红	–
侵蚀的深度	无	仅表皮的轻度侵蚀	中度的表皮和真皮侵蚀,几乎无渗液	重度的表皮侵蚀伴重度的真皮侵蚀,且伴或不伴少量渗液	极重度的表皮和真皮损伤,伴中等量或可见的渗液

评分标准:IAD-SCAT 评估量表包括 3 个条目,3 项评分相加,累积得分 0~10分,评分越高表示失禁相关性皮炎程度越严重。

（3）精神、心理评估:FI 对患者的心理产生重大的影响,可导致老年人丧失尊严、抑郁、人际交往障碍,甚至需要住院治疗。因此,应高度重视患 FI 老人的精神、心理状况。

（四）大便失禁评估与综合管理流程图及标准操作流程

1. 大便失禁筛查与评估流程图,见图 6-3-2。

2. 大便失禁严重程度评估标准操作流程,见表 6-3-7。

（五）老年大便失禁的综合管理

1. 非药物干预

（1）饮食干预:针对大部分 FI 患者,尤其是与粪便性状相关的 FI,可以从调整饮食习惯、液体摄入量、排便习惯等来改善症状。老年人要以清淡饮食为主,多吃含纤维素丰富的食物,如新鲜的蔬菜、水果及粗粮等,尽可能少吃辛辣刺激油腻性食物。避免诱发腹泻的食物如咖啡、牛奶、浓茶、碳酸饮料等。

（2）建立规律的排便习惯,坚持提肛训练可提升肛门直肠括约肌功能,从而改善症状。

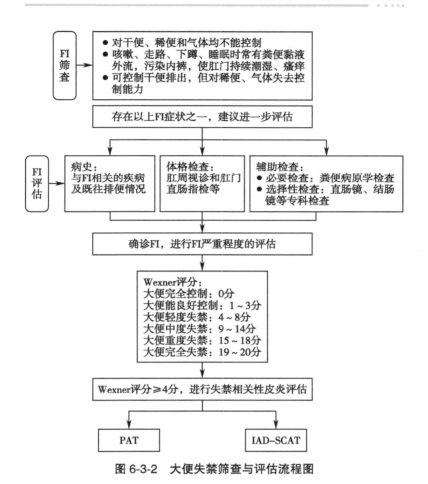

图 6-3-2　大便失禁筛查与评估流程图

表 6-3-7　大便失禁严重程度评估标准操作流程

实施步骤	具体内容
前期准备	1. 环境准备　安静整洁、光线充足、空气清新、温度适宜、隔音效果良好、地面防滑平整,评估环境独立、不受干扰 2. 评估员准备　穿戴整齐,洗净双手,核对患者信息,向患者讲诉本次评估的目的、所需时间等 3. 患者准备　意识清楚,配合评估 4. 物品准备　笔、Wexner 评估量表

续表

实施步骤	具体内容
引导语	您好,我将问您 5 个问题,回答没有正误之分,您只要说出 4 周内您真实的情况即可
评估内容	详见表 6-3-2-2
注意事项	1. 整理物品 2. 计算 Wexner 评分情况,向患者告知评估结果,并宣教相关知识

（3）失禁相关性皮炎的护理干预

1）失禁的干预:评估当前失禁的状态,失禁持续时间以及严重程度,分析失禁原因、类型与特定危险因素。对无括约肌受损的 FI 患者,可适当补充膳食纤维来改变大便质地,可减少失禁发作的频率。针对危重卧床不起的 FI 患者,使用肛周袋更能降低 IAD 发生率和严重程度。

2）清洗皮肤:使用 pH 值在 5.4~5.9 之间的清洗剂进行皮肤清洁防治 IAD,效果优于使用水和肥皂。使用护理湿巾可以减少摩擦对皮肤造成的损伤。清洗频率应根据失禁的程度而定,建议至少每日 1 次或每次大便失禁之后清洗皮肤。

3）保护皮肤:清洗之后,涂抹皮肤保护剂可在角质层与潮湿或刺激物之间形成保护层,还能加快皮肤修复,如凡士林、氧化锌等。涂抹润肤剂可以保持皮肤保护层的完整性。鞣酸软膏对于老年卧床便失禁患者有较好的预防 IAD 的效果。

（4）心理干预:大便失禁可导致老年人尊严丧失,社会活动较少,老年人容易出现害羞、担心、恐惧等心理问题,严重影响老年人的生活质量和身心健康。因此,要与患者加强沟通,在治疗的同时重视心理疏导。

2. 药物干预　根据 FI 的病因来选择治疗药物。对于大部分患者可以通过减少膳食纤维摄入和服用止泻剂以减缓结肠运输,减少粪便量。在止泻剂中,首选洛哌丁胺,该药物不作用于中枢神经系统,但可以增加肛门内括约肌收缩力。存在长期的排便障碍、粪便嵌塞引起的"漏粪"患者,可以使用通便药物如聚乙二醇等进行干预。

3. 手术干预　非药物干预与药物干预后无效应转至专科治疗。老年 FI 患者手术治疗存在较高的风险,在专科手术治疗前需要充分进行老年综合评估。

4. 其他　中医针灸治疗。通过刺激特定部位的神经纤维,调节其支配区域的器官功能,修复受损神经和肌肉。

FI 严重影响老年人心理、社会功能及生活质量,增加家属经济负担及照护者工作量,需要引起足够重视。目前,我国老年 FI 评估的相关研究甚少,本篇通过查阅相关文献,归纳总结了对老年 FI 患者的早期识别、评估及干预方法,同时针对老年 FI 患者容易发生 IAD 的特点,给予相应护理干预措施以预防及减少皮肤并发症的发生。老年医学工作者需充分了解老年 FI 的临床特点,据此制定防治策略,并开展科普宣教增强老年人及照护者对 FI 相关知识的了解,转变羞于就医的心理,出现症状及时就诊,提高自我保健的意识,以提升老年患者的健康水平及生活质量。

(乔　薇　张　楠　姜　瑶)

三、老年膀胱过度活动评估

(一)定义

膀胱过度活动症(overactive bladder,OAB)是一种以尿急为核心的症候群,常伴有尿频和夜尿,伴或不伴有急迫性尿失禁(urge urinary incontinence,UUI),同时需要排除因急性尿路感染或其他形式的膀胱尿道局部病变所致的尿路症状。尿急是指一种突发的、强烈的,且很难被延迟的排尿欲望。尿频是指患者主观感觉排尿次数过于频发,通常认为成人排尿次数昼夜≥8 次,夜间≥2 次,平均每次尿量 <200ml 时为尿频。夜尿是指夜间(睡后到意图起床的时间)因尿意而觉醒排尿,2018 年《夜尿症

临床诊疗中国专家共识》推荐每晚排尿≥2次作为夜尿症的诊断标准。急迫性尿失禁是指与尿急相伴随,或紧随其后出现的不自主尿液流出。多数患者同时存在两种或两种以上的OAB症状。OAB导致跌倒高风险、夜间高血压、焦虑抑郁、睡眠障碍、泌尿系感染、性功能障碍等,早期诊断和及时干预有利于改善身心健康、提升生活质量。

（二）患病率

中国OAB的总体患病率为5.2%,患病率随增龄而增加,同年龄段男性和女性OAB的患病率相近。研究报道,≥60岁中国人群OAB的患病率为27.9%。中国患者对OAB认知不足,推测实际患病率高于已报道的患病率。

（三）危险因素

OAB的危险因素分为可控性因素和不可控性因素。其中可控性因素包括:肥胖、便秘、饮酒、血糖、药物副作用等。不可控因素包括:增龄、受教育程度低、体力劳动者、疾病状态(神经系统疾病、泌尿系感染)等。此外女性OAB患者的危险因素还包括绝经、经阴道分娩、多次分娩。

（四）识别与评估

1. 病史　OAB的症状为储尿期症状(尿频、尿急、夜尿和尿失禁)。同时还需要询问排尿期症状(尿踌躇、尿无力、尿线细和排尿中断)、排尿后症状(尿不尽感、尿后滴沥)和其他症状(夜间遗尿、尿痛、便秘、盆腔器官脱垂症状)以进行鉴别诊断。还应该询问患者的液体摄入习惯、每天液体摄入量及患者喜好的饮品(咖啡因、碳酸饮料等),上述情况可采用排尿日记进行记录。此外需询问有无神经系统疾病史、泌尿生殖系统疾病史,以及既往史、手术史、用药史及家族史。

2. 体格检查　OAB患者初始就诊时应完善体格检查:①一般体格检查;②特殊体格检查包括泌尿系统、生殖系统、神经系统。

3. 辅助检查

（1）必要检查:尿常规、肾功能、血糖、泌尿生殖系统超声、膀胱残余尿。对于≥50 岁男性,血清 PSA 检查用于排除前列腺癌。

（2）选择性检查:疑有泌尿或生殖系统炎症者进行病原学检查,疑有尿路上皮肿瘤者进行尿液细胞学及相关影像学检查等。对于复杂 OAB 患者,可行专科检查:尿路 X 片、静脉尿路造影、CT 或 MRI 检查、膀胱镜、尿流动力学检查。

4. OAB 评估

（1）排尿日记:采用表格的形式,由患者连续记录自己自然状态下的排尿情况,包括伴或不伴尿急情况的尿量、时间和伴随症状,同时记录液体摄入的时间、摄入量、液体种类,以便更好地了解患者症状的严重程度,有助于客观地评价患者的液体摄入量和膀胱功能障碍。排尿日记可为明确诊断提供证据,见表 6-3-8。

表 6-3-8　排尿日记

液体摄入			排尿情况			备注
时间	体积	种类	时间	尿量	伴随症状	
就寝						
总计						

（2）评估量表

1）多年来国外已经制定出多种量表用来评估患者症状的严重程度和对生活质量的影响。现有的评估量表有膀胱过度活动症评分表（Overactive Bladder Syndrome Score,OABSS）、膀胱过度活动症问卷（Overactive Bladder Questionnaire,OAB-q）、国际尿失禁咨询委员会 OAB 症状量表（The International Consultation on Incontinence Questionnaire-overactive bladder,ICIQ-OAB）、

King 健康问卷（The King's Health Questionnaire, KHQ）等，见表 6-3-9。

表 6-3-9 OAB 各评估工具的比较

评估量表	适合人群及场合	优点	缺点	用途
OABSS	所有 OAB 患者	高效、实用、简便、客观、准确，是国际上广泛使用的 OAB 评估工具	无	用于 OAB 的诊断及严重程度评估。
OAB-q	所有 OAB 患者	准确评估症状困扰程度及健康相关生活质量状况	缺少对症状严重程度的量化评估	用于 OAB 症状困扰程度、下尿路症状严重程度及健康相关生活质量状况的评估
ICIQ-OAB	OAB 合并急迫性尿失禁患者	准确评估症状严重程度和症状困扰程度	仅适用于 OAB 合并急迫性尿失禁的患者。缺少对症状严重程度的量化评估	
KHQ	女性尿失禁患者（包含 OAB 患者）	准确评估健康相关生活质量和下尿路症状严重程度	条目较多。仅适用于女性尿失禁患者	

2）目前被广泛使用的 OAB 评估量表为膀胱过度活动症评分表（OABSS）。主要评估患者症状，包括尿频、尿急、夜尿和急

迫性尿失禁 4 个 OAB 症状,共 4 个条目,选择最近 1 周内最接近患者排尿状态的得分,OABSS 总评分是这四个问题评分的总和,总分 0~15 分,见表 6-3-10。

表 6-3-10 OABSS 评分

问题	症状	频率 / 次	得分(请打√)
白天排尿次数	从早晨起床到晚上入睡的时间内,小便的次数是多少?	≤7	0
		8~14	1
		≥15	2
夜间排尿次数	从晚上入睡到早晨起床的时间内,因为小便起床的次数是多少?	0	0
		1	1
		2	2
		≥3	3
尿急	是否有突然想解小便、同时难以忍受的现象发生?	无	0
		每周 <1	1
		每周 ≥1	2
		每日 =1	3
		每日 2~4	4
		每日 ≥5	5
急迫性尿失禁	是否有突然想解小便、同时无法忍受并出现尿失禁的现象?	无	0
		每周 <1	1
		每周 ≥1	2
		每日 =1	3
		每日 2~4	4
		每日 ≥5	5

OAB 的诊断标准:OABSS 中问题 3(尿急)的得分≥2 分,且整个 OABSS 得分≥3 分。

OAB 严重程度:轻度(3~5 分)、中度(6~11 分)、重度(≥12 分)。

OAB 分类:干性 OAB(OABSS 中急迫性尿失禁得分 =0 分)。

湿性 OAB(OABSS 中急迫性尿失禁得分≥1 分)。

3）OAB-q 用于评估 OAB 患者的症状困扰程度及健康相关生活质量状况,由症状困扰量表和健康相关生活质量量表组成,症状困扰得分越高表明症状越严重,生活质量得分越低表明患者生活质量状况越差,见表 6-3-11。

表 6-3-11　OAB-q 量表

第一部分:这份问卷主要用于评估在过去 4 周中,以下症状对您的困扰程度,请在最能表达该种症状所带给您的困扰程度的空格内打√

	没有困扰 1	有点困扰 2	有些困扰 3	相当困扰 4	非常困扰 5	极其困扰 6	得分
1. 因尿急而感到不适							
2. 有些预兆或毫无预兆突发尿急							
3. 偶有少量的漏尿							
4. 夜尿							
5. 夜间因排尿而苏醒							
6. 因尿急而出现漏尿症状							

第二部分:请仔细回顾在过去的 4 周中,您所有的膀胱相关症状及其对您的生活的影响。请尽可能回答每一道问题,并在最合适的空格内打√

	从来没有 1	很少时候 2	有些时候 3	相当多的时候 4	多数时候 5	所有时候 6	得分
1. 需在公共场所设计到厕所的最快路径							

续表

2. 觉得好像身体的某些地方出问题了						
3. 在夜间无法良好休息						
4. 因经常去厕所而感觉沮丧和烦恼						
5. 尽量避免远离厕所的活动（如散步、跑步或远足等）						
6. 在睡眠中苏醒						
7. 减少体育活动（如体育锻炼、运动等）						
8. 与伴侣或配偶之间产生矛盾						
9. 在与他人结伴旅行时因需反复停下来去厕所而感到不自在						
10. 和家人或朋友之间的关系受到影响						
11. 睡眠时间不足						
12. 感到尴尬						
13. 一到陌生地点就尽快找出最近的厕所						

（五）OAB 评估流程图与标准操作流程

1. OAB 评估流程图，见图 6-3-3。

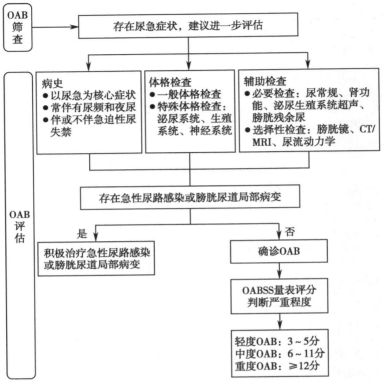

图 6-3-3 OAB 评估流程图

2. OABSS 量表标准操作流程,见表 6-3-12。

表 6-3-12 OABSS 量表标准操作流程

实施步骤	具体内容
前期准备	1. 环境准备 安静整洁、光线充足、空气清新、温度适宜、隔音效果良好、地面防滑平整,评估环境独立、不受干扰 2. 评估员准备 穿戴整齐,洗净双手,核对患者信息,向患者讲诉本次评估的目的、所需时间等 3. 患者准备 意识清楚,配合评估 4. 物品准备 OABSS 评估量表、笔、椅子

续表

实施步骤	具体内容
引导语	接下来我会问您四个问题,请您根据最近 1 周内您的排尿情况回答
评估内容	见表 6-3-3-3
注意事项	1. 整理物品 2. 记录 OAB 评估情况,向患者告知评估结果,并宣教相关知识

(六)老年膀胱过度活动症的治疗

1. 非药物干预 非药物干预是 OAB 的一线治疗,对轻中度膀胱过度活动症有效。①改变生活方式:避免饮用咖啡、碳酸饮料及酒精,睡前减少液体摄入量,保持排便通畅,戒烟等可减轻 OAB 症状。②膀胱训练:可以改善排尿频率、改善尿急症状、延长排尿间隔、增加膀胱容量,减少尿失禁次数,恢复患者控制膀胱功能的信心。③盆底肌训练:由专业治疗师指导,以重复、有规律的方式收缩盆底肌肉,增加盆底肌肉的收缩力,减少尿失禁的发生。

2. 药物治疗 对于非药物干预效果不佳的患者,可以选用药物治疗。① M 受体阻滞剂:常用的有托特罗定、索利那新、丙哌唯林。此类药物通过阻断膀胱及尿路上皮中的 M2 及 M3 受体改善 OAB 症状。主要副作用是口干、便秘及视物模糊,尿潴留的发生少见。闭角型青光眼者禁用。② β_3 受体激动剂:β_3 肾上腺素受体激动剂能诱导膀胱逼尿肌松弛,从而改善膀胱储尿功能,增加膀胱容量和延长排尿间隔,基本不影响膀胱排空。米拉贝隆是首个国际上获得批准用于成人 OAB 治疗的 β_3 受体激动剂。常见不良反应包括尿路感染、高血压、心动过速等。

膀胱过度活动症的药物一般建议用药 2~4 周后判断疗效,如果效果满意,建议持续用药至 3 个月。对于停药后症状复发的患者,建议长期用药。M 受体阻滞剂与 β_3 受体激动剂的联合治疗,优于单一药物的疗效。对于难治性 OAB,可从神经调节术或膀胱内壁肉毒杆菌注射治疗等外科干预中获益。

膀胱过度活动症是一种老年常见病。老年人对 OAB 认识不足,常常羞于就医。目前 OAB 的临床诊断是在尿急的基础上,排除泌尿系感染及膀胱尿道局部病变做出诊断。老年医务工作者需提高 OAB 的临床辨识度和诊疗能力,完善老年人OAB 的流行病学数据及相关研究,同时通过科普宣传增强老年人对 OAB 的认识、打消顾虑、积极治疗,从而改善生活质量。

(乔 薇 王云云)

四、老年尿失禁的评估

尿失禁(urinary incontinence,UI)是指由于膀胱括约肌的损伤或神经精神功能障碍而丧失排尿自控能力,使尿液不自主从尿道口溢出或流出的状态。属于下尿路症状(lower urinary tract symptoms,LUTS)中储尿期症状的一部分。尿失禁在老年人群中发病率较高,主要源于老年人神经系统和认知功能的减退,膀胱与尿道括约肌功能的协同失调,男性前列腺疾病,女性盆腔脏器脱垂(pelvic organ prolapse)以及盆底功能的障碍等因素。此外,尿失禁还与盆腔手术和放疗史,肥胖,慢性咳嗽和便秘相关,并且具有一定的家族遗传性。由于不同国家社会经济和文化教育等方面的不同,部分患者对于尿失禁羞于启齿,导致就诊率较低或延误就诊。

(一)患病率

我国北京、上海、福州、武汉等地区有关 UI 流行病学研究中,60 岁以上群体 UI 患病率为 15.0%~41.1%,在老年女性群体中为 21.0%~73.9%,在老年男性中约为 18.9%。

(二)分类与病因

1. 压力性尿失禁(stress urinary incontinence,SUI) 是指在打喷嚏、咳嗽、大笑或者运动等腹压增高时出现尿液不自主从尿道外口溢出。压力性尿失禁主要见于女性,也可见于部分前列腺术后的男性患者。女性的分娩损伤导致子宫脱垂和膀胱膨出等引起的尿道括约肌功能减弱；老年女性绝经后雌激素缺乏引起尿道壁和盆底肌肉张力减退；盆腔内巨大肿物如卵巢囊肿和子宫肌瘤引起膀胱尿道交界处位置降低可引起 SUI。

2. 急迫性尿失禁（urgency urinary incontinence，UUI）　是指伴随着尿急或紧随尿急之后出现的尿液不自主从尿道外口溢出。尿急（urgency）是指一种突发、强烈、很难被延迟的排尿欲望。急迫性尿失禁临床上常见于膀胱过度活动症（overactive bladder，OAB）的患者，其次为膀胱肿瘤、结石、炎症、异物等。

3. 充溢性尿失禁（overflow incontinence）　是指由于膀胱过度充盈所导致的尿液不自主漏出的现象。病理基础主要包括膀胱出口梗阻（bladder outlet obstruction，BOO）所导致的慢性尿潴留或膀胱收缩力减退两方面，常见于前列腺增生或前列腺癌、膀胱颈挛缩、尿道狭窄、盆腔脏器脱垂、既往接受尿失禁手术的女性以及糖尿病患者膀胱的传入神经和膀胱逼尿肌的收缩力。

4. 神经源性尿失禁（neurogenic urinary incontinence）　是指由于神经系统控制机制的紊乱而导致的膀胱和 / 或尿道功能障碍，尿液自尿道外口不自主漏出的现象。神经源性尿失禁的病因可分为中枢神经系统因素、周围神经系统因素、感染性疾病因素、医源性因素和其他原因五大类。神经系统病变的位置可分为脑桥上、骶上脊髓、骶髓、骶髓以下以及外周神经病变等层面，所导致的膀胱及尿道功能障碍的表现虽有区别，但都可能伴有神经源性尿失禁。根据尿动力学表现的不同，可以分为神经源性逼尿肌过度活动尿失禁、神经源性尿道括约肌功能缺陷尿失禁、神经源性充溢性尿失禁以及神经源性混合性尿失禁几种类型。

5. 混合性尿失禁（mixed urinary incontinence）　指患者同时具有两种或两种以上类型的尿失禁，最常见的情况为压力性尿失禁的患者同时具有 OAB 症状所导致的急迫性尿失禁，大约三分之一的尿失禁患者可以表现为混合性尿失禁。

（三）识别与评估

1. 病史

（1）患者一般情况:认知能力,生活习惯以及活动能力等。明确漏尿发生时所合并的症状有助于判断尿失禁的分型,如是否在打喷嚏、咳嗽、大笑或运动时发生漏尿(压力性尿失禁),还是在感到尿急的同时或紧随尿急之后出现漏尿(急迫性尿失禁),漏尿是否发生在夜间睡眠时(充溢性尿失禁)。是否合并有神经系统疾病、糖尿病、前列腺疾病(前列腺增生或前列腺癌)、既往盆腔手术史、泌尿系统(如尿频、尿痛、血尿、排尿困难、下腹及会阴部麻木、疼痛等)和消化系统(如便秘和便失禁)的伴随症状等。

（2）用药史:拟交感类药物可以增加膀胱出口的阻力而表现为膀胱出口梗阻以及 OAB 症状,同时还会减弱膀胱逼尿肌收缩力,严重时可能导致尿潴留。肾上腺素能受体拮抗剂可以降低膀胱出口阻力而加重压力性尿失禁。抗胆碱能药物减弱膀胱逼尿肌收缩力,可导致尿潴留,特别是存在膀胱出口梗阻时。利尿剂并不直接影响膀胱功能,但由于尿量的增多会使尿失禁的症状加重。

2. 体格检查 检查生命体征、身体的活动能力和协调能力、四肢肌力、下腹部及会阴区感觉、肛门括约肌的肌力。男性是否存在包茎、尿道外口狭窄、尿道异常分泌物、是否合并腹股沟包块及耻骨上区膨隆,直肠指诊检查前列腺体积、质地以及是否合并结节。女性会阴部皮肤黏膜的状态,是否存在长期尿液刺激引起的皮炎或异味,观察是否存在子宫脱垂和阴道膨出。

3. 辅助检查

（1）必要检查:尿常规、肾功能、男性前列腺抗原(prostate specific antigen,PSA)检测、泌尿系超声、膀胱残余尿、排尿日记(见表6-3-8)。推荐连续记录 72 小时的排尿情况,包括每次饮水的时间,饮水量;每次排尿的时间,排尿量,是否存在尿失禁或其他合并症状。通过排尿日记可以了解患者每天的总饮水量、尿量、排尿次数以及每次排尿量,可以初步判断是否存在 OAB

及其严重程度。

（2）选择性检查：泌尿系 CT、尿流动力学检查。尿流动力学检查（urodynamics）是通过特殊的仪器对膀胱储尿期、排尿期功能以及膀胱出口梗阻情况进行定量评估的一项有创检测方法。其检测结果需要专业的泌尿外科医生或专科护士谨慎解读。对于复杂性、难治性尿失禁患者，或考虑手术前判断膀胱功能及膀胱出口梗阻情况，以及怀疑神经源性膀胱的患者可选择尿流动力学检查。

4. 老年尿失禁的评估量表　多年来国外已经制定出多种问卷调查评估尿失禁患者的症状严重程度和对生活质量的影响，临床工作常使用的问卷包括国际尿失禁咨询委员会尿失禁问卷表简表（International Consultation on Incontinence Questionnaire-Short Form，ICIQ-SF）、国际尿失禁咨询委员会尿失禁问卷表（International Consultation on Incontinence Questionnaire-Long Form，ICIQ-LF）、尿失禁生活质量问卷（Incontinence-Quality of Life Scale，I-QOL）、尿失禁影响问卷简版（Incontinence Impact Questionnaire-7，IIQ-7）。各量表对比见下表，见表 6-3-13。

老年综合评估技术应用中国专家共识推荐使用尿失禁问卷 - 简短模块（ICIQ-SF），适合于所有尿失禁患者，见表 6-3-14。

表 6-3-13　尿失禁各评估工具对比

评估量表	ICIQ-LF	ICIQ-SF	I-QOL	IIQ-7
适用人群和场合	所有 UI 患者在医疗机构使用	所有 UI 患者在医疗机构使用	所有 UI 患者自评表，适用于社区流行病调查	所有 UI 患者自评表，适用于社区流行病调查
优点	内容全，条目详细提供诊断和治疗资料	将 ICIQ-LF 简化操作，量化评分进行轻中重分层，有利于诊断和治疗	简单易操作，量化评分	条目最少，操作简便

续表

评估量表	ICIQ-LF	ICIQ-SF	I-QOL	IIQ-7
缺点	耗时长,不利于提高工作效率,不适合流行病调查	不适合大规模流行病调查	不能提供症状资料	无量化评分不能提供症状资料
用途	调查尿失禁的发生率和对患者的影响程度		调查尿失禁对患者生活影响程度	

表 6-3-14　ICIQ-SF 量表

很多人时常有漏尿,我们尝试调查有多少人有漏尿以及漏尿对人们的影响程度。非常感谢您能回答下列问题。请仔细回想<u>过去四周</u>以来的一般情况

1. 您漏尿的频次是多少?（勾选一个框）

从不□ 0
大约每周一次或更少□ 1
每周 2~3 次□ 2
大约每天一次□ 3
每天几次□ 4
一直□ 5

2. 我们想知道您认为自己漏尿的量是多少? 您的漏尿量通常是多少（无论您是否使用了防护用品）?（勾选一个框）

没有□ 0
少量□ 2
中等量□ 4
大量□ 6

3. 总体上看,漏尿对您日常生活影响程度如何?
请在 0（无任何影响）——10（影响极重）之间圈出一个数字

0　1　2　3　4　5　6　7　8　9　10
无任何影响　　　　　　　　　　　　　　　　影响极重

ICIQ 评分:总分 1+2+3 □□

续表

4. 什么时候发生漏尿？（请在所有适合您的情况打√）

从不漏尿□

在未到达厕所之前就有漏尿□

在咳嗽和打喷嚏时漏尿□

在睡着时漏尿□

在活动和体育运动时漏尿□

在小便完和穿好衣服时漏尿□

没有明显原因的漏尿□

一直漏尿□

评分标准：根据问卷 1~3 个问题的分值相加得出总分，将尿失禁严重程度分为三个层次：轻度（总分≤7 分）；中度（7 分 < 总分 <14 分）；重度（14≤ 总分 ≤21 分）。此表评价尿失禁对患者生活质量的影响，分值越高症状越重。第 4 个问题可以多选，不计入评分，目的是结合尿动力检查协助临床医师判断尿失禁类型。

（四）评估流程图与标准操作流程

1. 老年尿失禁评估流程，见图 6-3-4。

2. ICIQ-SF 量表标准操作流程，见表 6-3-15。

表 6-3-15　ICIQ-SF 量表标准操作流程

实施步骤	具体内容
前期准备	1. 环境准备　安静整洁、光线充足、空气清新、温度适宜、隔音效果良好、地面防滑平整，评估环境独立、不受干扰 2. 评估员准备　穿戴整齐，洗净双手，核对患者信息，向患者讲述本次评估的目的、所需时间等 3. 患者准备　意识清楚，配合评估 4. 物品准备　ICIQ-SF 评估量表、笔、椅子
引导语	接下来我会问您四个问题，请您根据最近 1 个月内您的排尿情况回答
评估内容	见表 6-3-14
注意事项	1. 整理物品 2. 记录 ICIQ-SF 评估情况，向患者告知评估结果，并宣教相关知识

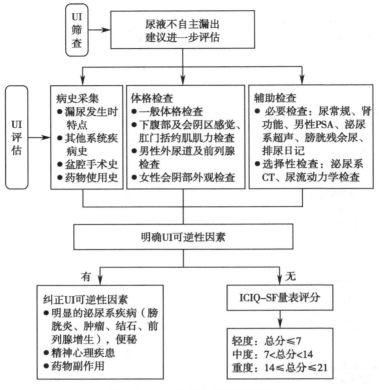

图 6-3-4　老年尿失禁评估流程

（五）老年尿失禁的综合管理

1. 非药物干预

1）生活方式干预：制定饮水计划，每日摄水总量控制在
1 500~2 000ml，限制睡前饮水。避免吃对膀胱有刺激性的食
物，如柑橘类、烧烤、辣椒、咖啡、浓茶。保证适量的膳食纤维摄
入，防止便秘。

2）日常护理：心理护理，减轻患者心理压力。家属定时督
促患者排尿，协助如厕，帮助患者做好皮肤护理。

3）行为和物理治疗：①排尿提醒，对于认知障碍的老人，根
据其排尿记录，制定排尿计划，定时提醒。②膀胱训练，针对于

有认知的老年人,通过习惯性训练、延时排尿训练、排尿意识训练、反射性排尿训练和代偿性排尿训练,达到患者的主观意识活动能适当控制排尿过程,改善膀胱的储尿和排尿功能。③盆底肌训练,需要专业的康复医师指导,坚持规律锻炼盆底肌群,达到控制排尿效果。④生物反馈治疗,通过信号仪器直接获取患者肌肉收缩情况,并不断给患者反馈信息,从而帮助患者开展正确的自主盆底肌肉训练,改善尿道肌肉功能。

2. 药物治疗 ①抗毒蕈碱制剂是治疗逼尿肌过度活动引起的混合性尿失禁的主要药物,这些药物是乙酰胆碱的竞争性抑制剂,可以阻断毒蕈碱效应,常见的药物有达非那新、奥昔布宁等。② α 受体阻滞剂主要用于治疗急迫性、充盈性尿失禁,可降低膀胱颈张力,减少尿道阻力,改善患者排尿功能,常见药物特拉唑嗪、坦索罗辛。③ α_1- 肾上腺素受体激动剂主要用于治疗压力性尿失禁,常见药物盐酸米多君。④ β_3 肾上腺素受体激动剂对于膀胱过度活动症的治疗较为有效,是一种比较新的治疗方法,常用的药物为米拉贝隆。

3. 手术治疗 ①经阴道尿道无张力悬吊术用于治疗女性压力性尿失禁。②前列腺切除术适用于老年男性良性前列腺增生导致尿道出口梗阻患者。

老年尿失禁是一种常见慢性病,老年人对 UI 认识不足,往往认为是衰老的表现,导致 UI 就诊率、治疗率、控制率"三低"的状况。无论发达国家还是发展中国家,UI 诊治滞后现象普遍存在。国内也缺乏相应的全面、准确、多中心的调查研究。患有 UI 的人会经历身体和心理上的双重打击,严重降低家庭和工作中生活质量。所以老年医学工作者需要多在行业内呼吁以及社会面科普教育,寻求国家层面支持,全面了解老年人群尿失禁的流行病学特征,并据此制定防治策略,增强患者及时诊治和自我保健的意识,提高患者的健康水平和生活质量。

（乔 薇 闫少西 任 健）

第四节　内在能力评估

一、内在能力概述

(一) 定义

内在能力(intrinsic capacity,IC)是指个体能够动用的全部身体体力和脑力的总和,通常包含认知、运动、活力(营养)、感觉(听力和视力)和心理五个维度。内在能力下降增加失能、跌倒、住院、死亡及照护依赖等不良健康结局的风险。由于该状态具有潜在可逆性,早期筛查出内在能力下降的老年人,提供有效的整合照护干预措施,有助于延缓或阻止老年人的功能受损进展,提高生活质量。

内在能力作为一种相对简单、可操作性强、易于在各种临床环境中应用的评估方法,可用于筛查和评估老年人整体健康状态,是老年人整体健康状况的早期筛查和识别的有效方法。早期识别内在能力下降,采取有效的干预措施以维持个体的生理和心理能力,对预防老年人照护依赖、失能、死亡、跌倒、急诊、住院等不良健康结局和改善生命质量具有重要意义。

(二) 患病率

中国老年健康综合评估研究(China Comprehensive Geriatric Assessment Study,CCGAS)显示,我国 60 岁及以上社区老年人的内在能力下降的标化患病率为 39.9%,其中认知功能下降为 11.1%,运动功能下降为 17.8%,活力下降为 12.6%,感官功能下降为 14.2%,心理功能下降为 12.2%。年龄越大,内在能力下降患病率越高。女性高于男性,农村高于城市,且存在地域差异:西部、北部、西北、中部、东部和东北地区分别为 57.7%、38.7%、33.7%、36.1%、16.7% 和 19.8%。法国 INSPIRE ICOPE-CARE 项目研究表明,94.3% 的老年人在第一步筛查中至少有一个维度的内在能力下降,视力、认知、听力、心理、活动和活力下降比例分别为 68.1%、59.5%、50.6%、38.0%、34.6% 和 18.7%。

然而,目前关于内在能力下降患病率的研究证据相对较少,未来需要进行更大范围老年人内在能力下降的患病率及发病率的调查。

(三) 危险因素

1. 社会人口学因素　年龄、未婚、受教育水平低、低收入等。

2. 疾病因素　慢性阻塞性肺疾病、骨关节炎等慢性病。

3. 环境因素　包括家庭、社区和更广泛的社会环境,以及其中的所有因素,如建筑环境、人及其关系、态度和价值观、健康和社会政策、支持系统和实施的服务。

4. 其他因素　自评健康状况、就诊次数和社会参与等,也与老年人内在能力有关。此外,同时合并一些常见的老年综合征如失眠、尿失禁、便秘、衰弱、跌倒、失能等,不良生活方式如运动量少或久坐不动、吸烟、饮酒等,均可增加内在能力下降风险。

(四) 筛查与评估

老年人整合照护(ICOPE)筛查工具是指南推荐的内在能力筛查工具,其针对内在能力的 6 个功能,共包含 9 个筛查条目。该工具可识别出社区中内在能力关键领域出现衰退的老年人群,已在不同研究人群中进行了验证。筛查存在内在能力下降者,需进行深入评估,并制定相应个性化照护方案,见表 6-4-1。

表 6-4-1　WHO 老年整合照护(ICOPE)筛查工具

条目	询问方式	评分标准
认知下降	1. 记住 3 个词语　例如:花朵、门、米饭 2. 时间及空间定向力　今天的日期是?您现在身在何处(家、诊所等) 3. 回忆第 1 问中的 3 个词语	任一题回答错误或不知道 无法回忆起全部三个词汇
活动受限	起坐测试:不借助上肢力量,从椅子上坐位站起 5 次。是否能在 14s 内完成 5 次坐位起立	否

续表

条目	询问方式	评分标准
营养不良	1. 体质量减轻　在过去 3 个月内是否在非刻意减重的情况下体质量下降大于 3kg	是
	2. 食欲减退　是否有过食欲减退	是
视力障碍	您的眼睛是否有以下问题:看远处或阅读有困难,眼疾病,或目前正在接受药物治疗(例如:糖尿病、高血压)	是
听力损失	耳语测试:闻及耳语,或测听测试:测听筛查结果≤35dB,或通过自动化数字噪声测试	失败
抑郁症状	在过去的两周内,您是否受到以下情况困扰	
	(1)感到压抑、沮丧或绝望	是
	(2)对做事缺乏兴趣或乐趣	是

注:来自 https://www.who.int/publications/i/item/WHO-FWC-ALC-19.1

　　内在能力的测量方式仍在不断发展和完善中,对于研究和临床实践中进行内在能力评分的标准方式仍缺乏共识。López-Ortiz 等提出内在能力的量表评估,即每个维度分层为:0= 严重受损,1 分 = 部分受损,2 分 = 轻微受损或完全保留,总分为 0~10 分。

(五)内在能力下降的综合管理

　　1. 早期识别和管理内在能力下降的原因　与内在能力下降有关的重要症状如果能够得到及时诊断和管理,照护依赖或失能是可以预防的,因此应早期识别和管理内在能力下降的原因。

　　2. 综合分析,整合照护　内在能力每个维度下降都是老年人不良预后的预测因子。由于内在能力的 5 个维度相互关联,动态交互。因此,应对综合内在能力进行分析,而不是对每个维度单独进行分析。同时,与内在能力下降相关的不同健康状况在多个层面相互作用。这些相互作用使得临床实践中必须在筛查、评估和管理内在能力下降的时候采取整合照护方法。

3. 基于 ICOPE 的管理策略　指南推荐基于 ICOPE 工具的内在能力筛查和干预策略：①筛选内在能力下降；②在初级保健中进行以人为本的评估；③明确照护目标并制定个性化照护方案；④确保转诊途径通畅，与专业老年照护相关计划联系起来；⑤让社区参与并支持照护人员。上述照护方案可包含多项干预措施，如体育锻炼、饮食营养、认知促进，以及预防跌倒的家庭适老化改造，以管理内在能力下降、优化功能发挥。

二、认知筛查与评估

（一）筛查和评估

1. 认知功能筛查　认知功能筛查采用简易智能精神状态量表（MMSE）的时空定向能力和即时记忆能力条目，如果无法回答任何一个时间和空间定向力问题，或无法记起全部三个词语，提示可能出现了认知能力下降，需要进一步评估。

2. 认知功能评估　指南推荐简易精神状态检查表（MMSE）及其修订版评估老年人的认知功能。该工具简易、可靠，且应用广泛。其他适用于初级保健机构老年人的方法，如简易智力状态评估量表（Mini-Cog）、蒙特利尔认知评估量表（MoCA）和全科医生认知功能评估量表（GPCOG）。也有研究使用社区痴呆筛查工具（CSI-D）、简易心智状态问卷调查表（SPMSQ）以及 5 项认知测试（The 5-Cog）评估认知功能。此外，指南建议如果条件允许可以使用在本地区人群验证过的工具，进一步评估认知功能。

受教育水平低，如受教育年限少于 6 年或从未接受正规教育，则不能使用常规的认知能力评估方法，而只能依赖问诊和临床判断。可以直接询问本人或其亲近之人，包括有关记忆力、定向力、言语及语言能力的任何问题，以及履行自身职责和日常活动的任何困难。未能通过认知能力评估或记忆力、定向力存在异常，提示认知障碍。同时，这些人还应进行日常生活活动能力（ADL）和工具性日常生活活动能力（IADL）评估。这些信息对于规划社会照护和支持十分重要,也是整合照护计划的一部分。

(二)筛查与评估流程图与标准操作流程

1. 认知筛查与评估流程图,见图 6-4-1。

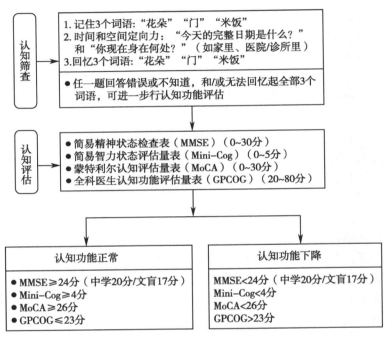

图 6-4-1　认知筛查与评估流程图

2. 认知筛查标准操作流程,见表 6-4-2。

表 6-4-2　认知筛查标准操作流程

实施步骤	具体内容
工作准备	1. 环境准备　评估环境宽敞明亮,地面干净整洁、无障碍物 2. 评估员准备　穿戴整齐,七步洗手法洗净双手,核对老人信息,向老人讲述本次评估的目的、所需时间

续表

实施步骤		具体内容	
工作准备		3. 老人准备 意识清楚,穿着舒适,配合评估 4. 物品准备 ICOPE 筛查量表、笔 5. 引导语 您好,下面我将问您 3 个简单的问题,需要您如实回答。请您配合	
筛查内容	条目	询问内容	结果
	记住 3 个词语	请记住要说的三个词语:使用简单、具体的词,如"花朵""门""米饭"	—
	时间和空间定向力	"今天的完整日期是什么?"和"你现在身在何处?"(如家里、医院/诊所里)	□正确 □错误
	回忆 3 个词语	现在请重复刚才提到的三个词语:"花朵""门""米饭"	□正确 □错误
整理记录		1. 整理物品 整理用物,协助老人休息 2. 洗手、记录、报告 洗净双手,记录老人内在能力-认知功能筛查情况,任一题回答错误或不知道,和/或无法回忆起全部 3 个词语,需进一步行认知功能评估	
注意事项		保持测试环境安静,答题过程中所有人不允许提醒	

3. 认知评估标准操作流程见第四章第一节。

(三)认知功能减退的综合管理

1. 管理导致认知障碍的因素 及时筛查和有针对性的干预引起认知障碍的可逆性因素,如脱水、营养不良、感染和药物因素,管理谵妄、多重用药和脑血管病等合并症。

2. 认知促进 通过认知活动和回忆、多种感官的刺激以及与他人的接触联系来刺激参与者。可以个体或团体进行认知促进,家庭成员和照护人员在认知刺激中发挥重要作用。

3. 其他 ICOPE 干预措施 指南推荐可通过复合模式运动预防认知能力进一步减退。由于内在能力的其他维度,如听力、视力和情绪受损也都会影响认知功能,因此,可能需要同时联合干预解决这些方面的问题。严重认知功能减退者,可能需要专业的评估明确是否为痴呆或阿尔茨海默病。

三、运动评估

(一)筛查和评估

1. 运动能力筛查 采用坐位起立测试用来判断是否需要对老年人进行进一步的运动功能下降评估。通过询问受试者"在不用上肢的帮助下从椅子上站起来、再坐下,这样重复5次对你来说是否安全?"(向受试者演示),如果回答安全,接下来则告知受试者做如下动作:坐在椅子的中间,双臂交叉放于胸前,坐位变为站立位,然后坐回椅子。以上动作连续重复5次,测试时计时。如果受试者不能在14秒内完成5次起坐动作则需要进一步评估。

2. 运动能力评估 推荐使用简易体能状况量表(SPPB)测试法,该方法简易、快速且应用广泛。共包括3项:①平衡测试:要求受试者采用3种姿势分别站10秒。②行走测试:4米行走试验(受试者可以使用拐棍等工具完成行走)。③起坐测试:5次从座椅上起坐的时间。总分为以上3项得分总和。每项最高得分4分,总分0~12分。

有研究使用Tinetti平衡与步态评估量表(B-POMA)评价运动功能。尽管B-POMA能评价平衡与步态,但无法有效反映下肢肌肉力量。也有研究使用老年人主观自评运动功能,如询问老年人走过几个街道或是爬几层楼梯有无困难,但主观评价方式具有一定局限性。因此,使用SPPB更能准确反映内在能力的运动功能。

(二)筛查与评估流程图与标准操作流程

1. 运动筛查与评估流程,见图6-4-2。

2. 运动筛查标准操作流程,见表6-4-3。

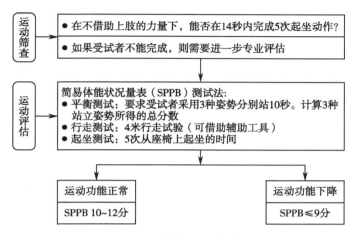

图 6-4-2 运动筛查与评估流程图

表 6-4-3 运动筛查标准操作流程

实施步骤		具体内容	
工作准备		1. 环境准备 评估环境宽敞明亮,地面干净整洁、无障碍物 2. 评估员准备 穿戴整齐,七步洗手法洗净双手,核对老人信息,向老人讲述本次评估的目的、所需时间 3. 老人准备 意识清楚,穿着舒适,配合评估 4. 物品准备 ICOPE 筛查量表、秒表、笔 5. 引导语 您好,在身体情况允许下,我将测量您完成 5 次坐位起立实验的时间。请您配合	
评估内容	条目	询问内容	结果
	坐位起立测试	通过询问受试者"在不用上肢的帮助下从椅子上站起来、再坐下,这样重复 5 次对你来说是否安全?"(向受试者演示),如果回答安全,接下来则告知受试者做如下动作:坐在椅子的中间,双臂交叉放于胸前,坐位变为站立位,然后坐回椅子。以上动作连续重复 5 次。测试完成时间,如果受试者不能在 14 秒内完成 5 次起坐动作则需要进一步评估	□是 □否

续表

实施步骤	具体内容
整理记录	1. 整理物品 整理用物,协助老人休息 2. 洗手、记录、报告 洗净双手,记录受试者内在能力-运动功能筛查情况,如果 14 秒内未完成 5 次起坐动作则需要进一步评估
注意事项	测试起坐过程中注意保护老人的安全,防止跌倒等不良事件

3. 运动评估标准操作流程见第二章第二节。

（三）运动能力下降的综合管理

1. 复合模式运动训练 对于运动能力下降的老年人,制定个体化的复合模式锻炼计划。复合模式运动训练应该包括:力量/抗阻训练、有氧/心血管训练、平衡训练和柔韧性训练。如 Vivifrail 运动。运动量的增加遵循循序渐进的原则。对于活动能力严重下降者,可以从床上或椅子上开始进行锻炼。同时,注意增加蛋白质的摄入,增加蛋白质及其他营养物质的摄入可以加强运动训练的获益。

2. 自我管理 自我管理的支持可以增加复合模式训练的获益并且更容易坚持。SPPB 得分 10~12 分的人可以在家或者社区进行锻炼。活动能力较差的人在运动时可能需要协助和指导。

3. 管理合并症,提供辅具 管理多重用药、衰弱和肌少症、疼痛及骨关节疾病等合并症。评估物理环境以减少跌倒风险,必要时为行动受限的人提供拐杖、拐棍、轮椅、假肢或矫正装置等辅助设备来帮助活动。如果身体状况或精神状态显著下降或因共病而使运动训练更加复杂,则需要专家来制定合适的运动方案,或考虑转入康复中心。

四、活力评估

（一）筛查和评估

1. 营养状态筛查　活力筛查方法为通过询问"您在过去3个月中是否有不明原因体重下降3kg以上？"和"是否有食欲减退？"，任一问题回答"是"，则考虑存在营养不良风险，需要进一步专业评估。

2. 营养风险评估　指南推荐的衰弱风险评估工具包括：微型营养评估量表（MNA）、确定营养风险评估、营养不良通用筛查工具（MUST）、社区老年人饮食和营养风险评估问卷和简短营养评估问卷65+（SNAQ 65+）。其中，MNA应用最广泛。

（二）筛查与评估流程图与标准操作流程

1. 活力筛查与评估流程，见图6-4-3。

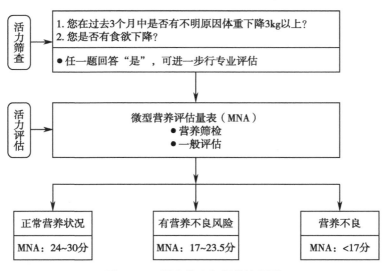

图 6-4-3　活力筛查与评估流程图

2. 活力筛查标准操作流程，见表6-4-4。

表 6-4-4 活力筛查标准操作流程

实施步骤		具体内容	
工作准备		1. 环境准备 评估环境宽敞明亮,地面干净整洁、无障碍物 2. 评估员准备 穿戴整齐,七步洗手法洗净双手,核对老人信息,向老人讲述本次评估的目的、所需时间 3. 老人准备 意识清楚,穿着舒适,配合评估 4. 物品准备 ICOPE 筛查量表、笔 5. 引导语 您好,需要您完成以下 2 个问题,并如实回答,请您配合	
评估内容	条目	询问内容	结果
	MNA 条目	1. 您在过去 3 个月中是否有不明原因体重下降 3kg 以上?	□是 □否
		2. 您是否有食欲下降?	□是 □否
整理记录		1. 整理物品 整理用物,协助老人休息 2. 洗手、记录、报告 洗净双手,任一问题回答"是",则需要进一步进行专业评估	
注意事项		注意营养风险筛查的时间点	

3. 活力评估标准操作流程见第五章第三节。

(三)营养不良的综合管理

1. 保证蛋白质摄入量 由于蛋白质吸收随年龄增长而下降,建议保证老年人摄入足量蛋白质。健康老年人的蛋白质摄入量推荐 1.0~1.2g/kg。营养不良、体重下降、急性疾病或伤病恢复者可能需要 1.5g/(kg·d^{-1}) 蛋白质摄入量。同时,建议老年人晒太阳,并鼓励适度运动。

2. 口服营养补充剂 口服营养补充剂(ONS)可提供额外的优质蛋白质、热量和充足量的维生素和矿物质。需要掌握专业知识来制定针对老年人个人需求、口味和身体限制的 ONS 计划。如老年人出现消瘦、快速体重减轻、口腔疾病、疼痛或严重的吞咽困难、慢性呕吐或腹泻和腹痛等情况时,应及时转诊至医院,寻求专业指导和治疗。

五、视力评估

(一)筛查和评估

1. 视力筛查　通过询问"请问您是否有任何眼睛方面例如看远、阅读或眼疾的问题,或正在接受如高血压、糖尿病的治疗?"进行视力筛查,筛查结果为视力下降者则进一步进行视力评估。

2. 视力评估　使用世卫组织简易视力表:包括远视力和近视力检测。近距离向受试者演示如何通过指出 **E** 开口的方向进行测试。远视力和近视力都需要找出受试者能看清楚的最小的 **E**。

3. 检查远视力　①在 3 米处测试 4 个小 **E**。②在 3 米处检测大 **E**。③在 1.5 米处检测大 **E**。以上三项任一测试中看到 4 个 **E** 中至少 3 个的方向,视力正常。

4. 检测近视力　让受检者尽可能接近他 / 她的近视力测试卡,测试从最大到最小的 **E**。在测试下一行之前,每行中至少有 3/4 必须是正确的。如果只能看到最大尺寸的,检查现成的老花镜是否有帮助。如果无用的话,建议参考全面的眼科和视力检查以及专业的眼科诊疗。中等大小类似于书籍和杂志中的印刷字。如果在 6 米处使用近视力卡并且能看到大 **E**,则视力正常。

(二)筛查与评估流程图与标准操作流程

1. 视力筛查与评估流程图,见图 6-4-4。
2. 视力筛查标准操作流程,见表 6-4-5。
3. 视力评估标准操作流程见第三章第一节。

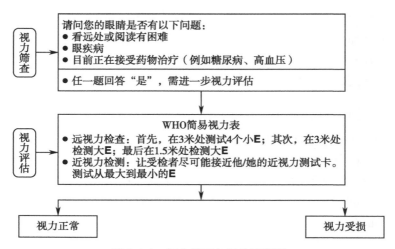

图 6-4-4 视力筛查与评估流程图

表 6-4-5 视力筛查标准操作流程

实施步骤		具体内容	
工作准备		1. 环境准备 评估环境宽敞明亮,地面干净整洁、无障碍物 2. 评估员准备 穿戴整齐,七步洗手法洗净双手,核对老人信息,向老人讲述本次评估的目的、所需时间 3. 老人准备 意识清楚,穿着舒适,配合评估 4. 物品准备 ICOPE 筛查量表、笔 5. 引导语 您好,需要您如实完成以下问题,请您配合	
评估内容	条目	询问内容	结果
	ICOPE 筛查条目	请问您的眼睛是否有以下问题:看远处或阅读有困难、眼疾病或目前正在接受药物治疗(例如糖尿病、高血压)?	□是 □否
整理记录		1. 整理物品 整理用物,协助老人休息 2. 洗手、记录、报告 洗净双手,回答"是",则需要进一步进行专业评估	

（三）视力受损的综合管理

1. 评估视力障碍和眼科疾病　当老年人明确患有或被确定患有严重或进行性加重的眼科疾病时,需要及时寻求专业的指导和诊疗,眼科专家会决定检查的频率和类型。

2. 管理视力障碍　建议所有 50 岁及以上的人应至少每年一次在社区机构中进行简单的视力筛查。可使用世卫组织简单视力表筛查远视力和近视力。具有不可逆转的视力低下的人推荐全面的视力康复服务,包括心理支持以及日常生活活动的定向、移动和训练。同时,需管理可导致视力障碍并发症的疾病,如高血压、糖尿病等。

3. 注意用眼卫生　用眼卫生包括环境和个人。减少有害的环境行为,如长时间观看电子媒体、长时间使用近视力。个人卫生包括一系列用眼卫生行为:经常洗手、不揉眼睛、只用温和的肥皂擦拭眼睑、避免使用眼部化妆品等。

六、听力评估

（一）筛查和评估

1. 听力筛查　采用耳语测试:能够听到耳语;或听力筛查:≤35dB;或自动数字噪音测试程序。耳语测试:站于受试者一侧身后,距离一手臂长度。让受试者或助手通过按下耳屏封闭住对侧耳朵。然后轻声地耳语说几个常见的、无关联的词,如:工厂、天空、火、数字。让受试者重复。如果该受试者能重复出上述话,那么该侧耳朵很有可能听力正常。移动到受试者另一侧,并测试另一只耳朵。采用不同的词,如鱼、自行车、花园、黄色。如果具备相应设备可采用听力筛查:听力筛查是测试语频 500~4 000Hz 上的各个频率的听力高限分贝数。结果记为"通过"或"不通过"。读数为 35dB 或更低表示听力正常。通过简短的特殊培训,非专业人员便可以使用此设备准确地测试听力。自动的基于数字噪声测试的 APP:自动的数字噪声自测也可用于确定是否需要诊断性测听。

2. 综合评估听力测试　听力评估包括 3 项使用专业设备

的测试,用于纯音测听和言语测听的诊断听力计和用于声导抗测试评估中耳的鼓室压力计。进行这些测试前需要专业培训。

3. 纯音测听 它包括播放预先录制的声音,声音将越来越大直到受试者可以听到它们,即听力阈值。测试声音的气导和骨导,以评估纯音频率自125~8 000Hz间的听力阈值。这项测试反映一个人听到不同纯音频率(音高)声音的能力,有助于确定听力损失的程度和类型。

4. 言语测听 一系列预先录制的简单词语将以不断增加的音量播放,要求当受试者听到时重复这些词语。该项测试是对纯音测听结果的再核对。它有助于确定言语识别是否与纯音测听结果相一致,是否存在纯音测听未能预测的言语感知不对称,或者如果仅佩戴一个助听器的情况下哪侧耳朵更适合戴助听器。

5. 声导抗测试 声导抗测试是测试耳鼓膜的顺应性(或活动度)。该测试可以支持纯音测听和言语测听的结果,以确定听力损失的类型。

(二)筛查与评估流程图与标准操作流程

1. 听力筛查与评估流程图,见图6-4-5。

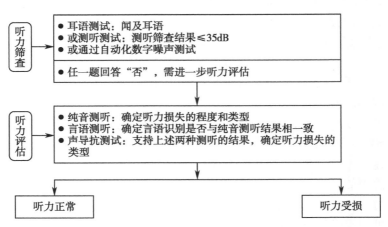

图 6-4-5 听力筛查与评估流程图

2. 听力筛查标准操作流程,见表 6-4-6。

表 6-4-6　听力筛查标准操作流程

实施步骤		具体内容	
工作准备		1. 环境准备　评估环境宽敞明亮,地面干净整洁、无障碍物 2. 评估员准备　穿戴整齐,七步洗手法洗净双手,核对老人信息,向老人讲述本次评估的目的、所需时间 3. 老人准备　意识清楚,穿着舒适,配合评估 4. 物品准备　ICOPE 筛查量表、听力测试相关工具、笔 5. 引导语　您好,在您身体情况允许下,需要完成以下听力测试,我会指导您怎么做,请您配合	
评估内容	工具	条目及询问内容	结果
	ICOPE 筛查条目	耳语测试:能够听到耳语	□是 □否
		或听力筛查:≤35dB	□是 □否
		或自动数字噪声测试程序	□是 □否
整理记录		1. 整理物品　整理用物,协助老人休息 2. 洗手、记录、报告　洗净双手,任一回答"否",则需要进一步进行专业评估	
注意事项		保持测试环境安静,无其他干扰	

3. 听力评估标准操作流程见第三章第二节。

(三)听力受损的综合管理

1. 管理听力下降　听力正常者,继续提供日常保健,加强爱耳和听力健康教育。建议每年进行评估一次听力。管理听力下降的最佳方法应根据对老人的内在能力的完整评估来决定。

2. 专业听力诊疗与听力辅助设备 中至重度听力损失者，询问有无危险因素暴露（如噪音或服用耳毒性药物）、耳朵疼痛、头晕、单侧/不对称听力损失等。耳聋、快速进展的听力损失、中耳感染等，需要专业的听力诊疗和评估，必要时提供专业的听力辅助设备。

3. 家庭及社会支持 此外，家庭和社会可提供的支持也尤为重要。提供情感支持，并帮助处理情绪困扰。提供响声能贯穿整个房子的助听设备（如电话、门铃），为听力损失者、家庭成员或照护人员提供帮助人们保持联系和维持关系的交流策略。

七、心理评估

（一）筛查和评估

1. 心理筛查 心理筛查使用患者健康问卷（PHQ-9）中"过去两周中，是否被以下情绪困扰（如入睡困难、早醒或睡眠增多，感到疲劳或乏力，消化不良或暴饮暴食）？感到情绪低落、沮丧或者没有希望；对做事情没有兴趣"。任一回答为"是"，则需要进一步专业评估心理状态。如果对方不熟悉筛查问题中使用的词语，可以替换其他的词语来描述其感受。

2. 心理评估 老年抑郁量表（GDS）可对老年人的心理状态进行专业评估（见第四章第二节）。认知能力下降和痴呆可能与抑郁症状有关。近期，Lopez-Ortiz 等则推荐康奈尔痴呆抑郁量表（CSDD）评估心理功能。同时，听力下降或者活动能力减退等其他维度功能下降，会降低社会功能，从而导致抑郁症状。

（二）筛查与评估流程图与标准操作流程

1. 心理筛查与评估流程图，见图 6-4-6。

2. 心理筛查标准操作流程，见表 6-4-7。

3. 心理评估标准操作流程见第四章第二节。

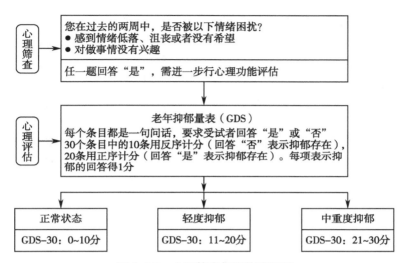

图 6-4-6 心理筛查与评估流程图

表 6-4-7 心理筛查标准操作流程

实施步骤		具体内容	
工作准备		1. 环境准备 评估环境宽敞明亮,地面干净整洁、无障碍物 2. 评估员准备 穿戴整齐,七步洗手法洗净双手,核对老人信息,向老人讲本次评估的目的、所需时间 3. 老人准备 意识清楚,穿着舒适,配合评估 4. 物品准备 PHQ-9 测试量表、笔 5. 引导语 您好,在身体情况允许下,需要您如实完成以下问题的回答,请您配合	
评估内容	条目	询问内容	结果
	PHQ-9 条目	您在过去的两周中,是否被以下情绪困扰? 感到情绪低落、沮丧或者没有希望和 / 或对做事情没有兴趣	□是 □否
整理记录		1. 整理物品 整理用物,协助老人休息 2. 洗手、记录、报告 洗净双手,任一问题回答"是",则需要进一步进行专业评估	
注意事项		选择环境安静的地方进行评估,注意保护患者的隐私	

（三）抑郁症状的综合管理

1. 系统心理干预　对抑郁症状者可提供简单系统的心理干预,如认知行为疗法、问题解决咨询或治疗、行为激活、生命回顾疗法。一般由受过心理健康培训的卫生专业人员提供治疗。同时,复合模式运动训练和意念训练也有助于改善抑郁症状。

2. 评估与管理合并症　抑郁症状可能同时伴有认知、听力或视力等内在能力其他维度的功能下降或受损。因此,在制订个体化照护方案时考虑联合干预可能效果更佳。同时,需要检查用药情况,包括抗抑郁药、抗组胺药、抗精神病药,管理多重用药、贫血、营养不良及疼痛等综合征。

3. 家庭和社会支持　家人和照护者可以用温和的方式鼓励和支持抑郁症状者更多地参与到类似于社区锻炼和社会活动中。同时,也可考虑电话或者互联网技术进行干预。但应该特别注意避免这些老年人被社会孤立。诊断为抑郁症的老年人则需要专业诊疗。

（马丽娜　刘　盼）

第七章

社会支持和环境评估

第一节　社会支持系统评估

社会支持与老年人身心健康息息相关,良好的社会支持对应激状态下的个体具有保护作用,并有利于维持老年人心理健康。

一、概述

(一)概念

社会支持是指特定社会网络运用物质和精神手段对弱势群体进行帮助的行为。社会支持包括主观支持和客观支持。主观支持指主观感知到的或从情感上获得的支持,是个体被尊重、被理解、被关怀的情感体验;客观支持是指物质直接帮助和社会关系网络的存在与参与,是客观可见的支持。

(二)社会支持对老年人的作用

社会支持是老年人的基本需求之一,对改善老年人生活质量、提升主观幸福感和心理健康水平具有重要意义。①自尊的实现,需要来自家庭及社会的关心与照护,使老年人感受到被尊重与重视。②自我肯定,对老年人给予精神和物质的支持,使其更好地融入社会,肯定自我价值。③信息获取,有助于老年人了解生活技能及社会发展等信息,防止社会脱离。④实质性帮助,完善的社会支持网络可为老年人提供必要的物质帮助。

二、评估与测量

（一）社会支持的评估内容

社会支持系统的评估内容尚未得到一致定论，不同学者从不同角度提出对社会支持的评估推荐。如可依据支持来源进行测量与评估；也可从社会支持的特征层面分析，进行社会支持结构特征和功能特征的评估；或是从社会支持的分类进行客观支持、主观支持及支持利用度方面的相关评估。

（二）社会支持的评估工具

社会支持具有多种评估工具，各评估工具的特征比较见表 7-1-1。本节仅介绍目前应用最为广泛的社会支持评定量表（Social Support Rating Scale，SSRS）。

表 7-1-1　社会支持常用评估工具比较

	评估工具	特点
1	社会支持评定量表（SSRS）	应用简便、条目易于理解，适合我国人群使用
2	领悟社会支持量表（Perceived Social Support Scale，PSSS）	从社会支持效果与个体感知程度一致性出发，强调个体对社会支持的主观体验
3	社会支持行为问卷（Inventory of Socially Supportive Behaviors，ISSB）	广泛适用于对社区人群以不同方式获得社会支持的测量
4	社会网络量表（The Lubben Social Network Scale）	针对老年人的社会支持网络进行分类测量，可获得个体社会网络的规模、组成、亲密度及交往频率等

SSRS 用于测量个体社会关系，包括客观支持、主观支持、对支持的利用度 3 个维度，总得分越高说明社会支持程度越好，见表 7-1-2。

表 7-1-2 SSRS

评估内容	评分细则	分值	得分
1. 您有多少关系密切,可以得到支持和帮助的朋友?(只选一项)	一个也没有	1	
	1~2 个	2	
	3~5 个	3	
	6 个及以上	4	
2. 近一年来您(只选一项)	远离家人,且独居	1	
	住处经常变动,多数时间和陌生人住在一起	2	
	和同学、同事或朋友住在一起	3	
	和家人住在一起	4	
3. 您和邻居(只选一项)	相互之间从不关心,只是点头之交	1	
	遇到困难可能稍微关心	2	
	有些邻居很关心您	3	
	大多数邻居很关心您	4	
4. 您和同事(只选一项)	相互之间从不关心,只是点头之交	1	
	遇到困难可能稍微关心	2	
	有些同事很关心您	3	
	大多数同事很关心您	4	
5. 从家庭成员得到的支持和照护(在合适的框内划"√")	A. 夫妻(恋人)	每项从无/极少/一般/全力支持分别计 1~4 分	
	B. 父母		
	C. 儿女		
	D. 兄弟姐妹		
	E. 其他成员(如嫂子)		

续表

评估内容	评分细则	分值	得分
6. 过去，在您遇到急难情况时，曾经得到的经济支持和解决实际问题的帮助的来源	无任何来源	0	
	下列来源(可选多项)：A. 配偶；B. 其他家人；C. 亲戚；D. 朋友；E. 同事；F. 工作单位；G. 党团工会等官方或半官方组织；H. 宗教、社会团体等非官方组织；I. 其他(请列出)	有几个来源就计几分	
7. 过去，在您遇到急难情况时，曾经得到的安慰和关心的来源	无任何来源	0	
	下列来源(可选多项)：A. 配偶；B. 其他家人；C. 亲戚；D. 朋友；E. 同事；F. 工作单位；G. 党团工会等官方或半官方组织；H. 宗教、社会团体等非官方组织；I. 其他(请列出)	有几个来源就计几分	
8. 您遇到烦恼时的倾诉方式(只选一项)	从不向任何人倾诉	1	
	只向关系极为密切的1~2个人倾诉	2	
	如果朋友主动询问您会说出来	3	
	主动诉说自己的烦恼，以获得支持和理解	4	
9. 您遇到烦恼时的求助方式(只选一项)	只靠自己，不接受别人帮助	1	
	很少请求别人帮助	2	
	有时请求别人帮助	3	
	困难时经常向家人、亲友、组织求援	4	

续表

评估内容	评分细则	分值	得分
10. 对于团体(如党团组织、宗教组织、工会、学生会等)组织活动,您(只选一项)	从不参加	1	
	偶尔参加	2	
	经常参加	3	
	主动参加并积极活动	4	

　　计分方法:总分即十个条目计分之和,总分越高表示社会支持度越高。其中客观支持为2、6、7条目;主观支持为1、3、4、5条目;对支持的利用度为8、9、10条目。一般认为总分小于20为获得社会支持较少;20~30为具有一般社会支持度;≥30分为具有满意的社会支持度。

三、社会支持评估流程图

社会支持评估流程图,见图7-1-1。

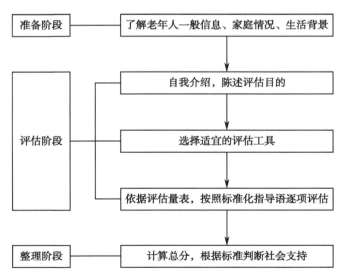

图 7-1-1　社会支持评估流程图

四、加强老年人社会支持

（一）重视社会支持系统评估

社会支持系统评估对于了解老年人的社会支持程度及寻找提升社会支持突破口具有重要意义。老年医学从业人员应关注社会支持系统评估，全面掌握老年人现有的社会支持网络及社会支持需求。

（二）深入分析，合理分配资源

不同社会支持网络类型的老年人所需社会支持服务及资源侧重有所不同。老年医学从业者应结合评估结果，深入分析老年人的社会支持现状，合理有效分配现有资源，有针对性地满足老年人的切实需求。

（三）多方联动，提高社会支持水平

扩大老年人社会支持网络覆盖，充分发挥各层级社会支持网络系统的作用，从个人家庭、医疗保障、社区健康管理等方面建立多方合作、深入融合、切实可行的老年群体支持策略，提高老年人社会支持的可及性和有效性。

（孙　超　张　洁）

第二节　虐待评估

随着人口老龄化的发展，老年人的虐待问题成为全球公共健康领域的重要议题。虐待给老年受害者带来极大的健康威胁，有必要提高对老年人虐待问题的认识、积极识别与干预。

一、概述

（一）概念

由于经济发展水平及文化背景的差异，不同国家和地区对老年人虐待的定义不尽相同。目前，国际上广泛采用 2015 年 WHO 发布的老年人虐待定义，即虐待是在任何关系中，发生的

一次或多次导致老年人受到身体或心理伤害的行为,或因缺乏适当照护导致老年人身心伤害或痛苦的情况。

(二)老年人虐待的类型

1. 身体虐待　指采用暴力方式对待老年人,导致老年人受到身体伤害、疼痛或功能受损。

2. 精神或心理虐待　是指由语言或行为造成的精神痛苦,包括指责、折磨、胁迫、惩罚,或者剥夺老年人行动、不理睬老年人或不尊重其隐私以及不为老年人提供必要的信息等。精神虐待是较为常见的虐待类型,其形式多样,使老年人产生无价值感、尴尬或羞耻等情绪。

3. 性虐待　指与老年人发生任何未经双方同意的性接触。

4. 经济虐待　指违法或不恰当使用老年人的资金和财产。包括未经授权使用老年人的钱财;挪用或盗用老年人的财物;不恰当地使用自己的监护权及被委托职责等。

5. 疏于照护　指照护者拒绝或不履行对老年人应尽的义务。包括拒绝或不能为老年人提供生活必需品及不能按照义务为老年人提供照护等。

二、评估与测量

(一)老年人虐待的评估方法

老年人受虐待是一个复杂的过程,是否发生虐待及虐待的程度处于不断变化的过程。另外,由于文化及社会经济条件等因素的差异,不同地区对老年人虐待的认知不尽相同。因此,需结合问诊、观察、咨询其他相关人员等多种方法进行判断。在评估过程中应注重与老年人建立相互信任的关系,促进其配合参与评估。

(二)老年人虐待的评估工具

不同地区研究者开发了不同的老年人虐待评估工具,但由于社会条件及文化的差异,目前缺乏普适性工具。不同评估工具的比较,见表 7-2-1。

表 7-2-1 虐待评估工具比较

	评估工具	特点
1	老年人虐待怀疑指数（elder abuse suspicion index，EASI）	主要用于老人身体虐待、精神虐待、经济虐待、性虐待和疏忽照护风险的评估，适用于医院、社区和养老机构，操作简便。使用 EASI 时，需将照护者和老人分开，单独进行评估
2	照护者虐待老年人评估量表（the Caregiver Abuse Screen，CASE）	专门用于评估老年人照护者是否存在虐待危险倾向，有助于早期识别虐待风险
3	老年人虐待筛查测试（the Hwalek-Sengstock Elder Abuse Screening Test，H-S/EAST）	筛查身体虐待、心理虐待及物质或经济虐待三个方面。必须由老年人直接回答，用于评估认知功能正常的老年人

（三）老年人虐待的观察线索

观察法可有效弥补评估量表的局限性。2019 年 WHO 发布的《ICOPE 初级保健中以人为本的评估和路径指南》中提供了老年人虐待的观察线索，可为临床工作者提供参考借鉴，见表 7-2-2。如观察到以下老年人受虐待的可能线索，可根据具体情况，联系社会工作者或法律专家予以进一步鉴定。

表 7-2-2 老年人虐待观察线索

观察方面	观察内容
老年人的行为	似乎害怕照护者或家属 不愿回答问题，或在回答之前焦虑地看向照护者 当照护者 / 家属进入 / 离开房间时，行为发生变化 老年人用以下词语形容照护者，如顽固、倦怠、脾气暴躁、易怒等 表现出对照护者的过分尊重或顺从

续表

观察方面	观察内容
照护者/家属的行为	阻碍评估者与老年人私下交谈,或找理由打断访谈 坚持代替老年人回答问题 阻碍家庭访视 表现出对照护老年人的不满 试图说服评估者,老年人是精神错乱的,而事实并非如此 访谈时充满敌意、倦怠或不耐烦
老年人的身体伤害	存在刀割伤、烧伤、擦伤、划痕等 不符合解释或不太可能为意外造成的伤害 隐蔽处的伤害(如腋下) 形似手指用力拧掐伤痕(通常在上臂) 受伤未予治疗 不同愈合阶段的多重损伤 药物使用不足或过度使用

三、老年人虐待评估流程图

老年人虐待评估流程图,见图 7-2-1。

四、老年人虐待的三级预防

(一)一级预防

指防止虐待发生的干预措施,包括立法、制定政策法规、宣传和教育以提高老年人、照护者和专业人员对虐待老年人的认识等。立法是以法律为导向的防止虐待老年人问题的重要举措,为老年人提供强有力的法律保护。同时应重视关于虐待问题的宣传与教育,向老年人、照护者及公众传递防止老年人受虐待的知识,以提高其对虐待老年人问题的认识、改善对老年人的态度、增加虐待老年人问题的检出率并减少虐待事件发生。

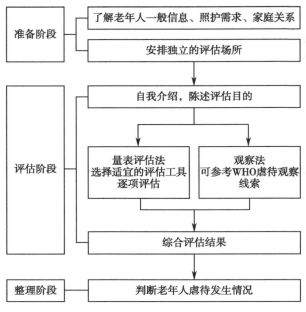

图 7-2-1　老年人虐待评估流程图

（二）二级预防

主要为减少虐待发生的危险因素,筛查和确定高危人群（如与药物滥用、酗酒的子女生活在一起的老年人）,并通过教育、信息分享和支持团体等减轻照护者的压力,提供暂歇服务和资金管理项目从而减少虐待老年人的危险因素。

（三）三级预防

主要是对已发生或已检出的虐待老年人案例进行干预并提供支持性服务,如提供应急避难所和康复或援助项目。

（孙　超　张　洁）

第三节　生活环境评估

老年人生活环境指居住设施的室内外环境以及相应的配套

服务设施。适合老年人日常生活起居的家庭居住环境,应考虑以下要素:建筑结构、设备、装饰装修、家具、辅具和各类产品。这些要素均应符合老年人的生理、心理特点,满足他们的生活需求和行为习惯,同时还要保证安全、便捷和舒适。在国内,由于生活方式和文化等因素的影响,老年人更倾向于居家养老,因此居家安全环境评估具有重要意义。

一、评估目的

评估老年人的居住环境,识别潜在的危险因素,提供改进建议,以提高老年人的居住宜居性。

二、评估原则

(一)综合性原则

以老年人的实际需求为出发点,对他们的健康状况、居住条件、生活习惯、服务需求、经济条件等方面进行全面评估。

(二)时效性原则

评估时充分考虑老年人长短期需求,既要解决其目前所面临的关键问题,又要兼顾未来生活可能发生的变化。

(三)保密性原则

未经老年人及家庭同意,不应对外泄露隐私信息。

三、评估方法

(一)现场考察法

评估人员深入到老年人的家庭或社区,通过实地考察,收集影响健康的相关资料。

(二)评定量表法

采用设计的等级评价量表来对老年人居家环境进行评估的方法。目前存在多种居家环境评估量表,本书推荐使用中国台湾地区卫生福利管理机构设计的《居家环境安全评估量表》,该量表涉及 4 个整体生活环境(19 项)、浴室(13 项)、卧室(8 项)和厨房(8 项)四个部分,涵盖 48 个家庭安全评估项目。该量表采用等级划分方式进行评估,对评估低分条目提出改进建议。因此,该量表可用于改进居家环境中的危险因素。

四、居家环境安全评估量表

(一)居家基本资料

①居住地点:_____市(州)_____县(区)_____街_____社区_____号。

②住宅类型:□低层住宅　□多层住宅　□中高层住宅　□高层住宅　□超高层住宅　□其他形式。

③住宅屋龄:_____年。

④65岁或以上:_____位。

⑤家中是否有行动不便的人:□无　□有。

⑥居住情形:□三代同堂　□二代同堂　□独居　□其他_____。

⑦自觉居家环境安全:□没感觉　□不好　□普通　□良好。

⑧曾经在家中跌倒过的案例(原因):□无　□有_____。

(二)居家环境评估

居家环境评估,见表7-3-1。

表 7-3-1　居家环境评估

一、整体	分数				备注
条目	0	1	2	3	0=没有　1=不好　2=普通　3=良好
1. 照光够明亮,方便老人可以看清屋内物品及家具、通道等位置					1=白天需要开灯光才够明亮,但通常则不开灯 2=白天需要开灯光才够明亮,但通常会开灯 3=白天不需要开灯,照光就够明亮

续表

2. 屋内的电灯开关都有明显的特殊设计(例如:有开关外环显示橙或荧光黄贴条)				1= 无明显特殊设计 3= 有明显特殊设计
3. 光线强度不会让老人感到眩晕或看不清物品位置				1= 光线较弱,看不清物品 2= 光线较强,使人感到眩晕 3= 光线强度适中,使人眼睛舒适且能看清楚物品
4. 若有小地毯,小地毯内有牢固的防滑底垫				1= 无牢固的防滑底垫 3= 有牢固的防滑底垫
5. 若有小地毯,固定地毯边缘				1= 无固定地毯边缘 3= 有固定地毯边缘
6. 地板铺设不反光且防滑的材质				1= 铺设反光且不防滑的材质 2= 铺设不反光或防滑的材质 3= 铺设不反光且防滑的材质
7. 走道装设有护手或安全绳可协助老人行动				1= 未设有护手或安全绳 3= 设有护手或安全绳
8. 交通重线保持 80~90cm。(大约为胸口至手指指尖之距离)				1=80cm 以下 2= 等于 80cm 3=80~90cm 之间 注:此交通重线为房屋大门进出口
9. 家具(椅子、茶几等)足够坚固,可在倚靠它协助行动时可以提供支持				1= 不够坚固且不能提供支持 3= 足够坚固且能提供支持

10. 家具(椅子、茶几等)边缘或转角处光滑无直角突出(圆弧形),不易绊倒人				1= 尖锐直角,易绊倒人 3= 圆弧形,不易绊倒人
11. 家中老人常使用的椅子高度(质地较硬)可使其容易起身及坐下,并配有护手以协助移动				1= 椅子高度不适合老人起身坐下且无护手 3= 椅子高度适合老人起身坐下并配有护手
12. 老人所需使用之设备(如轮椅、拐杖、半拐杖、助行器等)都放在固定位置方便使用				1= 未放在固定位置 3= 放在固定位置
13. 以上这些设备(如轮椅、拐杖、半拐杖、助行器等)都能被老人在所有场所安全使用				1= 不能被安全使用 3= 能被安全使用
14. 运用对比的素色(非花色、波浪或斜纹)区分门内、楼梯及高度的变化。(黄色和白色不易分辨,应避免)				1= 未做对比区分 3= 有对比区分
15. 无高度与地面落差太大的门槛				1= 落差超过 10cm 以上 2= 落差在 10cm 以内 3= 无落差(0cm 平的)
16. 固定延长线与电线				1= 无固定且易绊倒人 3= 固定且不易绊倒人
17. 门距够宽,可让老人容易进出				1= 宽度在 90cm 以下 2= 宽度在 90~100cm 之间 3= 宽度在 100cm 以上
18. 门把采用 T 形把手				1= 不采用 T 形把手 3= 采用 T 形把手

续表

				备注
19. 走道宽度维持在 150cm 以上,并维持畅通(方便轮椅在走道上有回转空间)				1= 宽度在 150cm 以下 2= 宽度等于 150cm 3= 宽度在 150cm 以上

二、浴室		分数			备注
*浴室与厕所分开 *到浴室的通道能无障碍行动	0	1	2	3	0= 没有　1= 不好 2= 普通　3= 良好
1. 门槛与地面落差不大,不会让人绊倒					1= 门槛超过 20cm 以上 2= 门槛在 15~20cm 之间 3= 门槛在 10~15cm 之间
2. 地板经常保持干燥					1= 经常潮湿 2= 偶尔潮湿 3= 地板干燥
3. 浴室地板铺设防滑排水垫					1= 未铺设防滑排水垫 3= 有铺设防滑排水垫
4. 浴缸或淋浴间有防滑条或防滑垫					1= 无防滑条或防滑垫 3= 有防滑条或防滑垫
5. 浴缸高度低于膝盖					1= 高度 > 膝盖 2= 高度 = 膝盖 3= 高度 < 膝盖
6. 浴缸旁有防滑椅以坐着休息					1= 无防滑椅 2= 有其他东西可以坐着休息 3= 有防滑椅
7. 浴缸旁设有抓握的固定扶手可用,且扶手高度 80~85cm 左右,与墙壁间隔 5~6cm					1= 未设有护手 2= 设有护手,但高度不适当 3= 护手高度在 80~85cm 左右,与墙壁间隔 5~6cm

续表

				备注
8. 马桶旁设有抓握的固定扶手可用，且扶手高度42~45cm 左右				1= 未设有扶手且高度不适当 2= 设有扶手或高度不适当 3= 高度 42~45cm 左右
9. 洗手台旁设有抓握的固定扶手可使用				1= 未设有扶手 3= 设有扶手可使用
10. 使用坐式马桶且高度适当，可方便老人起身及坐下				1= 非坐式马桶 2= 坐式马桶但高度不适当 3= 高度适当约 80cm
11. 采用上下开关式水龙头				1= 未采用上下开关式水龙头 3= 采用上下开关式水龙头
12. 燃气热水器应设置于户外通风的地方				1= 设置室内 2= 设置户外但不通风的地方 3= 设置户外且通风的地方 注:此户外为房屋的外面
13. 加装夜间照明装置，例如感应式或触控式小灯				1= 未装有夜间小灯 3= 装有夜间小灯
三、卧室	分数			备注
	0	1	2	3	0= 没有　1= 不好 2= 普通　3= 良好
1. 夜灯或床侧灯光足够提供夜晚行动				1= 没有留夜灯 2= 留有夜灯但光度不足够 3= 光度足够

续表

2. 从床到浴室的通道能无障碍行动(尤其是晚上)				1= 通道有障碍且影响行走 2= 通道有障碍不影响行走 3= 通道无障碍
3. 床的高度合适(膝盖高度,约45~50cm)上下床能安全移动				1= 膝盖高度低于45cm以下或高于50cm以上 2= 膝盖高度约45~50cm
4. 床垫边缘能防止下跌,床垫的质地较硬(以提供良好的坐式支持)				1= 两者均未符合 2= 能防止下跌或床垫较硬 3= 能防止下跌且床垫较硬
5. 地板不滑且平整无突出,不会被绊倒				1= 两者均未符合 2= 地板不滑或平整无突出 3= 地板不滑且平整无突出
6. 老人能从橱框架上拿取物品,而不需踮脚尖或椅子				1= 需要椅子 2= 需要踮脚尖 3= 不需踮脚尖或椅子
7. 家具及墙壁有特殊防护设计(如铺设软布、转角处有装上保护装置)				1= 无特殊防护设计 3= 有特殊防护设计
8. 床边放置手电筒与电话(手机)				1= 尚未放置两样东西 2= 放置手电筒或电话 3= 放置手电筒与电话

续表

四、厨房	分数				备注
	0	1	2	3	0= 没有　1= 不好 2= 普通　3= 良好
1. 老人能够拿到储藏室的东西,不需踮脚尖或椅子					1= 需要椅子 2= 需要踮脚尖 3= 不需踮脚尖或椅子
2. 地板保持干燥不油腻					1= 潮湿且油腻 2= 潮湿或油腻 3= 干燥不油腻
3. 有布制的防滑垫在地上,以吸收溅出的水分及油类					1= 无布制的防滑垫 2= 其他材质防滑垫 3= 布制的防滑垫
4. 厨房设计符合人体工学,流理台的高度不超过 79cm					1= 高度超过 79cm 3= 高度不超过 79cm
5. 如果要拿较高的东西,踏脚凳的高度适当					1= 高度超过 25cm 以上 2= 高度约 20~25cm 3= 高度约 15~20cm
6. 踏脚凳的踏板无损坏且能防滑					1= 踏板已损坏 2= 踏板无防滑 3= 踏板无损坏且能防滑
7. 踏脚凳的脚架够坚固而无磨损					1= 脚架已损坏 2= 脚架不够坚固 3= 脚架够坚固且无磨损
8. 照明充足,尤其是在夜间留有一盏小灯					1= 照明不足且未留小灯 2= 照明不足或未留小灯 3= 照明充足且留有小灯

注:①资料来源于中国台湾地区卫生福利管理机构,仅用于居家环境评估。②上述量表中各项后面都有相应的分值,将各项分值相加,得分总值越大,说明居家环境越安全,反之则表明居家环境越需要改进。③上述各项评估指标中,凡是得分在 2 分以下的均为需要改进选项。

五、适老化环境评估

开展城镇老旧小区和特殊困难老年人家庭适老化改造,推进老年宜居环境建设和老年友好社会建设,是巩固家庭养老基础地位、促进养老服务消费提升、推动居家养老服务提质扩容的重要抓手,对构建居家社区机构相协调、医养康养相结合的养老服务体系具有重要意义,见表 7-3-2。

表 7-3-2　适老化环境评估项目和注意事项

场所	评估项目	注意事项
房间整体	易于使用的电灯开关	易于开关的大型开关 楼梯上下层都可操作的三相开关
玄关	易于开关的房门 房门是否是由玻璃以外的安全材料制成 进门门槛处的落差 入口处在潮湿的情况下也不会打滑 在入口处安装扶手	玄关连接房间内外,是老年人方便外出的重要场所 安装扶手以便老年人可以顺利地进出和换鞋 需选择防滑的地板材料 入口处有被鞋子、雨伞等各种物品绊倒的风险,所以保持各类物品的整洁是很有必要的
走廊	扶手安装 易于使用的扶手高度和扶手材料 灯光明亮 台阶高度 走廊宽度 防滑地板	走廊连接室内各个区域空间 随着年龄的增长,老年人的下肢功能和视力会下降,需要各种帮助才能顺利行动 为了确保老年人能安全行走,必须考虑处理台阶、使用防滑材料以及安装合适的扶手 此外,需保持走廊的秩序井然且有足够宽度,以便在房间之间安全移动

续表

场所	评估项目	注意事项
楼梯	楼梯的形式 明亮的灯光 扶手安装	楼梯是连接上下各层的空间 老年人的整体运动功能下降,爬楼梯成为一项繁重的体力劳动,更容易发生意外 有必要设计适宜的楼梯坡度,并安装楼梯扶手 另外,保证楼梯通道的亮度和宽度也很重要
洗手间	扶手安装 易于开关的各种配件 出入口的台阶 马桶和冲水装置的类型 防滑防污地板 暖气出风口的安装 紧急蜂鸣器的安装	洗手间是日常生活中经常使用的场所之一,即使存在身体机能下降,人们也希望能够独立使用 另外,这里是因温度变化而容易生病的地方,因此应考虑安装取暖设备和蜂鸣器,以备紧急情况使用 如果在洗手间里摔倒,内开门难以让救援的人进入,所以外开门更合适
盥洗台	扶手安装 防滑防污地板 易于开关的配件 易于取放的收纳空间 易于使用的水龙头和水温调节装置	盥洗台是由于水管道处理而比较容易导致受伤的地方 采取措施防止各种意外发生,并使用防滑防污地板材料 安装老年人易于使用的盥洗台并设计易于取放的收纳空间至关重要
浴室	扶手安装 水龙头/淋浴的可操作性 紧急蜂鸣器的安装 浴缸的便于进入	浴室是清洁身体、同时放松心情的空间。也是随着人们年龄增长、身体功能衰退而更易发生跌倒等事故的地方

续表

场所	评估项目	注意事项
浴室	浴室入口的台阶防滑防污处理 易于开关的安全配件	为确保沐浴安全舒适,必须考虑安装扶手 如采用浴缸,需设置合适的浴缸高度,易于出入 还需有防滑防污地板和易于操作的水龙头
客厅、餐厅	空调设备的安装 房间亮度充足 易于开关的配件 易于使用的开关及插座 防滑地板 安全且易于操作的门窗	客厅和餐厅是全家人都可以放松社交的中心空间 此外,它会成为老年人白天消磨大部分时间的地方 空间、家具布置、灯光、空调、暖气都要充分考虑 对于患有痴呆症的老年人来说,确保他们的居住空间易于熟悉,让他们能够轻松看到自己所在的位置并易于知道自己在哪里 同时,需要减少家具布置中的不规则之处,并保持干净整洁
厨房	易于操作的台面布局 明亮的灯光 易于取放的收纳空间 防滑防污地板 操作性好的水龙头 安全并易于使用的厨房用品	由于厨房用火,所以必须充分考虑使用的方便性和安全性 选择合理布局的水槽、燃气灶、烹饪台等;易于使用的收纳空间、易于操作的水龙头、安全的热源很重要 另外,厨房油烟会导致地面湿滑,家电的电线也有接触地板的风险,需格外注意地面安全

续表

场所	评估项目	注意事项
厨房		患有痴呆症的老年人可能会错误地处理食物和餐具从而造成危险,因此厨房的灯光需要更加明亮。高大的橱柜和大冰箱需要重新布置,这样从家人所在的地方就可以看到厨房内的情况
卧室	房间亮度充足 易于取放的收纳空间 易于开关的配件 紧急蜂鸣器的安装 防滑防污地板 安全且易于操作的门窗 空调设备的安装	既要保证整个卧室有充足的空间,又要营造一个安静的环境 为了应对紧急情况,必须考虑在床头安装紧急蜂鸣器 如果房间杂乱,可能会出现滑倒或被家具夹住的风险;另外,如果将物品放在取暖设备附近,则有发生火灾的危险,因此需整理好不必要的物品 患有痴呆症的老年人可能会在没有完全清醒的情况下尝试活动,或者可能无法按预期移动,需选择可以协助稳定站立的椅子。他们还会经常手扶着家具和墙壁缓慢行走,因此需固定易于移动的家具以防跌倒受伤

六、小结

目前,国内现有的居家环境评估自制量表在信度和效度方面仍需进一步研究,尚缺乏适用于不同居住类型的简便且易实施的老年人居家环境评估量表。另外,国际上常用的评估表由于文化和地域的差异,无法完全反映我国老年人的居家环境情况。因此,未来需要学者针对我国老年人的居家环境,结合国内外现有的评估量表,开发和制定出适合我国大部分地区的标准化、可靠有效的本土化老年人居家环境评估工具。

(陈旭娇 解艳红 李方舟)

第四节 照护者负担评估

老年人的照护具有长期性、复杂性等特点,持续的体力及精神消耗易导致照护者负担增加,不仅直接影响照护者本身的健康状况及从业意愿,还会对照护质量产生间接影响。

一、概述

(一)概念

按照是否付费可将照护者分为非正式照护者和正式照护者。非正式照护者是指为老年人提供无偿照护服务的人员,如老年人的家庭成员、亲朋好友、志愿者等;正式照护者是指医生、护士或其他受过专业训练的、需要支付费用的照护人员。

照护者负担,又称照护负担,即当照护者在照护过程中缺乏情感、信息、资金、设施等方面支持时,易遭受来自身体、心理、经济、社会等方面的不良结果,从而形成的负面照护体验。

(二)照护者负担的种类

1. 生理负担 在照护过程中,由于繁重的工作量导致照护者的身体健康受损,如疲乏、睡眠障碍等身体不适,甚至增加疾病发生风险。

2. 情感负担 长期繁重的照护工作,以及照护对象自身疾病的发展易造成照护者消极的情感体验,从而产生焦虑、抑郁等情绪。

3. 社会负担 照护工作会对照护者原有的生活及工作造

成影响,产生社会负担,如社交时间减少、被迫放弃工作等。

4. 经济负担 随着照护需求的增加,照护费用及成本不断增高,经济负担随之突显。

二、评估与测量

(一)照护者负担的评估内容

对照护者进行多方面评估,在关注照护者物质与精神负担的同时,还应关注其心理状态、照护者需求及生活质量等,从而更加全面地掌握照护者的实际情况,为制定照护者支持策略提供依据。

(二)照护者负担评估工具

结构化评估工具可以帮助评估人员系统地掌握照护者负担情况,常用评估工具的特征比较可参考表 7-4-1。本节仅介绍被广泛采用的照护者负担问卷(caregiver burden inventory,CBI)。

表 7-4-1 照护者负担常用评估工具比较

评估工具	特点
照护者负担问卷(caregiver burden inventory,CBI)	应用广泛。可全面、有效地评定照护者负担
Zarit 照护者负担量表(Zarit Burden Inventory,ZBI)	要用于评价照护者主观负担,由健康负担、生活幸福度、经济负担、社会生活受限和与被照护者的关系等五个维度构成
Baka 照护者结局量表(Bakas caregiving outcome scale,BCOS)	专用于测量脑卒中患者的照护者负担。量表包括身心健康、情绪健康、家庭功能、社交经济情况 4 个维度

该问卷包括时间依赖性负担、发展受限性负担、身体性负担、社交性负担和情感性负担 5 方面内容。每个条目按照负担

强度赋 0~4 分,总分为 0~96 分,得分越高表明照护者负担越重,见表 7-4-2。

表 7-4-2 照护者负担问卷(CBI) 单位:分

问题	非常同意	有些同意	中立态度	有些不同意	非常不同意
1. 我觉得我没有足够的睡眠	0	1	2	3	4
2. 我觉得身体相当疲惫	0	1	2	3	4
3. 我觉得照护患者让我生病	0	1	2	3	4
4. 我觉得我的健康受到影响	0	1	2	3	4
5. 我和我的家人相处得没有像以前一样融洽	0	1	2	3	4
6. 我以患者为耻	0	1	2	3	4
7. 我觉得我的婚姻出了问题(已婚者回答) 我觉得我的终身大事受到影响(未婚者回答)	0	1	2		4
8. 我对患者的行为感到不好意思	0	1	2	3	4
9. 我觉得我家务和工作做得没像以前那么好	0	1	2	3	4
10. 我为照护患者所做的努力并没有得到其他家人的欣赏与肯定	0	1	2	3	4
11. 我觉得那些能帮忙但又不肯帮忙的亲人让我生气	0	1	2	3	4
12. 我对自己与患者的互动感到生气	0	1	2	3	4

续表

问题	非常 同意	有些 同意	中立 态度	有些 不同意	非常 不同意
13. 当朋友来访见到患者,我觉得不自在	0	1	2	3	4
14. 我讨厌患者	0	1	2	3	4
15. 患者需要我协助他处理许多日常生活事务	0	1	2	3	4
16. 患者依赖我	0	1	2	3	4
17. 我必须一直注意患者,以防他出现危险情况	0	1	2	3	4
18. 我必须协助他做许多最基本的照护事项	0	1	2	3	4
19. 我忙于照护患者而没有时间休息	0	1	2	3	4
20. 因照护患者,我觉得人生有许多事情我没有经历过	0	1	2	3	4
21. 我希望我能逃离这情境	0	1	2	3	4
22. 照护患者的工作影响了我的社交生活	0	1	2	3	4
23. 我觉得照护患者让我心力交瘁	0	1	2	3	4
24. 我期盼在此时事情会变得不一样了	0	1	2	3	4

评分标准:0~32 分为轻度负担;33~64 分为中度负担;65~96 分为重度负担。

三、照护者负担评估流程图

照护者负担评估流程图见图 7-4-1。

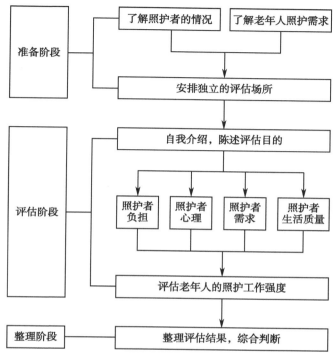

图 7-4-1　照护者负担评估流程图

四、提供照护者支持

（一）加强照护技能支持

非正式照护者往往缺乏相应的知识和技能,导致照护负担加重。老年医学从业人员应为照护者提供必要的、实用的、针对性的照护技能培训,例如如何安全地进行床椅转移、如何帮助老年人洗澡、痴呆症老年人的照护要点等必要的照护技能支持。

（二）提供心理支持

当照护任务复杂、繁重且持续时,照护者承受巨大的心理压力。卫生保健人员应向照护者提供必要的心理干预,如心理健康咨询、问题解决咨询与支持等,帮助照护者缓解不良情绪。

（三）安排暂托服务

当照护者负担显著加重时,可帮助照护者协调安排暂托服务。如由其他家庭成员暂时照护老年人。目前,部分地区逐步开展日托支持服务,可提供暂时照护老年人的服务,缓解照护者压力与负担,有助于保持照护关系的健康和可持续发展。

（孙 超 张 洁）

第八章

老年综合评估技术应用实例

第一节　综合医院环境老年综合评估技术应用实例

一、案例简介

患者,男性,95 岁,大学文化,身高 172cm,体重 57.5kg。因"咳嗽咳痰 3 天"以"肺部感染"入院。既往有肝硬化及低蛋白血症病史 4 年,间歇使用白蛋白针纠正低蛋白血症;有消化道出血病史 3 个月,间断使用抑酸护胃药物;慢性肾脏病史 4 年,长期口服复方 α- 酮酸片护肾治疗;高尿酸病史 4 年,间断性服用非布司他片降尿酸治疗;有吞咽障碍及营养不良病史,目前留置胃管,鼻饲营养液营养支持治疗;有胆囊结石、慢性胆囊炎、前列腺增生、贫血、动脉粥样硬化等病史。查体:体温 36.6℃,脉搏 68 次 /min,脉搏规则,血压 99/58mmHg,呼吸 :20 次 /min。消瘦贫血貌。语言能正常沟通。肺部呼吸音粗,未闻及干湿啰音。下巴及上肢有震颤,四肢肌力 V 级,肌张力正常。下肢足背动脉搏动减弱。其余查体无殊。

检验结果:红细胞计数 2.7×10^{12}/L↓、血红蛋白 85g/L↓、红细胞压积 0.247、超敏 C 反应蛋白 17.53mg/L↑、钾 3.4mmol/L↓、肾小球滤过率(MDRD)73.1ml/min/1.73m²、白蛋白 29.09g/L↓、叶酸 8.89nmol/L↓、维生素 B_{12} 1 369pmol/L、国际标准化比率 1.18、D- 二聚体 1.91mg/L、凝血酶原时间 15.1 秒↑;降钙素原、

BNP、乳酸、淀粉酶等未见明显异常。

检查结果：心电图：窦性心律，电轴左偏，完全性右束支传导阻滞。彩超：双侧颈动脉多发粥样斑块形成，肝囊肿。胸部正位X线诊断：两肺纹理增多，增粗；左下胸膜改变，肺内散在炎性灶，主动脉硬化，双侧肋膈胸膜反应。心脏三维超声检查：右心及左房增大，房间隔瘤样膨出，左室舒张功能减低。胸部CT：双肺多发炎症，双肺散在慢性炎症及纤维灶，双肺胸膜下间质性改变，双肺少许钙化灶，双侧胸腔少量积液，双肺多发微小结节，动脉硬化，附见胆囊结石，部分胸椎压缩改变。

二、老年综合评估

（一）一般情况评估

双眼视力下降，日常看书报受影响，需要老花镜辅助。耳语测试双耳听力下降。口腔牙龈萎缩，进食咀嚼存在咬不动，在家中长期进食流质及半流质饮食，如稀饭、馄饨等，进食有呛咳现象。洼田饮水试验结果4级水平。

（二）家庭及居住状况评估

患者丧偶，育有3子2女。长期居住在大儿子家里，由保姆照顾，平时喜欢收藏古铜钱、古钱币。其余4个子女中2个在长期居住在市外，2个长期居住在省外。目前家庭关系和睦。

（三）老年综合征或常见老年问题评估

评估时间为入院后第3天，患者病情稳定，注意力集中，意识清楚，不存在谵妄等异常情况，能适应并配合老年综合评估。评估地点为病房床边。

1. 认知功能障碍　简易智力状况检查表（MMSE）：定时定向能力得3分，即时记忆得3分，计算能力得1分，回忆能力得0分，语言能力得6分，构建与思维能力得0分。总分13分，为轻度认知障碍。

2. 中度尿失禁　国际尿失禁咨询委员会 - 尿失禁问卷简表（ICI-Q-SF）：漏尿频次每日1次漏尿3分，每次漏尿量少于2分，漏尿对生活影响2分，漏尿时机为如厕前漏尿。总分7分，中度尿失禁。

3. 严重功能缺陷　改良巴氏指数评定表(ADL):自我修饰、如厕、吃饭、爬楼、洗浴需要依赖他人,穿衣部分辅助,床椅转移和移动步行需要较多帮助,小便部分能控制,大便能控制,评分总分 30 分。工具性日常生活能力量表(IADL)完全依赖评分总分 0 分。严重日常生活能力受损。

4. 营养不良　简易营养状态评估表(MNA-SF):目前进食量减少 50% 记 1 分,体重家属回忆近期下降至少 4kg 记 0 分,目前主要卧床为主近 1 月未能下床站立活动记 0 分,近 3 个月有肺部感染急性病记 0 分,患者存在轻度认知障碍记 1 分,体重指数 19.44kg/m² 记 1 分。总分 3 分,营养不良。

5. 肌少症　握力:优势手为右手,测试体位为坐位,3 次握力分别是 8.7kg、7.3kg、8.4kg。体能测试不能完成。下肢腿围:左小腿 28cm,右小腿 28cm,骨骼肌量偏低。同时存在肌力下降和骨骼肌量减少存在肌少症。

6. 衰弱　国际老年营养学会(FRAIL)量表:近一个月大部分时间感到疲乏;有 5 种以上的疾病;活动耐力下降;不能下床自由活动;体重下降 4kg。符合 FRAIL 量表中的 5 项,存在衰弱。

7. 跌倒高风险　莫尔斯跌倒评估量表(Morse):三个月内未发生跌倒记 0 分,超过一个医学疾病诊断记 15 分,卧床不能走动记 0 分,目前使用静脉输液药物治疗记 20 分,步态患者卧床不走动记 0 分,对跌倒风险认识不足记 15 分。总分 50 分,存在高危跌倒风险。

8. 其他老年问题评估结果　睡眠情况,患者每晚 20:00 入睡,不使用安眠药物约 20 分钟能入睡,次日晨 7:00 起床,夜间睡眠达到 7 小时,自觉睡眠质量良好,日间无思睡等症状,匹兹堡睡眠质量指数量表(PSQI)评分 6 分,不存在睡眠障碍。情绪状况,患者对家庭生活较为满意,居家生活愉快,有自我的爱好,对自身健康状况及家庭无担忧,但自身感觉精力不够充沛,活动耐力受限,不喜外出活动。老年抑郁量表(GDS-15)总分 2

分,不存在抑郁状况。

三、老年病多学科团队讨论

参与讨论成员:主持人,老年病科主管医生,消化科医生,康复医学科医生,营养科医生,老年综合评估师,老年病科护士。

确定的干预计划为:①完善日常生活照护,与患者和家属充分沟通后,建议专人照护。②规范胃管护理过程,在营养干预基础上进一步落实营养的过程管理,包括营养摄入的耐受性、靶目标的制定和达标问题等。③可通过基础预防与物理预防,避免深静脉血栓。④积极开展衰弱干预,通过上肢力量训练,下肢抗阻训练落实运动干预计划。⑤加强认知功能训练,尤其是定时定向记忆力计算力训练,酌情制订个体化的认知训练计划。⑥控制感染,预防谵妄。⑦告知患者和家属接下来的干预计划,取得配合。

四、出院前准备和随访计划

出院前为评价多学科干预疗效,可再次开展老年综合评估。可就针对的阳性老年综合征或常见老年问题进行复评。出院后医嘱:老年医学科门诊或专病门诊定期随访。

(陈旭娇　管惠兰)

第二节　非综合医院环境老年综合评估技术应用实例

一、案例简介

患者,男性,75岁,汉族,丧偶,与儿子同住,中专文化,因"跌倒后右髋部疼痛半小时入院"。患者自述半小时前洗澡时不慎跌倒导致右侧髋部受伤,当时右侧髋部伤处疼痛伴活动受限,右下肢行走不能,伴有一过性的恶心、呕吐,无心悸、胸闷、呼吸困难,无头晕、头痛、意识丧失,大小便正常。遂由120送至骨科急诊,并收治入院。

1. **既往史** 原发性高血压病史10年,最高血压180/90mmHg,平素服用缬沙坦胶囊和氨氯地平片;2型糖尿病,服用二甲双胍治疗;2010年,第一次跌倒导致左髋部骨折,手术后行左髋关节置换术后;冠状动脉粥样硬化性心脏病,经皮冠状动脉介入治疗(PCI)术后,心功能3级;非酒精性脂肪性肝病(中度);良性前列腺增生;双眼白内障、右眼人工晶体植入术后。

2. **个人史** 吸烟史10年,每天平均20支;偶尔饮酒。

3. **查体** 体温36.7℃,心率90次/min,呼吸20次/min,血压175/90mmHg,SpO$_2$ 100%。发育正常,营养良好,神志清楚,对答切题,检查合作。急性痛苦面容,被动体位,皮肤巩膜无黄染。两肺呼吸音清,未闻及干湿啰音。HR 90次/min,律齐,各瓣膜区未闻及杂音。腹部平坦,未见肠型及蠕动波,肠鸣音4次/min,未闻及气过水声,腹软,无压痛及反跳痛,肝脾肋下未触及,肝区叩痛(−),腹水征(−),双下肢无水肿。

4. **专科检查** 双下肢不等长,右侧髋部可见肿胀青紫,右下肢明显内收、外旋及短期畸形,外旋角度约50°,右髋肿胀不明显,无皮肤淤青,主动及被动活动下肢,髋部疼痛加重,轴向叩击痛(+),右腹股沟中点处有压痛;脊柱全长无压痛,活动正常,骨盆挤压试验(−),外翻(−),患肢远端感觉活动良好,末梢循环好。

5. **实验室检查**

1)血常规:白细胞(WBC)8.4×10^9/L,N 71.8%。

2)尿常规:尿白细胞(WBC)114.5/μL;尿WBC(镜检)26.0/Hp;肝功能:总蛋白(TP)70.6g/L,白蛋白(ALB)41.2g/L,谷丙转氨酶(ALT)23.0IU/L,谷草转氨酶(AST)20.0IU/L,乳酸脱氢酶(LDH)198IU/L,r-谷氨酰转移酶(r-GT)53.3IU/L。

3)肾功能:尿素氮(BUN)7.30mmol/L,肌酐(Cr)71.5μmol/L。

4)空腹血糖:7.8mmol/L。

血电解质、凝血、血脂水平均在正常范围;肝炎标志物全套均阴性。

6. 胸部 X 线片检查 所见肋骨未见明显错位性骨折,两肺纹理增多,主动脉硬化。心电图检查:窦性心律,正常心电图。右髋关节正侧位:右侧股骨颈骨折。髋关节 CT 扫描:右股骨颈骨折,髋关节退行性改变。

二、评估及诊治经过

(一)住院期间

患者为高龄老人,尽管基础疾病较多,多病共存(高血压 3 级、2 型糖尿病、冠心病等),但通过药物治疗病情相对稳定。此次是因跌倒所致右侧髋部骨折住院,经手术和康复等积极治疗后,病情恢复较顺利,出院后社区随访功能恢复情况。

(二)社区评估及定期随访

1. 跌倒风险评估 询问患者及照护者过去 1 年老人的跌倒发生情况,跌倒次数以及是否存在步态或平衡问题。采用莫尔斯跌倒评估量表进行评估,该患者先后两次跌倒导致双侧髋部骨折,其间还有数次跌倒但未造成骨折等严重后果,患者多病共存,服用抗高血压药物和降糖药物,得分为 60 分,患者存在跌倒高风险。

2. 老年综合评估

(1)常规体格检查:测量不同体位下的血压,患者卧位血压为 157/80mmHg,直立位 3 分钟内血压为 140/76mmHg,无头晕及晕厥,故无直立性低血压;骨密度的评估,采用双能 X 线检查,腰椎及双髋关节 T 值均小于 -2.5,患者此次合并股骨颈骨折,故考虑为严重骨质疏松;视力评估为老视,平时阅读书报,长期佩戴老花镜;听力评估:左侧听力减退,未闻及耳语;营养状况评估,营养评估采用迷你营养评估全表,得分为 18 分,有营养不良风险。

(2)日常生活活动能力的评估:肢体活动能力基本康复,扶助行器可以自己在室内走动和上卫生间。Katz 日常生活能力量表得分为 3 分;Barthel 日常生活能力量表得分为 50 分;Lawton

工具性日常生活能力量表得分为 1 分。

（3）肌肉骨骼功能评估:患者有高跌倒风险和肌少症风险。平衡与步态功能评估采用 Tinetti 步态和平衡测试,得分为 10 分有高跌倒风险;起立行走计时试验为 30 秒,跌倒极高危;肌少症评估采用肌少症筛查问卷评估为 9 分,有肌少症风险。

（4）精神心理评估:患者认知功能完全恢复,有抑郁和焦虑。简易智能精神状态检查量表评估得分为 29 分;蒙特利尔认知评估量表得分为 27 分;抑郁评估采用老年抑郁量表简洁版为 6 分,有抑郁倾向;焦虑评估采用焦虑自评量表为 54 分,有焦虑情绪。

（5）社会功能评估:社会参与评估表得分为 7 分,社会参与功能轻度受损。

（6）居家环境评估:采用家庭危险因素评估工具发现该老年人家中的地面过滑,不平,有障碍物;洗漱间无扶手,坐便器过低,室内光线过暗,建议家属进行相应的调整,更适宜老人居住。

3. 制订每 2 周老年综合评估随访计划。

（三）跌倒的干预措施

基层卫生服务机构为患者提供个性化卫生服务,进行防跌倒的宣教和指导。

1. 照护者护理方法指导　①该老人髋部骨折,卧病在床时,尽可能保持半坐的姿势,避免长期平躺。②鼓励多做床上活动,被动或主动活动肢体,如举手臂、翘脚尖等,尽可能让所有能活动的部位活动起来。家人或照护者帮助患者动,按摩腿部,以防止血栓形成。③多给患者翻身,预防压疮。④饮食清淡,保持排便通畅。⑤多给老年人擦洗,保持清洁卫生,预防感染。⑥让老年人住在阳面房间,多晒太阳,既能防骨质疏松,又能有助保持好心情。⑦遵医嘱按时服药,坚持治疗。⑧家人多陪伴给予老人心理安慰。⑨对照居家环境评估量表对老年居住环境进行整改,更加安全适合老人居住。

2. 康复后个人干预措施　①增强患者防跌倒意识,加强防跌倒知识和技能学习,如学习老年人跌倒后起身步骤。②鼓励患者参加规律体育锻炼,如太极拳、多组分运动锻炼。增强肌肉力量、协调性、平衡能力、步态稳定性和灵活性,减少跌倒的发生。③定期检查患者的用药情况,避免多重用药,监测药物不良反应。④协助患者选择适当的助行器。⑤建议患者穿合身宽松的衣服,鞋子要合适,避免穿高跟鞋、拖鞋或穿着易滑倒的鞋。⑥如有视听障碍可考虑佩戴视力补偿设施、助听器等。⑦加强膳食营养,保持均衡的膳食,尽量避免吸烟,少饮酒,补充维生素 D 和钙剂,多饮牛奶,多食新鲜蔬菜水果。充足日照,适当锻炼,增加骨密度,强化肌肉力量,积极治疗骨质疏松,降低髋部骨折风险。

(马丽娜 吉 彤)

参考文献

［1］陈旭娇,严静,王建业,等.老年综合评估技术应用中国专家共识［J］.中华老年医学杂志,2017,36(5):471-477.

［2］四川大学华西医院,北京医院,《中国老年保健医学》杂志编辑委员会.老年健康综合评估与管理系统应用指南［J］.中国老年保健医学,2022,20(6):3-14.

［3］王建业.老年医学［M］.北京:人民卫生出版社,2021.

［4］宋岳涛.老年综合评估［M］.2版.北京:中国协和医科大学出版社,2019.

［5］康琳,刘晓红.老年医学精要［M］.北京:中国协和医科大学出版社,2022.

［6］郑悦平,常红,匡雪春,等.老年综合评估［M］.北京:化学工业出版社,2022.

［7］陈旭娇,严静,王建业,等.中国老年综合评估技术应用专家共识［J］.中华老年病研究电子杂志,2017,4(2):1-6.

［8］中国老年保健医学研究会老龄健康服务与标准化分会,北京老年医院,北京市老年健康服务指导中心,等.医疗服务机构老年综合评估基本标准与服务规范(试行)［J］.中国老年保健医学,2018,16(3):3-10.

［9］陈旭娇,吕丹梅,沈珊珊.老年综合评估室设置推荐标准［J］.中华老年病研究电子杂志,2021,8(3):1-3.

［10］于普林.老年医学［M］.3版.北京:人民卫生出版社,2023.

［11］吴剑卿,陈波,毛拥军,等.老年人躯体功能受损防控干预中国专家共识(2022)［J］.中华老年医学杂志,2022,41(10):1137-1145.

［12］郑悦平,常红,匡春雪.老年综合评估［M］.北京:化学工业出版社,2022.

［13］李保珍,刘云.老年人综合评估［M］.南京大学出版社,2021.

［14］Montero-Odasso M,Velde N,Martin FC,et al.World guidelines for falls prevention and management for older adults:a global initiative［J］.Age Ageing,2022,51(9):1-36.

［15］皮红英,高远,侯惠如,等.老年人跌倒风险综合管理专家共识［J］.中华保健医学杂志,2022,24(6):439-441.

［16］杨怡菁,贺佩青.老年住院患者跌倒风险评估量表及工具的研究进展［J］.老年医学与保健,2022,28(1):215-220.

［17］Moreland B,Kakara R,Henry A.Trends in Nonfatal Falls and Fall-Related Injuries Among Adults Aged≥65 Years-United States,2012—2018［J］.MMWR Morb Mortal Wkly Rep,2020,69:875.

［18］王晓明.老年医学导论［M］.西安:西安交通大学出版社,2021.

［19］葛坚,王宁利.眼科学［M］.北京:人民卫生出版社,2015.

［20］全国防聋治聋技术指导组,中华医学会耳鼻咽喉头颈外科学分会,中华耳鼻咽喉头颈外科杂志等.老年听力损失诊断与干预专家共识(2019)［J］.中华耳鼻咽喉头颈外科杂志,2019,54(3):166-173.

［21］National Institute for Health and Care Excellence(NICE).Hearing loss in adults:assessment and management［EB/OL］.(2018-06-21)［2024-3-21］.https://www.nice.org.uk/guidance/ng98.

［22］Kossioni AE,Hajto-Bryk J,Janssens B,et al.Practical Guidelines for Physicians in Promoting Oral Health in Frail Older Adults［J］.J Am Med Dir Assoc,2018,19(12):1039-1046.

［23］Benzian H,Watt R,Makino Y,et al.WHO calls to end the global crisis of oral health［J］.Lancet,2022,400(10367):1909-1910.

［24］窦祖林.吞咽障碍评估与治疗［M］.北京:人民卫生出版社,2017.

［25］中国吞咽障碍康复评估与治疗专家共识组.中国吞咽障碍评估与治疗专家共识(2017)［J］.中华物理医学与康复杂志,2017,39(12):881-892.

［26］Speyer R,Cordier R,Farneti D,et al.White Paper by the European Society for Swallowing Disorders:Screening and Non-instrumental Assessment for Dysphagia in Adults［J］.Dysphagia,2022,37(2):333-

349.

［27］Thiyagalingam S，Kulinski AE，Thorsteinsdottir B，et al.Dysphagia in Older Adults［J］.Mayo Clin Proc，2021，96（2）：488-497.

［28］中国医师协会神经内科医师分会，认知训练中国指南写作组.认知训练中国指南（2022年版）.中华医学杂志［J］.2022，102（37）：2918-2925.

［29］中国老年医学学会睡眠医学分会，老年睡眠呼吸暂停综合征诊断评估专家共识［J］.中国全科医学，2022.25（11）：1283-1293.

［30］刘晓红，陈彪.老年医学［M］.3版.北京：人民卫生出版社，2020.

［31］李小鹰.中华老年医学［M］.北京：人民卫生出版社，2015.

［32］于普林.老年医学［M］.北京：人民卫生出版社，2019.

［33］张明园.精神科评定量表手册［M］.长沙：湖南科学技术出版社，2015.

［34］中华医学会精神医学分会老年精神医学组.老年期抑郁障碍诊疗专家共识［J］.中华精神科杂志，2017，50（5）：329-334.

［35］中华医学会神经病学分会神经心理与行为神经病学学组.综合医院谵妄诊治中国专家共识（2021）［J］.中华老年医学杂志，2021，40（10）：1226-1233.

［36］刘娟，丁清清，周白瑜，等.中国老年人肌少症诊疗专家共识（2021）［J］.中华老年医学杂志，2021，40（8）：943-952.

［37］中华医学会老年医学分会，《中华老年医学杂志》编辑委员会.老年人肌少症口服营养补充中国专家共识（2019）［J］.中华老年医学杂志，2019，38（11）：1193-1197.

［38］崔红元，朱明炜，陈伟，等.中国老年住院患者营养状态的多中心调查研究［J］.中华老年医学杂志，2021，40（3）：364-369.

［39］中华医学会肠外肠内营养学分会.中国成人患者肠外肠内营养临床应用指南（2023版）［J］.中华医学杂志，2023，103（13）：946-974.

［40］中华医学会肠外肠内营养学分会老年营养支持学组.中国老年患者肠外肠内营养应用指南（2020）［J］.中华老年医学杂志，2020，39（2）：119-132.

［41］万丽，赵晴，陈军，等.疼痛评估量表应用的中国专家共识（2020版）

［J］.中华疼痛学杂志,2020,16（3）:177-187.

［42］World Health Organization.Integrated care for older people:guidelines on community-level interventions to manage declines in intrinsic capacity ［EB/OL］.（2017-09-25）［2024-3-16］.https://apps.who.int/iris/handle/10665/258981.

［43］World Health Organization.Integrated Care for Older People（ICOPE）:guidance for person-centred assessment and pathways in primary care［EB/OL］.（2019-01-01）［2024-3-16］.https://www.who.int/publications/i/item/WHO-FWC-ALC-19.1.

［44］Tavassoli N,de Souto Barreto P,Berbon C,et al.Implementation of the WHO integrated care for older people（ICOPE）programme in clinical practice:a prospective study.Lancet Healthy Longev.2022;3（6）:e394-e404.

［45］Zhou Y,Ma L.Intrinsic Capacity in Older Adults:Recent Advances［J］.Aging Dis,2022;13（2）:353-359.

［46］中华医学会老年医学分会,中华老年医学杂志编辑委员会.老年人慢性便秘的评估与处理专家共识［J］.中华老年医学杂志,2017,36（4）:371-381.

［47］中国老年保健医学研究会老龄健康服务与标准化分会,中国老年保健医学杂志编辑委员会.中国老年人便秘评估技术应用共识（草案）［J］.中国老年保健医学杂志,2019,17（4）:46-47.

［48］中华医学会外科学分会结直肠外科学组.中国成人慢性便秘评估与外科处理临床实践指南（2022版）［J］.中华胃肠外科杂志,2022,25（1）:1-9.

［49］中国医师协会肛肠医师分会,中国医师协会肛肠医师分会肛肠疾病专家委员会,中国医师协会肛肠医师分会临床指南工作委员会.排粪失禁临床诊治中国专家共识（2022版）［J］.中华胃肠外科杂志,2022,25（12）:1065-1072.

［50］成人失禁相关性皮炎护理实践专家共识组.成人失禁相关性皮炎护理实践专家共识（2020版）［J］.中华护理杂志,2020,55:100-105.

［51］范利,王陇德,冷晓.中国老年医疗照护［M］.北京:人民卫生出版

社,2017.

[52] 黄健.中国泌尿外科和男科疾病诊断治疗指南[M].北京:科学出版社,2019.

[53] Gacci M,Sakalis VI,Karavitakis M,et al.European Association of Urology Guidelines on Male Urinary Incontinence.Eur Urol[J].2022,82(4):387-398.

[54] Sussman RD,Syan R,Brucker BM.Guideline of guidelines:urinary incontinence in women.BJU Int[J].2020 May;125(5):638-655.

[55] 尿失禁诊断治疗指南,中国泌尿外科和男科疾病诊断治疗指南[M].北京:科学出版社,2022.

[56] Pilotto A,Martin F C.Comprehensive Geriatric Assessment[M].Padua:Springer International Publishing,2018.

[57] 赵文星.老年人综合能力评估[M].北京:人民卫生出版社,2022.

[58] World Health Organization.Elder Abuse[EB/OL].(2020-6-15)[2023-12-05].https://www.who.int/zh/news-room/fact-sheets/detail/elder-abuse.

[59] 中国痴呆与认知障碍指南写作组,中国医师协会神经内科医师分会认知障碍疾病专业委员会,2018中国痴呆与认知障碍诊治指南[J].中华医学杂志,2020,100(17):1290-1291.

[60] 贾建平,陈生弟.神经病学[M].8版.北京:人民卫生出版社,2018.

[61] 中华医学会老年医学分会,《中华老年医学杂志》编辑委员会.老年人衰弱预防中国专家共识(2022)[J].中华老年医学杂志,2022,41(5):503-511.

[62] 崔华,王朝晖,吴剑卿,等.老年人肌少症防控干预中国专家共识(2023)[J].中华老年医学杂志,2023,42(2):144-153.